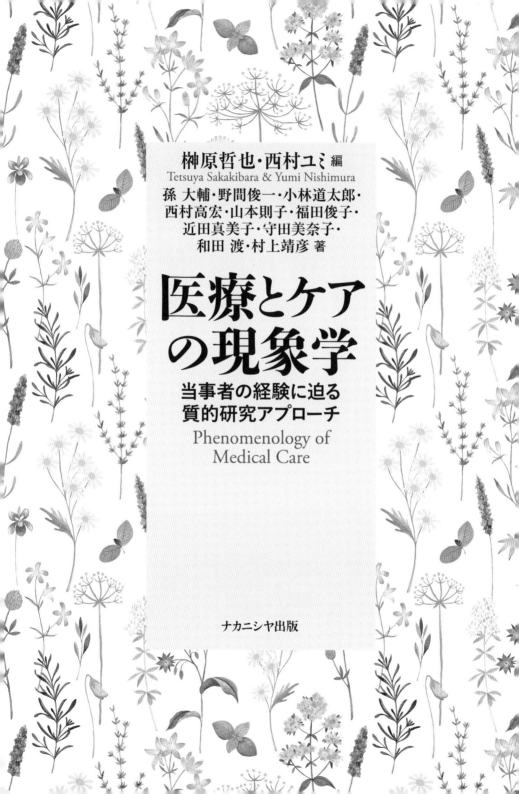

榊原哲也・西村ユミ 編
Tetsuya Sakakibara & Yumi Nishimura

孫 大輔・野間俊一・小林道太郎・
西村高宏・山本則子・福田俊子・
近田真美子・守田美奈子・
和田 渡・村上靖彦 著

医療とケア
の現象学

当事者の経験に迫る
質的研究アプローチ

Phenomenology of
Medical Care

ナカニシヤ出版

序　章

医療はどのように経験されているのか

医療とケアの現象学の構築を目指して

榊原哲也・西村ユミ

1　はじめに

　本書は，医療とケアの実践に関わる医師や看護師や対人援助職，さらに医療を受ける患者や家族にとって，その実践がどのように経験されているのかを，「現象学」という哲学の方法論ないし精神に則って，各々の当事者の視点から明らかにしようと試みた諸論文を集めたものである。

　「現象学」は 20 世紀の初頭，ドイツ系の哲学者フッサール（Edmund Husserl, 1859-1938）によって創始された哲学である。その後，ドイツの哲学者ハイデガー（Martin Heidegger, 1889-1976）やフランスの哲学者メルロ＝ポンティ（Maurice Merleau-Ponty, 1908-1961）等に受け継がれつつ，「現象学運動」と呼ばれる思想運動となって多様に展開されていった。そして 1970 年代以降は，看護を中心とした質的研究にも方法論として取り入れられて，現在，医療の分野でもっとも注目を集めている哲学である。

　現象学は，フッサールの現象学を踏まえてハイデガーが定式化した「事象そのものへ！」というモットーによって知られているが，実は，フッサールの現象学は，「事象そのもの」に迫るために，私たちが無自覚のうちにもっているさまざまな先入見を自覚的に一つひとつ棚上げ（エポケー）していくとともに，そうして現れてきた「事象そのもの」を丹念に記述しようとするなかで，その方法も事象に即して──「事象そのもののほうから」──定められていく，そのような哲学であった[1]。つまり，そもそもの初めから，現象学という哲学の営みは，「事象そのものへ！」と「事象そのもののほうから！」が一つになって，成り立っていたのである。

　看護を中心に現在行われている現象学的な質的研究では，「事象そのものへ＋事

1）この点については，榊原（2009）を参照されたい。

象そのもののほうから」というこの精神が生かされている。すなわち，医療者が専門職となるために身につけ，専門職としての活動のなかで習慣化している自然科学的ないし医学的なものの見方を一つひとつ棚上げし——あるいは何らかの出来事をきっかけにそうした自身の先入見に気づかされ——，そのことによってみえてくる当事者の経験の時間的・構造的な成り立ちをできる限りありのままに記述していこうとする。そうしたなかで，その事象の記述にふさわしい方法や手続きも，事象そのものに即して選び取られていくのである[2]。

　本書は，このような「現象学」という哲学の方法論ないし精神を生かし，看護を中心とした領域で注目を集めている現象学的な質的研究の方法を用いて，医療とケアに関わるさまざまな当事者の経験を明らかにすることを試みた論文集である。本書の執筆者は全員，科学研究費助成事業（基盤研究（B））「医療現象学の新たな構築」（2016-2018 年度）（研究代表者：榊原哲也）のメンバーであるので，本書はこの研究プロジェクトの具体的な研究成果報告の一つという性格も合わせもっている。

　このプロジェクトでは，当事者にとって世界がどのように経験されているかに着目する現象学の特質を生かして，医師の視点，看護師の視点，社会福祉士の視点，さらに患者や家族の視点から「医療」という事象を明らかにし，それらをできる限り患者と家族の生活世界的視点に向けて総合すること，そしてそれによって，今後求められる「地域包括ケア」，「在宅医療」に向けたよりよい医療の実践を哲学的に根拠づけ，「医療現象学」を新たに構築することが，最終的な目標として掲げられた。そして，このプロジェクトの遂行にあたっては，とくに医療実践における医師の当事者としての経験へのアプローチに力点が置かれた。というのも，医療実践に関わる看護師や患者の経験については，これまでにもさまざまな現象学的なアプローチが試みられ，また対人援助職や患者家族の経験についても，現象学的研究が徐々に試みられつつあったが[3]，医師の経験については，管見の及ぶ限り，これまで現象学的研究が試みられたことはほとんどなかったからである。

　そこで，この研究プロジェクトでは，医師の経験を明らかにすることに力を入れ，

---

2) 本書では，そもそも現象学とはどのような哲学であるのか，またこの哲学の精神を生かした看護を中心とした質的研究がどのような方法論をとるのかについて，さらに詳しく述べる余裕はないが，関心をおもちの読者には，榊原（2018）（とくに第 2 章「「現象学」とはどのような哲学か」），西村・榊原（2017）（とくに第 1 章「現象学と現象学的研究」，第 2 章「ケアの実践を記述すること／自らの視点に立ち帰ること」），松葉・西村（2014），榊原・本郷（2023）の参照をお勧めする。

2名の医師に加わっていただくとともに，医師へのインタビューも積極的に行った。本書に寄せられた論文で，医師の経験を扱ったものが看護師の経験に関するものと並んで多いのは，このような経緯による。

　もとより，上記の科研費プロジェクトの最終目標が本書によって達成されたわけではまったくない。どこまで目標に近づいたかについても，読者の厳しい批判を待つほかはない。しかし，本書においては，医師も含め，医療とケアに関わるさまざまな当事者の経験が，現象学的なアプローチによってさまざまな角度から浮き彫りにされている。それらは，個々の当事者の個別の経験の成り立ち・構造を記述したものではあるが，これらの記述は，読者の方々に，ご自身の経験を振り返らせ，あらためてそれを見つめ直すことを可能にする力をもつものであると編者は信じている。医師の当事者としての経験を含む，医療とケアに関わる各々の当事者の経験に関するこのような総合的な記述の試みは，国内はおろか，世界的にみても，これまでまったく存在しなかったものではないかと思う。

　本書の構成について，あらかじめ概説をしておきたい。本書は，医師の視点，看護師や看護研究者の視点，対人援助職の視点，そして患者や家族の視点からなる4部構成となっている。多様な医療従事者や対人援助職，その支援に関わる患者や家族が，それぞれの視点からいかなる経験や実践をしているのかを描き出すことを目指すためだ。以下，少し詳しく各部，および各章を紹介する。

2　医師の視点から

　第1部の「医師の視点から」の論考には，次の4編が収録されている。

　最初の2編は，科研費プロジェクトのメンバーによって，地域医療や在宅医療に関わる複数の医師へ行ったインタビューをまとめたものである。

　第1章「疾患と病いの現象学──ある医師の語りから」（担当：榊原哲也）は，「東大闘争・安田講堂事件」やそれに続く時代に医学生となり，就職を考えた世代の医師の語りを紹介する。ここではこの医師の地域医療を志向する構造が，父親が開業医であったこと，そして医学の授業での経験，先輩の紹介で就職した病院での経験

3) この研究プロジェクトに先立つ二つの科研費プロジェクト「ケアの現象学の基礎と展開」（基盤研究（B），2009-2011年度）（研究代表者：榊原哲也）ならびに「ケアの現象学の具体的展開と組織化」（基盤研究（B），2012-2014年度）（研究代表者：榊原哲也）では，そのような現象学的研究が行われた。

等々から成り立っていることが解明される。インタビューではさらに，榊原が執筆した『医療ケアを問いなおす』を読んだことから，患者に寄り添う姿勢で医療を行ってきたというその医師の「医療側目線」があぶり出され，さらには書籍から「新たな視点（患者さん自身の経験）」が与えられることによって，「これまでとは異なる仕方で患者さんが現象する可能性」が開かれる。章末では，沖縄県で診療に従事する医師と榊原との Facebook 上でのやりとりが紹介され，終末期の患者さんが見せる「すべてを肯定するような微笑み」から，「分からないことを分からないままに持ちこたえる」ことの成り立ちに触れることができる。

　第 2 章「診療所で働く家庭医となる」（担当：西村ユミ）では，地域の診療所で働く家庭医の A 医師が，どのように自身の専門性や働く場を選択し，その場からいかに地域の人びとをまなざし，実践を行っているのかが記述される。医学生の頃に訪問した診療所の医師の実践にみてとった「医療の鉄則」とは異なるやり方，そこから始まった地域に向かう視線は，育児休暇中の震災経験や，総合病院での実践を経て診療所へと至る経過のなかで，さらには，地域の人の「おうち」へ行く経験を通して，「まあまあのところで生きている」ことを肯定するものとなる。この診療所での医療は，医師一人で行う医療ではなく，地域の人びととの関係のなかで「幸福の形」を求める医療へと A 医師を導くのだが，それがいかに成り立っているのかが，現象学を手がかりに記述される。

　続く第 3 章と第 4 章は，医師を執筆者とし，当の医師の経験，さらにはインタビュアーである医師が自らの経験を分析したものである。

　第 3 章「人びとのケアにおける「対話」──家庭医としての私の経験から」（担当：孫大輔）では，筆者である孫が医師として多様な患者等との「対話」をいかに経験したのかが記述され，関係する概念とともに考察される。「対話」の原体験は，ある透析患者が，透析で水分除去量が少なかったことを怒りながら訴える，その苦悩の「ナラティブ」を聴くことであった。本章ではさらに，その後に経験した，抑うつ症状と不眠を訴えた若い男性，便潜血検査で陽性であったにもかかわらず内視鏡検査を拒否する高齢女性，孫が取り組む「みんくるカフェ」での LGBTQ 当事者らのナラティブ，家庭医である孫のところに複雑な経過を経てたどり着いた「自律神経失調症」の女性患者との対話等々が続く。これらの「対話」は，いずれもナラティブを真摯に聴くことで，患者の見方が大きく変容した例であり，またそれを通して患者の側にも変容がもたらされたものである。それがいかに起こったのかが，レヴィナスによる「対話への応答」などを参照して考察される。

　第4章「地域に生きる摂食障害者へのアプローチ——「自覚的現象学」の試み」
（担当：野間俊一）では，精神科医である野間が摂食障害者を対象として行ったイン
タビューのデータの分析において，インタビュアーの側が直観するものに焦点を当
て，自覚的現象学という方法論の可能性を探る論考である。このインタビューから
インタビュアーが感得する印象によって，インタビュイーの経験基盤としての対人
構造を直接的に把握する方法を，筆者は「自覚的現象学的」アプローチと呼び，従
来の現象学的アプローチに含まれている対人交流の部分にとくに焦点を当てて分析
する手法であるとする。そして，多様な支援施設や自助グループを利用することが，
摂食障害当事者の回復にどのような意義をもつのかが分析される。さらにこの分析
から，インタビュイーの対人的なあり方である「人としての生きる姿」に迫る。

3　看護師の視点から

　第2部の「看護師の視点から」には，4編が収録される。
　第5章「「伝える」ということ——病棟看護師の語りから（1）」と，第6章「「思
い」を大切にする——病棟看護師の語りから（2）」（担当：小林道太郎）では，看護
実践のなかでどのようなことが行われているのかを，現場の看護師の言葉から理解
することを目指して，小林が看護師に対して行ったインタビューの分析が紹介され
る。第5章では「伝えること」というテーマに注目し，そのバリエーションとして
「患者に予防等の行動を説明する」「患者に動きや姿勢の制約を指導する」「後輩看護
師に体位変換のやり方を伝える」行われ方が，詳細に分析される。ここでは，志向
やキネステーゼというフッサールの概念が効果的に導入され，〈伝えること〉におい
て，伝達者と受け手の志向を合わせるような工夫がいかに行われているのかが開示
される。第6章では，教育担当をしている看護師の語りが取り上げられ，実践のさ
まざまな場面における〈思い〉と〈言葉〉の対比をめぐる展開が分析される。看護
師，患者，家族それぞれの〈思い〉は，実践にとって重要なものでありうるが，そ
の範囲や意味内容はあいまいさを含んでいる。それゆえ小林は，「それはどのよう
なものとして志向されているか」という問いをもって現象学的に分析する。その際，
フッサールの言う「カント的理念」が参照され，誰かの〈思い〉が，そもそも〈言
葉〉や態度などを通じて捉えられるものとし，かつ同時に，〈言葉〉以上のものとし
て，〈言葉〉では捉えきれないものとして見出される。
　第7章「あいまいな専門職の私——看護の〈専門性〉をめぐる哲学対話」（担当：

西村高宏）では，西村が，東日本大震災時に被災地支援に赴いた医療従事者たちと試みた哲学的対話実践が，参加者の言葉を丁寧に重ねる形式で記述される。話題提供者であった医師の，「病院・患者を捨てて逃げてよい」ことを意味する病院幹部からの通達が，医療専門職者に〈負い目〉を経験させていたという語りを糸口に，参加者たちが〈逃げる〉という言葉を吟味する発言を重ねていく。その対話のなかで，凝り固まった参加者自身の専門職者観が根本的に問い直されつつほぐされ，同時に，対話を深めていくなかで，当事者の漠然とした〈悩み〉が，対話に参加したすべての者がアクセスしうる一つの明確な問いへと変化していく。本章では，その問いから，看護の専門性に対する対話が深められ，「あいまい」な専門性が，命や健康，さらには患者の生活や暮らしに幅広く関わる看護師特有の柔軟な応答能力によるものとして積極的に捉えかえされる。

第8章は，看護研究者の「「ケアの意味を見つめる事例研究」のなかでの現象学との出会い」（担当：山本則子）が論述される。この事例研究方法は，意識化・言語化されがたい「看護のマインドと技」を，どのように取り出し，どのような形で紹介し，これをいかに他の人が取り入れて実践を発展させうるかを明らかにするために構築された。ここで現象学は，意識化・言語化されがたいマインドや技の探究の手がかりとされ，同時に，全体性，文脈依存性，時間性，間主観性などの現象学の概念が看護のマインドと通底する視点として議論される。紹介される二つの事例研究からは，マインドと技がいかに取り出されるのかがわかるだろう。加えて，暗黙知を他者に理解させるツールとして，「詳細な記述」「メタファー」「アナロジー」が議論され，これが読み手との間に「間主観性」を生み出すこと，さらには事例研究の普遍化に通じることが議論される。

4 対人援助職の視点から

第3部の「対人援助職の視点から」には，ソーシャルワーカー，および看護師，精神科医，精神保健福祉士が協働して支援する実践から看護師の経験の記述に焦点を当てた2編を収録する。

第9章「ソーシャルワーカーの「忘れられない臨床体験」──「巻き込まれ続けること」によって生成される専門職者としての基軸」（担当：福田俊子）では，精神保健福祉領域のソーシャルワーカーA氏の「忘れられない臨床経験」を取り上げ，それがどのような意味や構造をもつのかが考察される。ここで注目される臨床経験

は，統合失調症のために 10 年以上私宅監置状態にあった人への複数回の訪問の末，入院へと漕ぎつけたことに始まるが，訪問をした A 氏は，入院を望まない家族からはなじられ，主治医からは「ワーカーとして何をした」と指摘される。本章の記述は，この出来事に約 40 年間「巻き込まれ続け」考え続けてきた A 氏が，ソーシャルワークという「専門性」をつきつめて至った「尊厳を守る」という基軸をいかに生成したのかが詳らかにされる。

　第 10 章「「心配だから会いたい」──重度の精神障がい者への多職種アウトリーチ支援における現象学的研究」（担当：近田真美子）では，多職種アウトリーチ支援として ACT チーム（看護師，精神科医，精神保健福祉士など）の実践の構造が解明される。本章では，とくにユニークな看護師 C さんの実践が取り上げられる。C さんが語ったのは，幻聴や妄想がある利用者の「「この世界」への応答」であり，それが「普通の感覚」としてなされ，「孤独」から「一緒」にという変化を作っていく。そのなかでは，「安心」が第一優先とされ，利用者の興味・関心に焦点を当てながら「実験」や「工夫」を凝らした実践が展開される。こうした実践が，いかに医療制度の規範や枠組みを変容させ，その実践によって利用者が「人として当たり前」のニーズをいかに表出するに至るのかが記述される。

5　患者や家族の視点から

　第 4 部の「患者や家族の視点から」には，医療や支援の場と関わる患者や家族の視点からの論考がまとめられている。

　第 11 章「透析療法導入 2 年以内の患者の妻の経験」（担当：守田美奈子）では，患者の家族の経験の語りを紹介する。慢性腎不全患者の透析導入期は，患者のみならず家族においても，大きなストレスや心理的危機を経験する時期であり，個別の家族への支援が求められる。その手がかりを得るため，家族理解を目的として患者の妻 2 名の語りが分析される。夫の病気や治療法に対しては，一方で，食事や病いへの対処，死を遠ざけるための必死の取り組み，その後の生活や人生を左右する治療法の選択などが，いかに夫婦で分かちもたれたのかが考察される。他方で，夫婦の間でずれが生じ，分かちもたれない経験もあるが，そのストレスや危機に対処しようとすることで，夫婦間の新たな対処や病いの経験の共有が可能になることもある。こうした経験やその意味づけの理解が，個々の家族への支援に求められることが示される。

　第12章「老いることと医療——現象学的老人存在論の一面」(担当：和田渡)では，まず，病むことは老人患者にとってどのような現れをするのかが，一人称的な反省の観点から記述される。次いで，自らの老いや衰えを意識する患者にとって，医師の態度がどのように受け止められているのかが，いくつかの書物，たとえば，ジョン・バージャー著『果報者ササル』の医師の態度に関わる記述と筆者の経験とが照らし合わされながら検討される。これらをもとに，老人患者からみた医師の態度と彼らの医師への態度が考察され，なにゆえに，医師に対して，人間通であることや人間力を期待するのかが述べられる。付記としての「コロナと老人」も著者自身の経験であるが，感染症対策のための「共存・共生」から「孤立」への移行が，老人においていかに恐れられるものであるのかがリアルに記述される。

　第13章では，「ICUナースによるICUでの患者経験から」(担当：村上靖彦)が記述される。本章での語り手は，ICUに入院した患者であるが，その人はICUナースであり，急性・重症看護専門看護師という認定資格を有した専門家でもある。そのため，患者としての視点と看護師としての視点が，語りの中で頻繁に入れ替わり，それが本章の分析の焦点とされている。語りとして取り上げられた，ICU環境がもたらすストレス，そして退院後の戸惑いの分析からは，生きることが本来もっている「リズム」という意味での時間性の喪失や，「非人間的」苦痛，その苦痛の世界への閉じ込めを，ICUの環境という外部のみからでなく，患者自身が内側から作り出していることが記述される。看護師によるコンフォートなケアは，こうした負のモードを断ち切り，さらに，生きている身体，そのリズムを回復させること，入院によって切断された人間関係や生活に何らかの連続性を与えることにつながるのである。この構造の分析より，患者としての経験が看護師のケアの実践に新たな光を与え，そのことによって患者への理解も深められることが示される。

　以上，いずれも当事者の視点からの現象学的記述であり，どこから読んでいただいてもよいようにやや丁寧に紹介をしている。4部の各視点からの論考を比較いただくことで，医療に関わる人びとの経験や実践の特徴を浮かび上がらせることもできるだろう。さらに，読者のみなさまご自身の経験や実践を思い浮かべながらお読みいただくことも，期待したい。

【引用・参考文献】

榊原哲也 (2009).『フッサール現象学の生成——方法の成立と展開』東京大学出版会
榊原哲也 (2018).『医療ケアを問いなおす——患者をトータルにみることの現象学』筑摩書房

榊原哲也・本郷　均 (2023).『現代に生きる現象学——意味・身体・ケア』放送大学教育振興会
西村ユミ・榊原哲也［編著］(2017).『ケアの実践とは何か——現象学からの質的研究アプローチ』
　　ナカニシヤ出版
松葉祥一・西村ユミ［編］(2014).『現象学的看護研究——理論と分析の実際』医学書院

目　次

第3部　対人援助職の視点から

第4部　患者や家族の視点から

第1部

医師の視点から

第 1 章

疾患と病いの現象学

ある医師の語りから

榊原哲也

1 はじめに

　筆者は，自らが代表を務める科学研究費プロジェクト「医療現象学の新たな構築」[1] の 3 年間の活動のなかで，その成果の一部として，『医療ケアを問いなおす――患者をトータルにみることの現象学』（榊原 2018）という著作を公にした。これは，アーサー・クラインマン[2] からベナーおよびルーベルが受け継いだ「疾患（disease）」と「病い（illness）」の区別を手がかりにして，「医療ケア」の営みを現象学という哲学の立場から問い直そうと試みたものである。

　ベナーらによれば，「疾患」とは「細胞・組織・器官レヴェルでの失調の現われ」であり，これに対して「病い」とは，「能力の喪失や機能不全をめぐる人間的経験」である[3]。「疾患」は医学的・生理学的な検査を通じて，数量的に把握でき，そのデータ（エビデンス）に基づいて「診断」や「治療」がなされるところの，「診断」名に対応する身体の状態のことであると理解できる。しかし，これに対して，「病い」は意味を帯びた経験であり，数量化することができず，それゆえ医学的に捉えて，これを治療するというアプローチをとることができない。しかし，患者の「疾患」を医学的に捉えるだけでなく，患者の「病い」経験をも受けとめて理解しようとしなければ，患者をトータルにみることにはならないし，患者への十分な医療ケアも成り立たない。そこで，患者の「病い」という意味経験を理解するための視点

---

1) 科学研究費補助金（基盤研究（B））「医療現象学の新たな構築」（平成 28–30 年度，課題番号 16H03339，代表：榊原哲也）。
2) Kleinman（1988：3-6），邦訳クラインマン（1996：4-7）を参照。
3) Benner & Wrubel（1989：xii, 8），邦訳ベナー & ルーベル（1999：ix, 10）を参照。文献表（原著 p. 25，邦訳 8 頁）を見ると，ベナーらがこの区別を，前掲クラインマンの著作のもとになった論文から受容したことがわかる。

として，人間の根本的なあり方に基づいて意味経験の成り立ち（構造と発生）を明らかにすることを目指す「現象学」という哲学を参照し，とりわけベナーとルーベルが『現象学的人間論と看護』で提示した現象学的人間観の五つの視点を手がかりにして，「患者をトータルにみる」ということがどういうことなのかを考察したのがこの書物であった。

医療者，とりわけ医師にとっては，患者の「疾患」を捉えようとする医学的態度，言い換えれば医学的・生理学的な検査を通じて診断を正確に下そうとする「心の習慣」[4] が身についている。けれども，患者の「病い」のほうはどうだろうか。医師にとって，それはどのように捉えられているだろうか。

上記のプロジェクトでは，その活動の一部として，超高齢社会に突入した日本においてその展開が喫緊の課題となっている地域医療，在宅医療にまさに現場で取り組んでおられる医師数名に，インタビューを行ってきた[5]。地域医療，在宅医療に関わるようになった経緯，忘れられない患者や家族との出会いの経験，地域・在宅医療に対する今の思いなどに関して，各々，お話をうかがってきたが，そのなかに，拙著を読んでくださり，「新たな視点」を与えられたと語ってくださった医師がおられた。そこで本章では，この医師Eさんの語りをもとに，Eさんが地域医療に携わるようになった経緯や，地域医療に対する思い，そしてEさんにとっての「疾患」と「病い」をめぐる見方の成り立ちを明らかにしてみたい。

2 医療の世界へ

2-1 「普通のお医者さんになっちゃいけないよ」

Eさんは，60代の男性医師である。「父が開業医」で，もとから「医者っていうのは〔…〕地域の人っていうか〔…〕近所の人を診るもんだっていうふうに思っていた」が，しかし，「最初医者になんのが嫌で，文学部行って，また結局医者んなった」(1) という経緯をもつ。そのEさんが医学部に入り，その後，地域医療に関わるようになったことについて述べた語りの最初の部分をみよう。

---

4) Kay Toombs（1992：12），邦訳カイトゥームズ（2001：45）を参照。
5) インタビューは，上記科研費のもと，「地域包括ケアに向けた取り組みに関わる医療従事者の経験」という研究課題で東京大学大学院人文社会系研究科実験倫理委員会の研究倫理審査を経て，実施された（申請番号：UTOT-17001）。なお，以下，本章では，インタビュー・データからの引用箇所は，トランスクリプトの頁数を示すことで指示する。

Eさん　〔…〕医学部入ると，こう，何ていうのかな，まあ，やっぱ理科系出身の，まあ，理科系でこう，数学や物理が得意で入ってきた人が多くて，うーん，そうですね，まあ，私がまあ，文系から行ったっていうこともあるのかもしんないけど，周りの人はこう，すごく理科系頭で，何ていうんだろうな，こう，専門が始まると，すごくこう，理科系的な科目に興味をもって，勉強をすごく始めちゃうんだけども。

榊原　周りの人たちがね。

Eさん　まあ，そうですね，生化学とか生理学とか。それ，私は全然，あんまりそういうふうに興味が向かなくって，うん。そうですね，で，そう，あとその，まあ行ったのが，僕，U大なんですけど，U〔大〕がそういう大学なのかもしれないんですけど，教授も教授で，授業で「君たちは普通のお医者さんになっちゃいけないよ」みたいな。

榊原　「普通のお医者さんになっちゃいけない」。

Eさん　うん，言い方をされたことがあって，私はそれですごいカチンときて。まあ，要するに彼が言いたかったのは，その，何ていうんだろうな，まあ，あくせく患者さんを診てるんじゃなくって，こう，研究をして，まあ，要するに研究者になれっていうふうな意味で言ったんだと思うんですけど。私はそれですごいカチンときて，きたのを，すごくよく覚えてますね，うん。

　で，だから学生，医学部の学生の頃も，あんまりこう，医学の勉強はやんなくって，うーん，何でしょうね，こう，まあ，うん，まあ，ちょっと学生運動的なことをやってたってこともあるんですけど，うーん，まあ，でも地域医療，まあ，そういうとこの先輩の影響かもしれないんですけど，まあ，いわゆる地域医療という，をこう，何ていうのかな，えー，地域医療をこう，標榜してるような医療機関に，こう，学生のうちにあの，見学に行ったりして，まあ，結局そういう病院に就職しちゃったんですけど。まあ，H県のA病院っていう。

榊原　ああ。

〔…〕

Eさん　〔…〕〔そこに〕私が学生で何回か，まあ，先輩の紹介で遊びに行ったりしてるうちに，「君，来ない？」みたいな話になって，それで就職したんですけど。まあ，そうですね，あんまり大学病院に，大学に残って，こうね，あの，下働きみたいなことをすんのも嫌だなと思っていたので，まあ，渡りに船のような感じで，はい。(1-2)

　Eさんの語りの最初の部分には，Eさんが医学部に入った頃，そして医学部の学生の頃に経験した二つの感覚が，まずもって表現されている。一つは，自分の周りの学生に対する距離感，もう一つは入学した医学部の「教授」に対する違和感ないし反発である。

　自分以外の「周りの人」は，「理科系出身」の「数学や物理が得意で入ってきた人」で，「すごく理科系頭」であり，「専門が始まると〔…〕理科系的な科目に興味をもって，勉強をすごく始めちゃう」のだが，しかし，Eさんはそうした「生化学とか生理学とか」に対して，「全然，あんまりそういうふうに興味が向かな」かった。Eさんはそこで，周りの学生と自分とのあいだに大きな隔たりを経験するわけだが，それはEさんにとっては，まずもって「理科系出身」で「数学や物理が得意で入ってきた人」に対する距離感であった。しかし，この距離感は，「まあ，文系から行ったっていうこともあるのかもしんないけど」と，自分を「文系」出身と位置づけることで，Eさんのなかでは，より一般的に，理系と文系との距離としても，捉えられているようだ。

　これに対して，「教授」に対する違和感は，Eさんにとって，周りの理科系の学生に対する距離感より，はるかに強いものであったようである。Eさんが入学した大学の教授は，授業で，「「君たちは普通のお医者さんになっちゃいけないよ」みたいな」言い方をした。それは，「あくせく患者さんを診てる」のではなく，「研究をして〔…〕研究者になれ」という意味だったとEさんは解釈するのだが，これに対してEさんは「すごいカチンと〔…〕きたのを，すごくよく覚えて」いる。この「カチン」は，「あくせく患者さんを診る」「普通のお医者さん」と，大学で「研究」をする「研究者」とを対比し，後者に価値を置く「教授」への，Eさんの強い違和感と反発である。

　それで，Eさんは「医学部の学生の頃も，あんまりこう，医学の勉強はやんな」かった。また，「学生運動的なこと」をやっていたこともあり，その関係の「先輩の影響」もあってか，そうした「先輩の紹介」で「地域医療」を標榜している「H県のA病院」に何回か遊びに行っていた。そして，そうこうしているうちに「「君，来ない？」みたいな話」になり，結局，そこに「就職した」。それが，Eさんにとって，最初に地域医療に関わるようになった経緯である。

2-2　「医者ってまあ，患者を診てなんぼのもん」

　Eさんは，この就職について，「あんまり大学病院に，大学に残って，〔…〕下働

きみたいなことをすんのも嫌だなと思っていたので，まあ，渡りに船のような感じ
で」とも語っている。大学に残りたくないその理由が，患者ではなく研究を重視す
る教授への反発と，そうした教授のもとで「下働きみたいなこと」をすることへ
の嫌悪感であったことは，語りから明らかであろう。しかし，さらに問うてみると，
そこには，彼らが属している「医者の世界」の「価値観」への強い反発があった。

　榊原　その，研究者になれとかって，普通の医者になっちゃいけないよっていうふう
　　　に言われたときに，その，カチンときたっていうのは一体何なんですかね。
　Ｅさん　そうですね，まあ，昔っから医者の世界では，まあ，教授が一番偉くて，そ
　　　うですね，まあ，あとは大病院のね，部長とか。で，開業医ってのは，もう箸にも
　　　棒にも掛からんやつがやるみたいな価値観があったみたいなんですよ。
　　　　私は，でも自分が医学部に入るまで，全然そういうことも知らなかったっていう
　　　のもあってね，何かそういう言い方されると，まあ，何でしょう，まあ，自分の親
　　　も含めて，開業医をばかにされたようなね，感じがしたのかなと思うんですけどね。
　榊原　やっぱりその，こう，ハイアラーキーっていうか。
　Ｅさん　うーん。
　榊原　そうするとその，開業医さんが一番下になっちゃうわけですよね。
　Ｅさん　そうですね。
　榊原　そっか，何かその辺りなんですかね。
　Ｅさん　うん，だから，そうですね，まあ，私は医者ってまあ，患者を診てなんぼの
　　　もんだと思ってたんで，うーん，それはすごいカチンときましたね。やっぱりまあ，
　　　その辺からもう，大学に残るのは嫌だなと思ったのかもしんないんですけど，は
　　　い。(2–3)

　　Ｅさんは，「医者の世界」には昔から，「教授が一番偉くて，〔…〕開業医ってのは，
もう箸にも棒にも掛からんやつがやるみたいな価値観」があったようだと語り，「普
通のお医者さんになっちゃいけない」というような言い方をする大学の教授に対し
て「すごいカチンと」きた反発を，まずは，この価値観と結びつけようとしている。
しかし，事情はもう少し複雑である。
　　Ｅさんは，「自分が医学部に入るまで，全然そういうことも知らなかったっていう
のもあって」とも語り，そのこともあって余計に，そういう言い方をされると，「自
分の親も含めて，開業医をばかにされたようなね，感じがしたのかな」と振り返っ

ている。そこには，インタビューの冒頭で語られていたように，「父が開業医」で，最初から「医者っていうのは〔…〕地域の人っていうか〔…〕近所の人を診るもんだっていうふうに思っていた」Eさんが，「最初医者になんのが嫌で，文学部行って」，それでも結局，医者になろうとした経緯が関わっているのではないだろうか。つまり，「父が開業医」であるEさんは，もとから「医者ってまあ，患者を診てなんぼのもんだと思ってた」。しかし——上述の引用の少し後で語られるように——，父親を見ていて「やっぱり大変そうだなっていう感じ」(3) をもったEさんは，「最初医者になんのが嫌で，文学部行って」，それでも結局，医者になろうとして，医学部に入学した。つまり，「患者を診てなんぼ」の医者になろうとして，医学部に入学したのだ。しかしその医学部の「医者の世界」には，実は，大学の教授を頂点とし，地域で患者を診る開業医を「箸にも棒にも掛からんやつがやる」ものとみてばかにするような価値観が「昔っから」あった。それは，ある意味では，開業医である「自分の親」だけでなく，「医者ってまあ，患者を診てなんぼのもんだと思って」医者になろうとしている自分をも否定する価値観であった。ところが，Eさんはそうした，昔からあったらしい「医者の世界」の「価値観」を，「自分が医学部に入るまで」全然知らなかったのである。こうした経緯がEさんに，今でも「すごくよく覚えている」ほどの「すごいカチンと」くる強い反発の感情を起こさせたのだと思われる。

2-3 大学の研究至上主義的医療への批判

Eさんはこうして，そうした「医者の世界」の「価値観」を体現している「大学」には残らず，「渡りに船」のような感じで，地域医療を標榜していたH県のA病院に就職した。先ほど引用した語りでは，Eさんは，「学生運動的なこと」をやっている先輩の紹介で，何度か遊びに行っているうちに，「君，来ない？」という話になって，結局そこに就職した，と述べていたが，次の語りでは，その辺りの経緯が当時の時代状況も含めてより明確に語り直されている。

　榊原　その辺りの〔学生運動の〕活動と，やっぱりその，地域のあの，医療を大事に
　　　するっていうのは，やっぱり結びつきがあるんですかね。
　Eさん　そうですね，やっぱりその，うん，だからA病院にいた，まあ，M先生含
　　　めてね，ああいう先生もまあ，あの，全共闘のOBみたいなね，方ですし，結局ま
　　　あ，彼らはまあ，大学のこう，研究至上主義的な医療を批判して，地域に出ていっ

たっていうふうな流れなので，まあ，そうですね，自分もまあ，そういうところに魅かれていったっていう感じで，じゃないですかね，ええ。〔…〕(4)

　Ｅさんがここで語っている事がらの歴史的背景には，東京大学医学部の自治会などが，卒業生（インターン）の無給労働に反対した闘争が激化し，東大安田講堂を占拠した，いわゆる「東大闘争・安田講堂事件」や，その東大闘争を主導した東大全共闘の活動がある。既存の権威を疑い，医療制度を含む社会のあり方を問い直そうとした彼らは，Ｅさんの表現によれば，「大学」の「研究至上主義的な医療を批判」して，「地域」医療に取り組んでいった[6]。すでに述べたように，父親が開業医で，もともと「医者ってまあ，患者を診てなんぼのもんだと思ってた」Ｅさんは，大学の教授を頂点とする「医者の世界」の「価値観」や，それを体現して，「普通のお医者さんになっちゃいけない」といった言い方をする大学の教授に強い反発を感じていたが，この反発は，表現を変えれば「研究至上主義的な医療」への反発に他ならない。「学生運動的なこと」の関係の先輩に誘われて何度か遊びに行っているうちに，結局，Ｅさんが就職することになったＡ病院のＭ先生も，「全共闘のＯＢ」のような人であった。Ｅさんはこうして，自らも，大学の「研究至上主義的な医療を批判」して「地域に出ていった」彼らの「そういうところに魅かれていったっていう感じ」ではないかと，自分を位置づけるのである。

3　患者さんを大事にする病院：　患者さんを地域で生活してる人として診る

3-1　地域医療と「ミニ大学病院」の総合診療科

　Ｅさんはａ病院に２年いて，その後，同じくＨ県に位置し，地域医療を展開していたＢ病院にも４年ほど勤務した。そこでＡ病院やＢ病院で何か印象に残ること，思い出に残ることはないかと尋ねたところ，Ａ病院，Ｂ病院での勤務の後，東京に戻ってきて勤めたＣ病院での出来事を中心に，以下のように話してくださった。

　Ｅさん　思い出に残るね，そうですね，何でしょうね，特別にこれっていうのはあん

---

6) このあたりの事情は，全共闘の立場からの報告ではないが，三浦・増子（1995）に詳しい。

まり思いつかないな，うーん。そうですね，まあ，とにかく何ていうのか，こう，やっぱり患者さん本位っていうか，患者さんを大事にする病院，どちらもね，うん，患者さんを，を大事にする病院だったのかなっていう感じは，うん，印象はすごく強くて。あの，東京へ戻ってきて，えっと，Ｃ病院〔…〕

榊原　あ，はい，はい。

Ｅさん　あそこに入ったんですけども，やっぱりすごい違和感が強かったっていうか，何ていうのかな，やっぱりミニ大学病院みたいな，こう，何ていうのか，こう，科のあいだのこう，何ていうのかな，うーん，閉鎖的なっていうか，縄張り意識みたいなのが強かったり，こう，うん，私はそこの総合診療科っていうところに入ったんですけども，うん，だから総合診療科っていうと，何かこう，ね，人間をこう，臓器別じゃなくてこう，丸ごと診るみたいな。

榊原　ええ，ええ。

Ｅさん　ね，感じがするじゃないですか。まあ，たしかにそうですね，その，総合だからまあ，内科のなかでは，分野にこだわらずに診ることは診るんですけど，見方がやっぱり何ていうかな，上から目線って言うとあれですけど，そこのまあ，その部長が，の発言に私，またこれもカチンと，カチンとなってですね（笑）。

榊原　カチンときた（笑）。

Ｅさん　うーん，何，えっと，あの患者が，「あの患者さんが亡くなったら，必ずゼク[7]をとれ」みたいなことを，〔…〕まだ患者さんが生きて治療してるうちからね，そういうことを言ったんですよ。だからそれ，それって何だ，ひどい医師，ひどいじゃんとか思って。だから何ていうのかな，うん，すごくこう，それまあ，それまでのね，循環器なら循環器，呼吸器なら呼吸器っていうんじゃなくって，まあ，トータルに診ようっていう科ではあるんだけれども，やっぱりこう，何ていうのかな，こうまあ，研究中心的なっていうか，そういう見方で患者さんを診てるんだなっていうのを，すごくその，それで感じてしまって。だから結局私はそこに，もう何か不適応を起こしちゃって，もう，すぐ辞めちゃったんですけれども。

榊原　あ，その，えっと，この「患者さんが亡くなったらゼクをとれ」っていう，その。

Ｅさん　ええ，ええ。だからもうその病院は，もうほんと１年で，ほうほうの体で辞めてしまったんですけど，うん。だからそういう，だから僕が育ってきたそういう

7）病理解剖のこと。

ね，A〔病院〕とかB〔病院〕とかの，そのまあ，患者さんをまあ，地域で生活してる人として診るっていう，うん，のとは，もうまったくまあ，真逆っていうかね，正反対だったんで，ちょっとこれにはついていけないなっていうふうになっちゃいましたね。(5-6)

　Eさんは，A病院やB病院での思い出に残る出来事を話そうとして，どちらも「患者さん本位」で「患者さんを大事にする病院」だったと述べた後，おそらくはその自分の言葉に触発されて，自分が東京に戻ってきて勤めた，「ミニ大学病院みたいな」C病院のことを語りはじめた。
　C病院では，Eさんは，人間を「臓器別」ではなく丸ごと診るはずの，当時としては先進的な試みであった「総合診療科」に入った。総合診療科では，それまでの医療では主流だった「循環器なら循環器，呼吸器なら呼吸器」という考え方ではなく，分野にこだわらずにトータルに診ることが標榜されてはいたのだが，そこの部長が，「まだ患者さんが生きて治療しているうちから」「あの患者さんが亡くなったら，必ずゼクをとれ」といった発言をすることに，Eさんはまた「カチンと」なった。それは，「患者さんを大事にする」どころか，「上から目線」で「研究中心的な」見方で患者さんを診る「ひどい医師」のふるまいに他ならない。それは，上述の引用の少し後のEさんの表現を借りれば，「医学的な関心」でただただ「診断」を「突き詰めたい」(6) というだけの態度である。こうして，Eさんは，そうした見方で患者さんを診る「ミニ大学病院」のようなC病院に「不適応」を起こし，「もうほんと1年で，ほうほうの体で」C病院を辞めてしまう。そして，A病院やB病院とは「真逆」のC病院について語るなかで，Eさんのなかでは逆に，自分が「育ってきた」A病院やB病院が「患者さんを〔…〕地域で生活してる人として診る」病院であったことが，際立ってくるのである。

3-2　在宅医療：Eさんの原点
　しかし，それでは，A病院やB病院での，「患者さんを大事にする」，「患者さんを地域で生活してる人として診る」というのは，具体的にどういうことなのか。そのことをEさんに尋ねると，「うーん，それを説明すんのはなかなか難しいかな」と言いよどみながら，ようやく次のように語ってくださった。

　Eさん　〔C病院では〕とにかくね，自分の科学的なっていうか，医学的な関心で診

てるってことですよね，うん。〔それに対して〕そうだな，生活してる人として診てるっていうのは，どういうことだろう。たとえばですけど，うん，A病院，まあ，B病院もそうかもしれないけど，まあ，今，そのね，在宅医療っていうのがかなり広がってきてはいますけど，そういうことをかなり早い時期からやってたっていうのは，その一つかもしれないですね。

　1980年代ぐらいから。まあ，昔はね，だから医者が往診するってのは，当たり前だったかもしれないけど。まあでも，多分うちのおやじみたいに，こう，急性疾患っていうかね，熱が出たから来てくださいみたいなパターンだったと思うんですけど。まあ，脳卒中なら脳卒中で，もう通院がね，すごく大変な人んところへ定期的に診に行くっていう形の，まあ，いわゆる在宅医療が始まったのっていうのは，うん，多分ああいう病院が，先駆けだったんじゃないかなっていうふうに思うんですけどね，うん。

榊原　それが，やっぱり最後まで生活者としてっていう。

Eさん　あ，うん，そうですね。結局大病院だと，もう来れなくなった人は，まあ，診ないっていうか，診ようがないっていうかね。

〔…〕

Eさん　それ以外には何だろう，うーん，そうだな，在宅医療ぐらいしかないかな。生活者としてっていうのも，どう，何となくもっともらしいけど，うん。

榊原　でもその，患者さんを大事にするっていうのは，その，生活者っていうだけじゃなくって。

Eさん　そうですね，うーん。

榊原　患者さんを大事にする。

Eさん　大事にするっていうか，まあ，そうですね，やっぱりだから，地域の病院だから，来れなくなったら知りませんよってわけにはいかないってとこも，あったのかもしれないですけどね。たとえば東京の大病院だったら，まあ，来れなくなったら近所の医者に診てもらえばいいだろうみたいなとこは，あるのかもしれないですけど，うーん。

榊原　その，やっぱりそうすると，あの，来れなくなっちゃったっていうふうになったら，ほんなら行くかっていうふうになるわけですか，やっぱり，その。

Eさん　そうですね，もう入院中から，もうこの方は，多分通院すんのは大変だろうから，あの，退院したら病院のほうから行くように，あの，体制を組みましょうっていう感じでね，手配をしてましたね，うん。

榊原　それ 1980 年代からって，すごい早いですね。

E さん　そうですね，多分，はい。

榊原　何だろう，そうか，やっぱりその辺りが，あの，E さんのまあ，何か原点っていうか，そういう。

E さん　そうですね，と思います，はい。(6-7)

　E さんは，「科学的な」「医学的な関心」で患者を診る C 病院のような病院に対して，A 病院や B 病院が患者を「生活してる人として診てる」ことの例として，「説明すんのはなかなか難しいかな」と言いながらも，昔のような急性疾患の患者への往診というのではなく，通院するのも難しい患者のところに「定期的に診に行く」形での「在宅医療」が 1980 年代から始まっていたことを挙げた。東京の大病院だと，「もう来れなくなった人は，まあ，診ないっていうか，診ようがない」し，「来れなくなったら近所の医者に診てもらえばいいだろう」という発想になるかもしれないが，「地域の病院」だと「来れなくなったら知りませんよってわけにはいかない」ということもあったかもしれない，と E さんは述べる。しかし，いずれにせよ，E さんが勤務した A 病院や B 病院では，入院中から「この方は，多分通院すんのは大変だろうから〔…〕退院したら病院のほうから行くように〔…〕体制を組みましょうっていう感じで」手配をしていた。そうした，最後まで地域で生活する人として患者を診る医療が，E さんの「原点」なのである。

4　「医者としての私」の自覚

4-1　「疾患」と「病い」：「医療側目線」での「面倒見」

　さて，以上のように，E さんは，大学の「医者の世界」で目にした「研究至上主義的」な「価値観」に反発を感じ，そうした医療を批判して，地域医療を展開していった「全共闘の OB みたいな」医師たちの流れに魅かれて地域医療の世界に踏み込み，そこで展開されていた「患者さんを大事にする」医療，「患者さんを地域で生活している人として診る」医療を自らの「原点」としている。E さんには，この後，自分が開業医として医療活動を始めた経緯や，印象に残っている患者さんのことなどをお話しいただいたが，せっかくなので，インタビューの最後に，拙著『医療ケアを問いなおす』にも話を向けてみた。すると，語りは意外な方向に展開した。

榊原　あの，『医療ケアを問いなおす』っていう，これをまあ，読んでくださったっていうことなんですけれども，あの，これのお話も少しうかがいたくって。えー，それはやっぱりその，あの，えっとまあ，これ，えっと，「患者をトータルにみることの現象学」っていうふうになってるんですけれども，あの，Eさん，たしかあの，えっとまあ，「疾患」と「病い」っていうふうな対立軸で〔私は〕書いたんですけれども〔…〕。何かその，これを読まれて，その，〔Eさんが〕どんなふうなことを感じられたのかっていうことを，ちょっとお話し〔していただけないでしょうか〕。

Eさん　そうですね，あの，うーん，まあ，今さっきあの，原点っていうふうにおっしゃってくださいましたけど，まあ，私自身はその，まあ，いわゆる研究至上主義的な，上から目線の医療じゃなくって，患者さんに寄り添う医療をっていうふうな考えで，やってきたつもりだったんですけれども。じゃあその，ね，その，榊原先生が書いてらっしゃるように，その，患者さんの，自身の経験として，まあ，病いっていうものを捉えてたかっていうと，そういう視点は残念ながらもってなかったなっていうのを，すごい気づかされましたね，うん。

　まあ，何ていうんだろう，こうまあ，そうだな，まあ，自分ではこう，ある意味面倒見のいい医療っていうかな，そういうことを心がけてきたつもりではあるんですけど，まあ，それもただ，それもやっぱりまあ，まあ，医療側目線の，での面倒見であって，うん。

　だから病いという経験が患者さんにとってどうなのかっていう視点は，ほんとに欠けてたなっていうのを，すごい痛感させられましたね，うん。〔…〕(19)

　Eさんは，A病院やB病院での経験を「原点」として，「いわゆる研究至上主義的な，上から目線の医療じゃなくって，患者さんに寄り添う医療をっていうふうな考えで，やってきたつもりだった」。けれども，拙著『医療ケアを問いなおす』を読んで，「患者さん〔…〕自身の経験として〔…〕病いっていうものを捉えてたかっていうと，そういう視点は残念ながらもってなかった」こと，自分では「面倒見のいい医療」を心がけてきたつもりだったが，それも「医療側目線」での「面倒見」であって，「病いという経験が患者さんにとってどうなのかっていう視点は，ほんとに欠けてた」ことを，「すごい痛感させられ」たと，Eさんは述べたのである。

4-2　科学的な目：「医療側目線」の成り立ち

「研究至上主義的な，上から目線の医療」ではなく，「患者さんに寄り添う医療」

「面倒見のいい医療」を実現するためには，「患者さん〔…〕自身の経験」としての「病い」を捉える「視点」が欠かせない。この視点が欠けている限り，「医療側目線」の「面倒見」になってしまう。では，どうして「医療側目線」になってしまっていたのか。Eさんの語りは，この直後に突然，学生時代の「解剖実習」に話が飛躍する形で，自らの「医療側目線」の成り立ち——「科学者的な目で見る」見方の自分のなかでの成り立ち——へと向かっていく[8]。

> Eさん　だからそうだな，うん，だからまあ，自分ではそういう，何だろう，えー，まあ，科学的なっていうかな（※），あの，あ，そう，解剖実〔習〕，まあ，これちょっと話がまた飛んじゃうんですけど。
>
> 榊原　あ，どうぞどうぞ。
>
> Eさん　あの，医学部の学生，解剖実習っていうのをやる，やりますよね。
>
> 榊原　はい，はい。
>
> Eさん　そうすっとその，1年間終わった後に，感想文っていうのを書かされるんですよ。で，それを何か，献体者の会か何かが編集をして。あれ多分，献体登録をした方とかに配ってんのかな，よくわかんないんですけど。で，そんときに，えっと，そう，過去の何か人の書いたやつを見せられて，何かみんなこう，「ありがとうございます」とか，こう，何ていうのかな，こう，感謝するような言葉を書いて，みんな同じように書いてたんですよ。
>
> 　で，私は何かちょっとそれに違和感があって，えっと，私は解剖実習っていうのは，まあ，えー，ある意味こう，何ていうのかな，人体をこう，対象としてっていうかな，まあ，まあ，極端に言っちゃうと，物としてっていうか，見るための訓練のような部分があるんじゃないかっていうふうに，感じたことがあって。で，まあ，そういう，まあ，まあ，ストレートにそういう書き方はしなかったんですけど，うん，何か解剖実習をやって，うーんと，何か感性が，自分の感性が少し変わったっていうふうなことを書いたんですね，うん。
>
> 　で，後でその，何か全国から，あ，全国の1校から一人ずつ，何か集めた文集を作るらしいんですけど，で，何か私のが，えー，何か大学で選ばれたらしくて。で，

---

8) 以下の引用では，「自分ではそういう〔…〕科学的なっていうかな……」と言いかけた箇所と，解剖実習の話の後の，自分では「科学者的な目で見ることに〔…〕反発を感じていたけれども，結局そうなってたのかな」と語る箇所とが，意味上つながっているので，（※）をつける。

　　見たらまあ，ほんとに他の人がみんなおんなじように，その，「ありがとうござい
　　ました」みたいな，何かね，何か（笑）。

榊原　変わってて，何かね，一人だけ変わってて（笑）。

Eさん　うーん，で，そうですね，だから私はそんときに，まあ，で，そういうまあ，
　　うーん，何ていうんだろうな，（※）そういう科学者的な目で見ることに，まあ，う
　　ん，反発を感じていたけれども，<u>結局そうなってたのかな</u>っていうところですかね。
　　そのさっきの，何でしたっけ，えっと，「患者さんが死んだら解剖」，ね。

榊原　ああ，そうですよね。

Eさん　うん，みたいな発言には反発を感じてたんだけども，やっぱりでも自分が
　　患者さん診てるときは，そうですね，この人の病気は何だろうっていうのを，こ
　　う，診断をきちん〔と〕，まあ，診断を，間違えないで診断をしてっていうところ
　　に，やっぱり気を取られてしまうんですね。(19–20)

　　Eさんはこのように，「医学部」の学生時代の「解剖実習」の話を挟みつつ，自分
では自分が習ったU大学の教授や，C病院の部長のように，「研究至上主義的な」
「上から目線の」「科学者的な目」で患者を見る医療に「反発」を感じてきたにもか
かわらず，「結局そうなってたのかな」ということを自覚する。自分も「患者さん診
てるとき」には科学者的な目で「病気」（＝疾患）に関心を向け，疾患に関する「診
断」を間違えないようにするというところに気を取られてしまっているのである。
このとき，「結局そうなってた」自分自身の「科学者的な目で見る」見方を成り立た
せたものとして，Eさんには，学生時代の解剖実習で「人体を対象として〔…〕，物
として〔…〕見るための訓練」をしたことが浮かび上がってきた。ほかの学生がみ
な，献体をしてくださった方々への感謝の気持ちを書いているなかで，Eさん一人
だけが，「解剖実習」をやって，人体を物として診ることができるようになり，「自
分の感性が少し変わった」と書き記した感想文の記憶とともに，である。

　　こうして，Eさんの学生時代の「解剖実習」は，ここで想起されたことによって，
人体を「物」として見るための訓練の経験として，そしてその訓練によって「自分
の感性が少し変わった」経験としてだけでなく，「患者さんに寄り添う医療」「面倒
見のいい医療」を目指しながらも，自分自身も「結局そうなってた」「科学者的な目
で見る」「医療側目線」を成り立たせているものとしても，新たに意味づけ直され
た。人体を「物」として見るということは，人が罹患する病気を「疾患」として捉
えるということであり，患者自身が経験する「病い」を受けとめる視点から，ある

意味，遠ざかることである。しかし「解剖実習」が，医師になるためには通過しなければならない実習であり，訓練である以上，医師としては，そうした見方はある意味，免れることができない。「結局そうなってた」のだ。Eさんには，そのように受けとめられたのだと思われる。

4-3　「医者だから医者目線で見ちゃう，見れちゃうっていうか，見ちゃうっていうか」

　かくしてEさんは，高血圧に対する患者と自分自身のふるまい方の違いを例にしながら，「医者としての」自分の見方をさらに自覚していく。

　Eさん　だからたとえばその，まあ，結構こういう方いらっしゃるんですけど，血圧が少し高めで，うーん，薬を飲んだほうがいいかどうか微妙なぐらいのとこの人だと，「どうしましょうかね」って話すると，「でも飲みはじめると一生飲まなくちゃいけないんですよね」って言って，ためらう人がすごく多くて。いや，そりゃそうだけど，何でそこでためらうかなみたいな感覚が（笑）。

　うーん，だからそうですね，だからそういう，やっぱり自分が高血圧っていうふうに，まあ，レッテルじゃないけど，まあ，病名をね，つけられてしまうっていうことの，に対する，まあ，何ていうんだろうな，まあ，無意識の抵抗感みたいなのっていうのは，やっぱり患者さんにね，あるんだと思うんだけども，うん。

　まあ，そうですね，でも医者としての私は，やっぱりまあ，血圧高いんだったら，まあ，薬飲むしかないじゃんっていうふうに割り，まあ，割り切っちゃうわけですね，やっぱりね。で，私自身も10年，もう10年ぐらいになるのかな，私，全然自分が高血圧だと，になるなんて，思ってもいなくて，それまで献血とかやってても，いつも低かっ〔た〕，ね，普通でしたし。

　で，あるときあの，自分とこの健康診断やるんで，看護師さんに血圧測ってもらったら，「160ありますよ」とか言われて，えー？　そんな，そんなはずないだろうとか思って，そのときから何回か測ってみると，やっぱり高いんですよ。あれ？　いつの間に高血圧なっちゃったのかなと思って。でももう，まあ，じゃあ高いんならしょうがないやっつって，薬飲みはじめたんですけど。

　うん，やっぱりだから自分のことであっても，ある，ある意味もう，医者だ，医者，うん，医者だから医者目線で見ちゃう，見れちゃうっていうか，見ちゃうっていうか。だから患者さんが高血圧かもしれなくって，微妙な線で，薬飲み，飲むの

　嫌がる心理には，今まで，何ていうんだろう，まあ，しょう，それ，まあしょうが
ないなみたいな感じで見ちゃってね，その，そう言われた人の気持ちにはなれてな
かったなっていうふうなことを感じましたね，はい。(20-21)

　Eさんの経験によると，「血圧が少し高めで，〔…〕薬を飲んだほうがいいかどう
か微妙なぐらいのとこの人」だと，薬を飲むのを「ためらう人がすごく多」い。お
そらくは，「自分が高血圧っていうふうに，〔…〕病名を〔…〕つけられてしまう」
ことに対する「無意識の抵抗感」が患者にはあるのだろうけれど，しかし，そうし
た人たちに対して，Eさんは「そりゃそうだけど，何でそこでためらうかなみたい
な感覚」を抱いてしまう。それは，「医者としての」Eさんなら，「血圧高いんだっ
たら，まあ，薬飲むしかないじゃんっていうふうに〔…〕割り切っちゃう」からで
ある。

　実際，Eさんは自分の医院の健康診断で血圧が高いことが判明し，「じゃあ高いん
ならしょうがないやっつって，薬飲みはじめた」。「自分のことであっても，〔…〕あ
る意味もう〔…〕医者だから医者目線で見ちゃう，見れちゃうっていうか，見ちゃ
う」のである。

　この，「医者だから医者目線で見ちゃう，見れちゃうっていうか，見ちゃうって
いうか」という表現は，きわめて重要である。というのも，Eさんはここで，まず
「医者だから医者目線で見ちゃう」と言った後，「見れちゃうっていうか，見ちゃ
うっていうか」と言い直しているわけだが，これは，医者である以上，自分のこと
であっても，人体を物として診る「医者目線」で見ることが可能である（＝「見れ
ちゃう」）し，それだけでなく，むしろ（＝「っていうか」），医者である以上「医者
目線」で見てしまう（＝「見ちゃう」）ということを意味しているからである。見て
しまう（「見ちゃう」）のは，医師になるために解剖実習で人体を物として診る訓練
を積んでいる以上，医師としての見方の成り立ちには，そうした見方が組み込まれ
ており，その見方からある意味，逃れることはできないからである。

5　「新たな視点」

　だから，「高血圧かもしれなくって，微妙な線で，薬〔…〕飲むの嫌がる」患者
さんの「気持ちにはなれてなかった」と，Eさんは振り返る。しかし，このことは，
医者としてのEさんが，「医者目線」から今後も決して逃れられないことを意味す

るわけではない。「疾患」と「病い」の区別に関する拙著の叙述が，Eさんに，「患者さん〔…〕自身の経験」としての「病い」という「新たな視点」を与えたからである。「病い」という「新たな視点」が与えられたことで，これまで「結局そうなってた」自らの「医者目線」が，まさにそのようなものとして自覚され，批判的に意味づけ直される。たとえ医者目線の見方が「心の習慣」になっていたとしても，「新たな視点」が言葉になったことによって，これまでとは異なる仕方で患者さんを見る可能性——現象学的にいえば，これまでとは異なる仕方で患者さんが現象する可能性——が開かれ，そうした見方が新たな「心の習慣」になる可能性も開かれうるのである。

　今後，Eさんの見方がどう変わっていくのか。それはまだEさん自身にもわからない。しかし，可能性は開かれたのだ。最後に，Eさんの次の語りをもって，本章を締めくくりたい。

> Eさん　いや，そういう意味ではほんとに，何というか，新たな視点を与えていただいて，すごい。それがどう，どう，今後どうつながっていくのかは，ちょっとまだわかんないんですけど，うん，すごくありがたかったですね。(22-23)

【引用・参考文献】

榊原哲也 (2018).『医療ケアを問いなおす——患者をトータルにみることの現象学』筑摩書房

三浦聡雄・増子忠道 (1995).『東大闘争から地域医療へ——志の持続を求めて』勁草書房

Benner, P. E., & Wrubel, J. (1989). *The primacy of caring: Stress and coping in health and illness.* Menlo Park, CA: Addison-Wesley. (ベナー, P. & ルーベル, J. ／難波卓志［訳］(1999).『現象学的人間論と看護』医学書院)

Kay Toombs, S. (1992). *The meaning of illness: A phenomenological account of the different perspectives of physician and patient.* Dordrecht: Kluwer Academic. (カイ トゥームズ, S. ／永見　勇［訳］(2001).『病いの意味——看護と患者理解のための現象学』日本看護協会出版会)

Kleinman, A. (1988). *The illness narratives: Suffering, healing, and the human condition.* New York: Basic Books. (クラインマン, A. ／江口重幸・五木田紳・上野豪志［訳］(1996).『病いの語り——慢性の病いをめぐる臨床人類学』誠信書房)

【付　　録】

　本章が示したように，「患者に寄り添う医療」を実現するためには，「疾患」のみならず，患者自身が経験している「病い」を受けとめ，理解しようとする視点が欠かせない。しかし，患者自身が何を，どのような意味合いで経験しているのかは，理解しようと努力しても，常に理解できるわけではない。むしろ，わからないままに持ちこたえつつ，患者に向き合い，寄り添うことが大切になる場面もあるのではないだろうか。そのことを考えさせられた沖縄地方の病院に勤務するY医師のFacebookへの投稿と，筆者とのコメントのやりとりを，Y医師の許可を得て，ここに「付録」として掲載する。私がY医師の勤務する病院を訪ねたのも，上述の科研費プロジェクトの一環としてであった。

Y医師の投稿（●年12月8日　17:08）

　静かな，すべてを肯定するような微笑み。

　視線は，私に向けられていますが，私を見てはいません。私という個体でなく，私を取り囲むすべての物事を観ていて，そして微笑んでおられます。どのような経験を積めば，このような微笑みができるようになるのでしょうか？

　数ヶ月前のことですが，膵癌の終末期にあった70代の女性を高齢者施設で看取りました。

　実は，癌が見つかる前から，私は彼女の外来主治医をしていたので，どれほど彼女が入院しているのが嫌で，どれほど住み慣れた施設に帰りたがっているかを理解しているつもりでした。実際，彼女は施設に帰りたいと何度も私に訴えていたのです。

　だから，癌との闘いが終わったときに，私は速やかに施設へと帰れるよう調整を重ねました。施設側に看取りの経験がなかったこともあり，いくつか事前準備も必要でしたが，最終的には，しっかりとしたケアチームを形成することができました。

　退院する日の朝，病床を訪れた私が「いよいよ退院ですね。お疲れ様でした」と申し上げたところ，彼女は黙ったまま，私をにっこり見つめていました。含みのある視線だったので，私は「これで良かったのですか？」と確認しました。すると，彼女は「そうですね」とだけ答えました。私は次の言葉を待ちました。けれども，彼女は暖かい表情で私を見つめ続けるだけでした。

　そこで，「私は知らないほうがいいのですね」と言うと，すると彼女は，「そう，知らなくていいのよ」と微笑んだのです。澄んだ目。すべてを肯定するような微笑み。ただ，彼女は何かを伝えようとしていました。それが，「私に」かどうかは別にして……。

　あれから，半年ほど経過しましたが，ずっと彼女の微笑みの意味を考えています。あのとき，あの人，何を伝えようとしたんだろう？　それは悪い気持ではありません。今は亡き人について，そんな想いをはせるのは，なんだか暖かくて，ただ少し切なくて，いのちの余韻が感じられる大切な時間です。

　ただ，彼女に限らず，終末期の患者さんがみせる「すべてを肯定するような微笑み」には，「皆さんが頑張ってくれてることは素敵なことね。ありがとう。私にはどちらでもよいことなんだけど……」という含みのようなものを感じます。医療者や介護者が本人に良かれと思って，あーだこーだと頑張っているときなど，この表情に気づく

ことがあるものです。

　大いなる終焉を前にして，彼女にとって，もはや施設に帰るかどうかなんてのは「些細な選択」になっていたのかもしれません。もっと高次のところで，彼女は選択を迫られていたのではないでしょうか？　そして，ふと見下ろすと私たちがいた……「あら，頑張ってたのね」という微笑み。

　どこで死を迎えるかを重大な問題としている患者さんもいますが，必ずしもそうではない方もいます。突っ込んで話をしてみると，「まあ，家族が重大に考えてるから，それは重大なことだよね」という人も少なくありません。〔…〕

　榊原：3月末に病院をお訪ねしたときのことを，思い出しました。あの患者さんのことかなあ，と。忘れられない眼差しでした。

　Y医師：はい，あの対話のとき，榊原先生がベッドサイドで聞いておられたので……勝手ながらタグ付けしてしまいました（スイマセン）。あのような患者さんとの対話の場に哲学者が居合わせるというのも，稀有なことでした。どのようにお感じになられたのかな……とも思いまして。

　榊原：Y先生，タグ付けありがとうございました。哲学者としてかどうか，よく分からないのですが，少なくとも個人としての私にとっては，あの患者さんの微笑みというより，眼差しがとても印象的でした。

　背景も何も分からなかったのですが，私にはあの患者さんの眼差しは，最愛の息子を見つめるような眼差しのようにも感じられ，すべてを包みつつ，言葉にならないメッセージを確かに伝えていたように思いました。

　でも，私にもそれが何かは分かりませんでした。

　ただ，Y先生が問い続けておられるように，分からないことを分からないままに持ちこたえることは，エネルギーが要りますが，時にとても大事なことだと思います。大概，我慢できなくなって，自分の理解の枠組みで掴みにかかってしまう……しかし，そうなると，もう問いは生まれません。

　「私は知らない方がいいのですね」というY先生の問いかけに，患者さんが，じっと見つめつつ微笑み返したあのシーンが忘れられません。

　Y医師：榊原先生　コメントありがとうございます！　「分からないことを分からないままに持ちこたえる」というのが，とても腑に落ちました。答えを出すのは瞬間のエネルギーですが，問いのまま心に留めるには持続するエネルギーがいりますね。

　私たちは（とくに医師は），問いには答えがあると思っているし，答えがあるなら出さなければならないと思いがちです。けれども，「人はなぜ生きるか？」という問いがそうであるように，そこに「問い」として立てられたことこそが意味であったりするのでしょう。

　そして，患者さんの「なぜ」と投げかける言葉にも，同じような意味を感じることがあります。

第2章

診療所で働く家庭医となる

みんなと一緒に，時間を重ね，地域のなかの一人になる

西村ユミ

1 はじめに

　人びとが求める医療は，社会の状況によって変化する。それは，人口の高齢化や生活習慣病中心化という疾病構造の変化を受けた医療改革などによって起こるだけでなく，求める患者や利用者の側，つまり現代社会で暮らす市民の健康に対する考え方，たとえば，病気の治癒よりも生活の質の増進を目標とするなどの変化によっても起こっている（猪飼 2010）。実際に，これらの変化を受け，「可能な限り住み慣れた地域で，自分らしい暮らしを人生の最期まで続けることができる」ことを掲げる地域包括ケアシステムの構築が目指されて久しい[1]。

　このケアシステムの実現に向けて，一方で，急性期病院での高度急性期医療の充実と在院日数の短期化が求められ，他方で，生活の場への早期移行とケアや介護の充実が目指されている。それゆえ，医療者も多様な場所で，多職種と連携して，一人ひとりの状況に応じた支援を行っている（春田 2018）。こうした変化と制度のもとで，これまで治療をその役割としてきた医師たちは，いかに自身の専門性や働く場を選択し，その場に求められる実践を考えているのだろうか。

　本章では，医師の専門性のなかでも比較的新しく制度化された家庭医の実践に注目したい。2010 年に設立された一般社団法人日本プライマリ・ケア連合学会（2022）は，「国民のニーズに応えうる家庭医の専門性を確立する」ことを目指し，2010 年に，家庭医療専門医として認定される制度をつくった。家庭医療によって，地域で暮らす人びとの現実的な健康課題とニーズに対応することが推奨されたのだ。その後，2018 年度から，日本専門医機構により総合診療専門医制度が開始さ

---

1) 厚生労働省「地域包括ケアシステム」〈https://www.mhlw.go.jp/stf/seisakunitsuite/bunya/hukushi_kaigo/kaigo_koureisha/chiiki-houkatsu/（最終確認日：2022 年 10 月 10 日）〉

れ，2020 年度から新・家庭医療専門研修制度も始まり，2022 年度には，専門医が誕生する。しかし，家庭医という専門性ができたからといって，既存の医療の枠組みや上述した医療の幅が大きく変わったわけではない。本章では，このような背景のもとで，家庭医の研修を受け，地域の診療所で働いている医師の語りをもとにして，家庭医としていかに自らを位置づけて医療を行っているのかを記述する。そこには，家庭医となった経緯や家庭医としてのパースペクティブも含まれてくるであろう。

2　家庭医の実践へのアプローチ

　この家庭医の視点からみてとれる医療を開示するには，「現象学」が手がかりとなる。先に論じた通り，医療は高度急性期から生活の場までの幅広い実践を含んでおり，また専門性をもっている。そのなかのいかなる場に身を置いているのかは，医師のもつ視点と深く関わっており，医療の仕方をも左右すると思われる。現象学は，当事者が身を置く場や状況を背景とし，その背景からいかに意味を帯びた経験が成り立つのかを分析する（榊原 2018）。それゆえ本章では，家庭医がいかなる場や状況に身を置き，そこからいかに地域の人びとをまなざして実践を成り立たせているのかを，現象学を手がかりに探求する。あわせて，著者は看護学を専門としており，治療の役割を担う医師について一定の理解を有している。これが，家庭医の実践の記述を歪めてしまわないよう，その理解をいったん棚上げするという点においても，現象学は有意味であると考えた。

　経験を語ってくれたのは，家庭医の研修を受けて，現在は診療所で働いている女性医師（A）であり，著者と本書の共著者 2 名，計 3 名のインタビュアーが経験を聴き取った。インタビューのために，A 医師が働いている診療所を訪れたが，その診療所では，地域の人びとによるボランティア活動も行われており，医療機関に限定されない機能をもっていた。インタビューでは，地域医療について問うことから始め，その後は，印象に残っている経験について自由に語ってもらった。インタビューの音声記録は逐語に起こし，トランスクリプトを作成した。本章では，このトランスクリプトの一部を示しつつ，家庭医の実践の成り立ちを記述する。

3　A医師の語り

3-1　地域のなかの一メンバー

1）やっぱり家庭医療をやりたい

インタビューは,「地域医療にかける思い」などを自由に語って欲しいという問いかけから開始された。これに応じてA医師は,「まず地域医療」と話しはじめるが,すぐさま「地域に根差した医療」と言い換える。「地域医療」と語り出してみて,これから話そうとする内容がこの言葉ではしっくりこないことに気づかされ,代わりに「根差した」と表現したのであろう。この「地域に根差した」医療がどのような意味をもった実践であるのかを,A医師の語りをもとにみてみよう。

大学生の頃,A医師は地域で行われている医療に関心をもっており,先輩からの紹介で,「その地域にはその診療所しかない」と言われていた診療所に見学に行った。そこで行われていたことは,「今まで見てきた医療の現場とは違う」ものであった。

> A　印象的だったのはお尻が痛いと言って来た高齢の方が受診されたんですけど,先生が今回はまず1回お薬を渡してみるから,それで治らなかったら次に診せてと言ったんですね。その方を最初から診るというか,医療の鉄則としてはもう痛かったらそこを診るとか必ず診なきゃというところを,1回ちょっと渡してみてみるから,それで治るかどうかやってみて次に診せてと。あ,こういうやり方もあるんだなと。その関係性が本当に医者,患者の関係を越えて,もう地域の人としての関係があるなとかというのを感じたときに,あ,また違った医療の形が地域だとできるんじゃないかなっていうふうに思ったのが,一番最初になるかなと思います。で,地域のなかで医療をやりたいっていうのと,あと,その家庭医療というのに出会ったことで,その人を丸ごと診るというんですかね,というところにとても関心をもってて,その家庭医療を研修するというところから,えっと,その家庭医療のなかに地域医療も入っていたという感じが私のなかではあるんですけれども。(インタビュートランスクリプト,pp. 1–2)

地域に根差した医療としてA医師が語りはじめたのは,診療所の医師の「その方を最初から診る」「痛かったらそこを診る」「必ず診」るという「医療の鉄則」とは異なるやり方である。

その診療所の医師は,お尻の痛みを訴えて受診した高齢者に対し,「まず1回お

薬を渡してみるから，それで治らなかったら」「それで治るかどうかやってみて次に診せて」と応じ，「診る」ことを「次」へと先延ばしする。この先延ばしに遭遇したＡ医師は，「あ，こういうやり方もあるんだな」と思ったと言い，そのやり方は「医者，患者の関係」に収まらない，「地域の人としての関係」としてＡ医師には見えたようである。ここでの「あ」は，「こういうやり方」を知ったことの驚きであるが，これは次の「あ」，つまり「また違った医療の形が地域だとできる」という可能性をＡ医師にみてとらせた。Ａ医師が言い直した「地域に根差した医療」は，「その方」との関係を医師－患者関係に押しとどめるのではなく，まずは地域の人としての関係へと越え出て「また違った医療の形」をつくる。それゆえＡ医師は，その医療に「地域に根差した」という修飾語を与えたのであり，また，この医師のやり方が，「一番最初」に出会った地域での医療のあり方であったようだ。そして，これを見たことによって「地域のなかで医療をやりたい」という自身の展望も作られた。

　Ａ医師は，この直後に「あと，その家庭医療というのに出会」ったと語り，「その人を丸ごと診る」ことに関心をもったという。この語りが，「あと」を挟み，その後に続けられたことから，「地域のなかで医療をやりたい」という希望に，さらに，家庭医療に出会って「その人を丸ごと診る」ことという関心が加わり，Ａ医師のやりたい医療の方向性が定まっていったのであろう。

　さらにＡ医師は，「えっと，家庭医療の中に地域医療も入っていたという感じ」と言葉をつないでいる。そもそもインタビュアーは，「地域医療」について質問をしていた。Ａ医師は，インタビューの入り口で「地域医療」を「地域に根差した医療」と言い換えてここまで語ってきたのだが，いったん脇に置かれた「地域医療」は，ここで「家庭医療」のなかに含まれるものとして，つまり，家庭医療よりも狭い意味をもつものとして位置づけられる。それは，やりたかったり関心をもったりした医療を求めていくなかで，ある専門領域のなかに見出した医療である。が，Ａ医師はその位置づけにある地域医療ではなく，「地域に根差した」という表現を用い，そこに至った経験をあわせもった，Ａ医師ならではの地域での医療を目指してきたようである。

　これを語った先で，Ａ医師は「やっぱり」を繰り返し，「やっぱり病院側の視点での難しさと，病院のなかから地域に出ていきたいと思ってもやっぱりなかなか出ていけない，出ていきようがない」「やっぱり家までは手が届かないところっていうのを実際に２年間〔総合病院での研修で〕経験して」と，総合病院から「地域」へ出ること，「家」へと手を届けることの限界を語る。そして，その限界の経験を介し

て，「やっぱり家庭医療をやりたい」と思うに至り，「家庭医」の後期研修に進んだ。この「やっぱり」の繰り返しは，早くから家庭医を目指しつつも，総合病院で研修を行い，病院側の視点での地域医療の難しさと総合病院から「地域」「家」へ出ていけないこと，その確かめの繰り返しが，自身の「やりたい」こと，つまり家庭医療という地域での医療へと向かわせたことを強調しているといえる。

　この後の語りでA医師は，「地域に根差した」という表現を用いてはいない。きっと自身のやりたいことや関心をもった経緯を，地域のなかでの医療と絡めて語り，A医師の「医療」の位置づけが定まったからではないだろうか。

2）いろんな人に助けてもらいながら

　診療所での医療の土台には，A医師が研修後に経験した，育児休業中の震災の経験があった。「震災を経験して本当に生活の見え方が変わったっていうか，〔…〕えっと，単に自分の生活と医者の経験だけだと仕事と自分の生活でしか視点がなくて，地域のことってやっぱりみえてないんだなと思って」という語りからも，これらの経験によってA医師の地域をみる視点が変わったことがみてとれる。

　その震災は，A医師が子どもを生んだ後，家族や周りの支援を受けていたときに起こった。あえて，これが語られたのは，「支援を受ける側の視点」に，育児を経験して初めて立ったためであろう。

> A　管理人さんが普段から声をかけてくださって，顔がわかってたとかそういうことがつながってくんだなと。あとは，主人の職場の方が寄ってってくれて，無事だって伝えますねと言ってくれたりとかいろんな方の思いだったりとか。今までは自分の仕事場と家でしかなかった間のところに，こんなにいろんな方が住んでたりとか，こんなにいろんな方の助けがあるんだなっていうのを感じるすごく大きな機会だったなと思うんです。同じマンションにいた外国人の方なんですけども管理人室に立ち寄って，その方と一緒に避難所に行くみたいな。その方が助けてくださって，もうこれは夫が帰ってくるのは期待できないだろうから，子どもたちを連れて避難所に行こうと。〔…〕本当に，あの，誰かと話せることがこんなに癒やされることなんだとかっていうのとか，今までやっているのかやってないのかわからなかったような食堂の前に，今度はこんな机が出てお水を売り出したりとか，あ，こんな方がこんなところでこういうふうにされていたんだというのの地域がみえるというんですかね，というのは。(pp. 3-4)

A医師は震災の際，マンションの管理人に支援を受けたようだが，その背景に「普段から声をかけてくださって」おり，顔がわかっていたことを挙げる。加えて，夫の職場の人にも声をかけてもらい，無事を伝えてもらった。この時気づいたのは，「自分の仕事場」と「家」の「間」に，「いろんな方が住んで」おり，そこに「いろんな方の助けがある」ことだった。あえて，「住んでたり」とその時に気づいたことの一つとして語っていることから，震災のときに，「間」の場で助けられたことのみを言っているのではない。管理人は「普段から」声をかけてくれていたのであり，夫の職場の人もA医師たちが住んでいるマンションを知っていた。こうした暮らしの延長線上で，「同じマンションにいた外国人の方」が，残っている人がいないかと管理人室に立ち寄ってくれ，一緒に避難所に行ってくれた。つまり，これまでにも「間」にはいろいろな人が住んでおり，いろいろな助けも，顕在的あるいは潜在的にあったのだ。そのことに，被災して助けを受けたときにあらためて気がついた。だから，まだ小さい子どもたちを連れて，避難所へ行くことが選び取られたのだ。

A医師は，この気づいたことの一つに，「誰かと話せることがこんなに癒やされることなんだ」と，特定の人物ではなく「誰か」と言って癒された経験を語り，また，「間」にある気づいていなかった「食堂」の人たちの助けに対して，「こんな方がこんなところでこういうふうにされていた」と感慨深く語る。そして，その「人（こんな方）」「場所（食堂）」「営み（水の売り出し）」を知り，これを「地域がみえる」と表現した。

A医師にとっての「間」は，これまではっきり自覚できていなかった地域なのであり，それを知って「いざっていうときには地域の力というのがすごく大きいんだなっていうのは感じ」たのだ。このいざというときの力は，「その生活するっていうか，生きていく感じが（あった）」とも言い換えられていることから，「地域」の営みは「生活」自体のことであり，またそれは「生きていく感じ」でもあるようだ。

同時にそうした経験は，A医師に後悔を経験させもした。

A　まあ，医療者としては何もできなかったなって後悔が，結構そのときはとても強くて辛かったときもあったんですけど，子ども抱えてそういうのを被災弱者と呼ぶんだとかというのとかもいろんな資料が出てきて，あ，これなんだと思いながら本当に何かいろんな方に助けてもらえるんだなというのは感じて。それは多分今ここでやっていても，あの，医者だけじゃなくていろんな人に助けてもらいながらやるっていうのが，自分としては受け入れやすくなっているのかなって，受け入れ

やすくというかそれが普通なんだなというのを。病院のなかにいると，どうして
も医者が決めないととか。

I（インタビュアー）　たしかにそうですね。

A　一人で治療法は自分で決めなくてはとか，最終責任は自分みたいなところがすご
く強いと思うんですけど，地域のところでそれをやるともう何もうまくいかない
というか。

I　なるほど。

A　まあ，ご本人の思いだったりその周りの方の思いだったりっていろんなものが影
響するので，もうそのなかの一メンバーなんだなみたいなぐらいでやって，何とか
今やっていっているかなと思う。(p. 4)

　先に A 医師は，「自分の仕事」と「家」の「間」の存在に気づき，そこで生活して
生きる人びとに触れたことを語った。しかし，ここで「医療者としては」と語って
いることから，立場を医療者に置き戻すと「何もできなかった後悔」が際立ち，「そ
れが強くて辛かった」ときもあるという。だが，「被災弱者」という言葉を得ること
で，自身が置かれていた医師とは別の立場を知ると，「何もできなかった〔…〕後
悔」は「本当に何かいろんな方に助けてもらえる」経験として捉え直された。この
ように，「間」の人びとと共にある立場と医療者の立場とを往復することで，「医者
だけじゃなくていろんな人に助けてもらいながらやるっていう」自身のあり方の方
が「受け入れやすく」「普通」なのだと理解できる。

　また，「医者だけじゃなくて」という語りの後に「病院のなかにいると，どうし
ても医者が決めないと」と続けていることから，「決める」者，つまり「医者」は助
ける側に位置づけられがちであるが，そのようにあるだけではないことを示してい
る。治療法を決めること，最終責任を負うことにおいて「自分」を繰り返し語るの
は，これが病院のなかでのあり方であり，「地域のところでそれをやるとうまく行か
ない」ことを言い表しているのであろう。

　これを語る際，自身が身を置く場所としての「病院のなか」と「地域」を対比し
ていることから，医師の立場は働く場所によっても否応なく変わること，そして病
院での研修を経験したからこそ対比が可能であることを示していると思われる。そ
して，病院で治療法を決めるように医師が何かを決定するという方法では，地域で
の医療が成り立たないことをここでも強調する。

　その際，A 医師は，「そのなかの一メンバー」として自身がいると言い，その前

に「ご本人の思い」や「その周りの方の思い」を置いて語った。この語りの順序からも，あくまでも自身は，ご本人やその周りの方の後ろに，あるいは同列にあるメンバーとして位置づけられている。これが，震災被災者と医師との立場を往復して落ち着いたA医師の立ち位置だ。だから「あれ（あの経験）がないと，多分自力で何とかやる感覚しかなかったと思うんですけど」と語るのであろう。

3-2　地域へ出ていかに変わったか
1）本当に医師がやらなきゃいけないことはあまりない

　A医師は，大震災を経験することによって感覚が変わったというが，そうした経験に学びつつ診療所での仕事を開始した。地域に出て，さらに多くを学び見方も変わった。それらのA医師の語りを受けて，インタビューでは「どんなふうにしてそれが変わっていくのか」が問われ，次のように語っている。

　A　本当にそうです。あの，ここの外来の診察室でお話ししたから何が変わるというと，本当に影響はとても小さいんですよね。それを感じられるのは，多分在宅医療の経験が大きいかな。その方のおうちに行ってみて実際に薬がこれだけ余っててとか，でもそういうもんなんだろうと（笑）。お昼の薬はほとんど飲まれてないとかってデータを見て，あ，それはそうだろうと，自分だって飲めないっていうか飲み忘れるものですので。で，うんと，実際の生活のなかに入ってみると，医療の必要性というのもとても小さいのだというのを一つですね。在宅医療って今は取りざたされているんですけど，本当に医者がやらなきゃいけないことっていうのはあまりないと思うんですよね。結構患者さんからのニーズとしては安心するみたいなところとか，特別な医療処置が必要な方っていうのもすごく限られていると思いますし。そういう方のところでは実際にはもっとお金の問題が重要だったりとか，普段の生活を助けてくれる，買い物をしてくれる人とかの方が実際的にはやっぱり重要だったりするなかで，じゃあ，医者として何ができるのかなというのを考えながらやっているところが大きいかなと思います。(p. 5)

　A医師は，「外来の診察室」から「その方のおうちに行」く「在宅医療」までを行っている。その医療を，「医者として何ができるのかな」と自問しながら実践する。この自問を成り立たせているのは，いかなる経験なのだろうか。
　最初に語られたのは，患者と「外来の診察室でお話し」しても「本当に影響は

とても小さい」ことである。それは，在宅医療の経験と対比することで見出された。その方の「おうちに行って」みると，「薬がこれだけ余っていて」「お昼の薬はほとんど飲まれてない」ことを知る。それは，データからもわかる。これを語りながら，A医師が「そういうもんなんだろう」「それはそうだろう」と納得の表現を繰り返すのは，外来でこれらの事実に出会うたびに，この言葉を繰り返していることの現われであるだろう。

　在宅医療で「生活のなかに入ってみると」さらに，「医療の必要性」が「とても小さい」ことを知る。この語りのなかでA医師は，医療の「影響が小さい」ことを「必要性が小さい」へと変化させる。そして，それをさらに言い換え，「本当に医者がやらなきゃいけないことっていうのはあまりない」「特別な医療処置が必要な方っていうのもすごく限られている」と言う。これらに「思う」を付して語っていることから，今まさにその渦中にいるA医師において，断定するのは難しいことなのかもしれない。

　他方で，重要なのは「お金の問題」や「普段の生活を助けてくれる人」などである。外来診療や患者の自宅への訪問においてA医師が遭遇した重要なことは，診察による影響も小さく，医療の必要性も小さい，むしろそれとは別の事がらであった。それらは医師に依頼されたとしても，対応できることではない。だからA医師は，この語りにおいて「患者」という表現はほとんど用いず，立場を限定しない「その方」という表現を用いるのであろう。その状況が「医者として何ができるのか」という問いを生みだし，またそれを「考えながらやっている」状況を作っているのだ。先に，A医師が在宅医療，とくに医療処置の必要性に関して断定を避けたのは，A医師自身が考え続けている事がらであるためともいえるだろう。

2）まあ，これでいいかって思える

　A医師は，「どんなふうにしてそれが変わっていくのか」を問う先の質問に，言いよどみつつ，さらに言葉を与えていく。

　A　そこは，えーと，どうして今変わったというのは難しいんですけど，うーん，時間を重ねていって，この人のこの経過のなかではこの医療でよかったんじゃないかというのの積み重ねになるのかなと思います。何か劇的なことはあまり起きないですし淡々と，あの，そうですね，その人が取りあえずまあまあのところで生きているっていうのを確認できるというところで，これでいいのかなってやってい

るようなところが大きいかなと思う。〔…〕どの辺でまあまあいいかなと思っても
らえるかなっていう，その何ていうんですか，受け入れるというか，まあ，これで
いいかって思えるっていうところは何か地域に出ていくときに必要なのかなと思
う。(p. 5)

　この語りでA医師は，「えーと」「うーん」と考え，すでに変わっている見方を
「今」，どうして変わったのか，その理由を語ることの難しさを表現しつつ，「時間
を重ねていって」という表現に至る。「この人のこの経過のなかではこの医療でよ
かったんじゃないか」ということの「積み重ね」と言っていることから，「経過」
のなかで「この医療」がよかったという判断が定まっており，またその経過におい
ては「劇的な変化」は起こらない。だから，A医師は「淡々と」という表現を用い，
その人が「まあまあのところで生きているっていうのを確認できる」ところで「こ
れでいいのかな」という判断をする。

　「この医療でよかった」は，「これでいいのかな」「どの辺でまあまあいいかなと
思ってもらえるかな」「まあ，これでいいかって思えるっていうところ」という表現
を語り直すことにより，A医師の自身への問いかけである「これでいいのかな」が
相手に「思ってもらえる」ことで自身の「思える」に転換され，思ってくれる「こ
の人」，特定されていない主体，つまり医師も本人もその周りの人も，関わる誰もが
思える「ところ」で判断される。このように「時間を重ねる」ことは，地域で暮ら
す人みなの，あるいはその地域における「これでいい」と思える判断までを含む時
間を幾度も重ねることなのである。

　しかしA医師は，その地域の視点に埋没しているわけではない。

A　本当ならっていうとか，うん，ベストを尽くせばこうできるんじゃないかという
　のは常に頭の中に浮かぶんです，目の前の患者さんに最大限の医療を適用したら，
　今すぐ病院に連れてって抗生剤の点滴をしたらもしかしたら良くなるかもしれな
　いみたいな。でも，この方の今までの経過の流れをみて家族とも話をして長年，ま
　あ，行ったり来たりしながらしてきて，ご本人に聞いてみたらもう答えられない
　かなっていうぐらいの人なんですけど，病院に行きたくないと言ったんです。そ
　れをみんなで聞いたから，みんなでこのままおうちでできる治療をしてみてみま
　しょうかという決断ができるみたいな。そこをたとえば，まあ，初期研修のときの
　私だったら受け止められたかというとかなり苦しい。医療としては本当はできる

のに……（pp. 5-6）

　「ベストを尽くせばこうできるんじゃないか」，これが常に頭に浮かぶと語られるように，「患者さんに」「最大限の医療を適応」するとよくなる可能性があるとまったく思わないわけではない。ここでは，地域での医療において「この人」と呼ばれていた者が「患者さん」と呼ばれている。A医師にとって，医療を適用する相手が患者であることが，この表現からもみてとれる。が，「でも」と言って頭に浮かんだベストを払拭するのは，「長年」「行ったり来たり」して「経過の流れをみて」「家族とも話をして」という背景であり，問われても答えられないような状態にある本人の「病院に行きたくない」という言葉を「みんなで聞いた」という状況である。この例では，「みんな」で聞いたという状況が，「このままおうちでできる治療をしてみてみる」という「みんな」の決断を作っている。だから，頭に浮かんだベストが控えられる。これは，A医師が「時間を重ねて」と語った通り，一度きりの経験で成り立ったわけではないだろう。それは，「初期研修」のときの自分では，言い換えると，まだこうした時間を重ねることをしていなかった頃には受け止めるのは難しい，というA医師の語りにも現れている。

3）みんなで少しできてるなって思いながら

　先に「みんな」で患者の言葉を聞くことが「みんな」の決断を作ったと記述したが，A医師にとってそれが重要なのは，地域での医療において，医師一人が単独で決断することは危険を伴うためである。

> A　倫理的問題というか，周りの人と一緒に，さっきの家族と一緒に決めるとかじゃないですけど，医者だけで決めたら多分危険なことがいっぱい地域のなかで起きてしまうんだろうなと，現場だととくに医者一人ということが多いので。(pp. 7-8)

　ここでA医師は「倫理的問題」から語りはじめているが，医師だけで決めたら「危険なこと」とは，たとえば先に取り上げた，病院でベストな治療をするか，家でできる治療をするかを決めることなどが想定されており，それゆえ倫理という表現が選ばれたのであろう。「現場」では「医者一人ということが多い」と語られたのは，こうした倫理的問題に対してその場に一人しかいない医師が一人で決めてしまうのではなく，「周りの人と一緒に」決めることを重要視して行っていることを表している。

医師が一人で決めないということは,「こんなにいろんな生き方がある」「家族の
なかでのルールができていてそのなかで暮らしが成り立っている」ことを,「往診の
いろんな方を診ながら」「時間をかけながらいろんな関わり方を探しながら」試み,
学んだことであるようだ。その具体的な事例として,病院から依頼を受けて訪問し
た○○症の,自宅で動けなくなった人について語ってくれた。

A　食べるものもやっぱり食べれなくなってきて,〔…〕動けなくなってきて,で,電
　　話受診だけをしているというので行ったんですけど,骨軟化症でビタミンD不足
　　で……〔…〕どうにかビタミンDとカルシウムを取ってもらいたいというのを作
　　るまでがすごく大変で,おうちから出れないので訪問診療でおうちに行くんです
　　けど〔…〕。多分その方なりのルールのなかに,それにお父さんとお母さんが全部
　　生活を合わせて家が出来上がっているんです。
　　　〔…〕
　　　私のなかではやっぱり○○症というよりは△△障害なんだろうと。紹介状を
　　送っていただいたらやっぱりそのなかに△△障害って入っているので,そこの
　　やっぱり治療を誰かしなきゃいけないんだけれども誰もしてないというか,そこ
　　にアプローチできてないまま○○症の専門の先生の治療というところで,遠いの
　　で通えなくなったら切り離されちゃって孤立してて,いや,この方をどうしよう
　　(笑)。で,うちだけつながったんだけれども,うちだけではどうにもならないけ
　　ど,出れないので他のところもつながれなくてとかというところをやるときに,や
　　るときにやっぱり苦しくなるというか,あれなんですけど,そのときにいろんな人
　　を巻き込んで一緒にやっていくっていうところで,後方病院の先生に紹介状を書
　　いてアドバイスをもらったりとか,何か未知の体験というのがすごく大きいなと
　　思います。(pp. 9-10)

　ここでA医師が語っている通り,「訪問診療でおうちに行く」ことで,自宅の中
の状況を直接目にすることができる。この訪問が,家の中の状況をA医師に直接
見せ,その状況を作っているのが「その方なりのルール」に合わせた両親であるこ
とを把握させる。「ルール」という表現は,「その人」「その家族」なりの方法として
成り立っていることを意味している。こうした情報に直接触れて,A医師は「いろ
んな生き方」や「暮らし」を知り,地域をみる視野を広げていくのである。
　さらに,この家族への対応は,「うちだけつながったんだけれども,うちだけで

はどうにもならない」ことをＡ医師に経験させる。それはこの人に，○○症という疾患だけではなく△△障害も認められ，それゆえに動けない状態になり，遠方の専門の医師のいる病院には通えずに「切り離されちゃって孤立」したという過去があること，そうした状況においてつながった「うちだけ」では十分でないと考えていることを示している。また，この状況で「やるときに」「やっぱ苦しくなる」。この「やる」も「苦しくなる」もともに主体を特定せずに語られていることから，誰か一人が行い感じることではないのであろう。これに続けて，「そのときにいろんな人を巻き込んで一緒にやっていく」ことが語られていることから，一緒にやらず，Ａ医師やその家族のみがこれに応じる場合の苦しみなのであり，それゆえ「後方病院の先生に紹介状を書いてアドバイスをもらって」「一緒にやっていく」必要があるのだ。それはＡ医師にとって「未知の体験」であり，それゆえに「大きい」のである。

> Ａ　この先のこの家族のあるべき姿はみえないしわからないんですけど，今のところ，ここ１年私が関わってその後で今は違う先生になっているんですけど，えっと，ちょっとずつ食べれるものを増やしてって，一種類ずつ試してみたいなのをやりながら，データは少しずつ良くなってリハビリもちょっとずつやってもらってというところで……
>
> Ｉ　ああ，そうですか。
>
> Ａ　関わらないよりは関わった影響が出てきたかなと。それをみんなで少しできているよね，できているよねって言いながらじゃないと取り組めないと思います（笑）。(p. 10)

「この先のこの家族のあるべき姿はみえない」とＡ医師は言う。他方で，１年あまり関わって，別の医師へ引継ぎ，食べるものは「ちょっとずつ」増やし，「一種類ずつ」試され，データは「少しずつ」よくなり，リハビリも「ちょっとずつ」やってもらっている。

　この，「あるべき」と言われる先の未来を志向せず，一つずつ，ちょっとずつ，少しずつという関わりの積み重ねによって，「関わらないよりは関わった影響が出てきた」「少しできてきている」と言える状況に変化している。先にＡ医師が，「淡々と」「時間を積み重ねる」と言ったのは，こうした取り組みの積み重ねであり，「まあまあ」は「少しできている」状態のことをいうのであろう。これを，「みんなで」行い，「みんなで」言いながらやる。みんなの保証がないと「取り組めない」くらい

の「少し」の変化なのだ。だからA医師は次のように語る。「そのときにはやっぱりチームが必要で、あの、医師の視点だけじゃない視点があることですごく助けられる」。

4）地域で診療をする態度

このような「みんな」「チーム」の取り組みに、言い換えると「医者の視点だけじゃない視点があること」で、「すごく助けられる」というA医師に、ここで語られた「医師の視点」について尋ねてみた。

A　今質問をいただいて、やっていることは、でも医者のやることなので、そのなかから病気とかケアできそうなものをつかまえて、何とか対応しているというところは一緒だなとは思います。

I　なるほど。

A　それが多分医療現場ではないので、えっと、病院だともう治療をするために入院していただいたりとか、治療をするために診療所に来てもらっているっていうところが、えっと、訪問診療だともうちょっと何かふわっとしているっていうんですかね。えっと、毎回治療してほしいって思っているわけじゃない患者さんのおうちのところへ行くっていうので、何かできることはあるかなってアンテナを張っているみたいな関わりになっているかなと思います。診療所の普段の診療でも、みなさんが毎回症状とか困った病気をもっているって慢性期だと変わってないこととかも多いので、そのなかで何か医者としてやれることがあるのかなっていう見方を、何となくしているっていうのが違うところなのかな。救命救急みたいにもう何とか命を救わなきゃとかっていう切迫感はないですね。時間を使いながら医療をする。医療なのかっていうのが（笑）。(p. 11)

ここでもA医師は、地域で行っている訪問診療の特徴を、病院と比較して浮かび上がらせようとする。たとえば病院は、「治療をするため」という目的で患者に来てもらっている。救命救急は「何とか命を救う切迫感」がある。それに比して、「医療現場ではない」訪問診療は、「治療をしてほしいって思っているわけじゃない患者さんのおうちへ行く」ために、「何かできることはあるかなってアンテナを張っているみたいな関わり」、あるいは、変わっていない状態に対して「何か医者としてやれることがあるのかなっていう見方」をしている。A医師は、この見方や関わりを「ふ

わっとしている」と表現していた[2]。病院では，あらかじめ，医師の側も患者の側もともに治療や救命という目的をもっているのに対し，訪問診療では，医師がアンテナを張ってできること自体を探しているのである。だからその医療は「時間を使いながら」行われる。探す時間が必要であり，先に語られた A 医師の言葉を借りると，探している間においても，「時間を重ねて」いるのであろう。

　この訪問診療ならでの考え方は，資源という視点においても，病院とは異なっている。

　A　すぐに酸素を使ってとかこの薬があれば。それが使えないからどうしようかみたいな考え方に，地域だとなっているかなと思います。資源がないっていうんですか，病院だったら看護師さんがいるのでこれとこれをやりましょうとかっているのが，家だと家族しかいないので，じゃあ，これでみたいな，何か百歩譲ってみたいなところの考え方が現場だと多いような気がします。それは，診療所でもそうですね。診療所にある資源でできることを考える。そういう意味では，多分病院でやるのとは違うブレーキというんですか，できないことっていうのがあるなと思うな。(pp. 11–12)

　酸素や薬は，ある環境が整わないと使えない。病院であれば資源もあり，それを使ったり管理したりできる人材がいる。しかし，「地域だと」「それが使えないからどうしようかみたいな考え方」になる。「どうしようか」と考えるのに時間を要する。「家だと」患者の家族しかいないので，「何か百歩譲ってみたいなところの考え方」になる。「百歩譲る」と，その場でできることを考えなくてはならない。こうした考え方にさせるのが訪問診療にある，「病院でやるのとは違う」「ブレーキ」であり，「できないこと」なのである。

　「ブレーキ」や「できないこと」をもとに，「どうしようか」と思って考えることは，何だろうか。

　A　次まで，この先の何か安全を考えてプランを立てている感じが多いですかね。こ

2）日本の総合診療医も，専門医と比べて役割があいまいである。そのため「医者はどうあるべきか」というプロフェッショナリズムの議論は，日本では主に総合診療系の医師によって行われている（山上 2013：429）。

　の１週間，この２週間，この 1, 2 カ月，この人が生活できるかどうかとか困らない
　ような対処を何かできるかどうかっていうのは，考え方でいいと思う。多分病院
　だとやっぱり１回しか来ない方とか，もうそのときに答えを出してくれって来る
　方が多いと思うので，それとは違う時間の使い方をしている。(p. 12)

　Ａ医師が「次まで」「この先」と言って考えるのは患者の「安全」であり，そのた
めの「プラン」である。「感じが多い」と語っていることから，はっきりプランを立
てようと思っているわけではなさそうだ。またその未来は「1週間，この２週間」
「この 1, 2 カ月」という期間に置き換えられる。時間の幅が，語りながら延ばされ
ていく。人による違いもあるだろうが，それほど区切って考えられる時間ではない
ことを言い表しているのであろう。だから，「プラン」を立てることは「感じ」なの
である。さらに「安全を考え」てプランを立てることは，「この人が生活できるかど
うか」「困らないような対処を何かできるかどうか」という「考え方」によってなさ
れる。患者の生活上の問題や困りごとへの対処はずっと続く。「1回しか来ない方」
に「そのとき答えを出す」病院でのやり方とは，違うのだ。
　ここで病院と訪問診療の違いが，「時間の使い方」として表現されていることに
注目したい。ここまでは，その違いを「考え方」として語ってきた。その「考え方」，
言い換えると，「ふわっとしており」「何かできることはないかな」と語られ，その
うえ「資源」の制限というブレーキがかかっている状況において，Ａ医師は幅のあ
る時間としての「次」「先」の「安全」「生活」を志向する。いずれも，明瞭な目的，
できること（すべきこと），目的にかなった物的・人的資源のない，あるいは，はっ
きりしない状況で，さらに漠然とした未来の安全と生活に視線が向けられる。時間
をかけるというより，時間が続いていくのである。Ａ医師はインタビューの最初に
「時間を重ねる」と語った。時間は区切られず，「まあ，いいかな」と思われる「こ
の辺り」までを繰り返すのである。この実践は，"時間が重なる"，"みんなの視線が
重なる"ことにおいて作られている。だから，「いろんな方とつながったというのは
すごく大きい」のだ。そしてそのつながりは，「大変な人がキーになって」作られて
いると感じている。
　こうした自らの実践は，初期研修のとき，周りの先生と話し合いながら，「できる
こととできないことを分けて」「できないことを認める」という作業によって形づく
られた。「認めたからこそできることが明確になるところというのがわかると，変
わってくる」。時間の見方も，「ここ２カ月」そして，「まあ，何とか暮らしていらっ

しゃる」こと，「でも，生きているよねみたいなところを基準」「オーケーライン」
（p. 17）とし，これを下げていくというのだ。他方で，ただ単に下げるというので
はない。「オーケーライン」の形は「幸福の形」（p. 17）であると語られた。ここで
基準が形になった。どこかに線を引くというのが基準なのではなく，幸福という形
になる，という基準を作りながら関わっているのである。

4　ま と め

　本章では，地域の診療所で働いている家庭医が，いかに自身の専門性や働く場を
選択し，その場からいかに地域の人びとをまなざし実践を行っているのかを記述し
てきた。

　A医師の語りからは，そのつどの経験が，彼女のまなざしを家庭医療へと向かわ
せていたことがわかった。大学生の頃に訪問をした診療所の医師の，「医療の鉄則」
と違う「地域の人としての関係」のなかで行われる医療，家庭医療の研修で「人を
丸ごと診る」ことを知ったこと，これらはA医師の関心を地域へと向かわせた。さ
らに育児休業中の震災の経験は，地域でいろいろな人に助けられること，そしてそ
れを受け入れるのを「普通」のことにした。診療所での実践では，地域の人の「お
うち」に行き，「実際の生活のなかに入って」みて，「本当に医者がやらなきゃいけ
ないことっていうのはあまりない」ことを知り，むしろ「まあまあのところで生き
ている」ことを「まあ，これでいいかって思える」ようになった。

　そうした医療は，医師一人で行うことはできない。自宅で動けなくなった方への
関わりにおいては，「いろんな人を巻き込んで一緒に」やること，つまり「チームが
必要」であることを痛感し，また関わりにおいても大きな変化は期待しない。その
変化は，「みんな」で「少しずつ」「ちょっとずつ」できていると判断しつつ，次に
会うまでの「安全」と「この人が生活できるかどうか」を考えることを志向させる。

　このような実践は，病気の診断と治療を仕事とする医師において，どのように考
えられているのだろうか。たびたびA医師は，「何か医師としてやれることあるの
かな」とつぶやいていた。一方で，病院であればできることがあると考えながらも，
その「医療の鉄則」に基づいた考えでは地域でやっていけないと思い直し，地域の
人びととの関係のなかで，「幸福の形」を求める医療，その基準を作っていく。

　地域での医療は，病院とは「時間の使い方が違う」。それは，A医師が総合病院な
どでの経験を経て，診療所で，患者さんが「少しずつできている」ことを「みんな」

第1部

第2部

第3部

第4部

で判断し，「みんなと一緒に」「時間を重ねる」なかで作ってきた医療である。幾度も少しずつ，みんなで一緒に経験して判断し，作り出したパースペクティブであった。だからそれは，医師のみの見方ではなく，地域のなかの一人としての見方なのである。

　A医師がインタビューの最初に「地域医療」を「地域に根差した医療」と言い直し，「地域の人としての関係」と語ったそのあり方は，この見方によって成り立ちうるのであろう。

【引用・参考文献】

猪飼周平（2010）.『病院の世紀の理論』有斐閣
一般社団法人日本プライマリ・ケア連合学会（2022）.「専門医・認定医・指導医制度」〈https://www.primary-care.or.jp/nintei/overview.html（最終確認日：2022年10月10日）〉
厚生労働省（2022）.「地域包括ケアシステム」〈https://www.mhlw.go.jp/stf/seisakunitsuite/bunya/hukushi_kaigo/kaigo_koureisha/chiiki-houkatsu/（最終確認日：2022年10月10日）〉
榊原哲也（2018）.『医療ケアを問いなおす――患者をトータルにみることの現象学』筑摩書房
春田淳志（2018）.「地域における専門職連携協働」『日本内科学会雑誌』*107*(6)：1076–1082.
山上実紀（2013）.「医師の役割意識と苦悩の創出――現代日本の総合診療医の事例から」『文化人類学』*77*(3)：414–434.

第3章

人びとのケアにおける「対話」

家庭医としての私の経験から

孫　大輔

1 「対話」に潜む力：医師としての私の経験から

　昨今，「対話」があらゆる分野で求められている。医療，福祉，地方創生，教育など，さまざまな分野で，多様な文化や背景をもつ人びとどうしが「対話」を行うことによって，困難な課題に対処していこうとしている。医療・介護分野においては，ケアを行う専門職と患者・家族との「対話」はもちろんのこと，あらゆる専門職が「対話・連携」を行いながら，地域医療や在宅医療を推進していくことが求められている。

　私は家庭医（総合診療医）という立場から，人びとのケアにおいて医療者に求められる能力としての「対話」が非常に重要と考えている。しかしながら，「対話」という営みは，単に双方向のコミュニケーションを指すのではない。患者の話をよく聞き，丁寧に説明を行えば，それが「対話」であるというのも誤解である。本章では，この非常に深い奥行きと多層的な意味をもつ「対話（dialogue）」という営みについて，個人的な経験を踏まえながら考察してみたい。

　私が医療者として「対話」の重要性に気づくきっかけとなったのは，ある透析患者との出会いからであった。

　以前，腎臓内科医であった私は，慢性腎臓病や血液透析の患者の診療に従事していた。とくに血液透析患者からは多くのことを学んだ。血液透析患者は，腎機能がほとんど廃絶しているため，標準的には週3回の透析治療を行い，血液を浄化する必要がある。1回の透析時間は約4時間である。つまり，週12時間もの時間を透析に費やさなければならない。透析中は，痛みはないものの，透析を始めるときにかなり太い針を血管に刺す必要があり，もちろん痛い。また，透析中はベッドの上で動けないという制限がある。そして，透析患者にとって，もっともつらいことの一つが水分制限である。透析をやっていない間は，尿が出ないため，摂取した水分はそのまま体に

貯留する水分となる。これがむくみや体重増加の原因となり，摂取しすぎると心不全などを引き起こすので，透析患者はかなり厳しい水分制限に耐えている。

　あるとき，血液透析を終えたある男性患者から呼ばれ，話を聴くことになった。その日の透析で水分除去量が予定よりも少なくなってしまい，目標よりも 0.2kg ほど多い体重で終わったためである。

　「先生，0.2kg 水が残ったと。これが，どれほどつらいかわかりますか」

　その男性は，静かな怒りをたたえながら，私に語りはじめた。私はそのまま小一時間話を聴くことになった。今も明瞭に覚えているのは，その方の真剣な表情と，そして自分の経験を訥々と，感情をまじえながら物語る語り口である。私は，気がつけばその方の話を必死に聴いていた。当初，頭ではわかっていたつもりの「0.2kg」の意味は，その方の話を聴くにつれ，なるほど，その方にとってはとてつもなく大きな「0.2kg」であるということが私にもおぼろげに理解できた。

　「たかが 200cc と思うかもしれません。しかし，私だって暑い夏は生ビールをごくごくと飲み干したいですよ。それができないんですよ。200cc 残ったということは，そのわずかながらに飲める水分が 200cc 減るということなんですよ。先生，わかりますか？」

　「なるほど，たしかに……」

　私は具体的にどんな言葉を返したかほとんど覚えていない。しかし，傾聴しているうちに，その方の表情は徐々に和らぎ，最後には「先生，話を聴いていただいてありがとうございました」と，感謝されたことを記憶している。

　そのとき私は，患者にとっての固有な意味経験としての「語り」，すなわち「ナラティブ（narrative）」というものに，おそらく触れたのだと思う。すべての患者は，苦悩の経験を有している。その苦悩の経験は，医学用語や医学的な検査値で置きかえられるような「症状（symptom）」と決して同等ではなく，患者の「語り」を通して聴かれるものであり，またその「語り」に対して，医師あるいは医療者による真摯な「応答」がなされるものであると。これが，私が「対話」というものの力を感じた原体験である。

2　医療者と患者の「対話」

2-1　患者のナラティブを〈聴く〉ということ

　「ナラティブ」の概念は，医療の営みにおいても十分強調されるようになってきた。

それは『病いの語り（*The illness narratives*）』を著した医療人類学者クラインマン（A. Kleinman）によるところが大きい。彼は，「病いのナラティヴは，その患者が語り，重要な他者が語り直すストーリーであり，患うことに特徴的な出来事やその長期にわたる経過を首尾一貫したものにする」と述べている（クラインマン 1996）。医師あるいは医療者は患者のナラティブに耳を傾けるなかで，患者が直接的に経験している「生活世界」の声を聴き，病い（illness）の視点を探ろうとする。「治療者は，患うという領域において患者と共に存在しようとする。一方，患者は，自分の生活世界を，彼らの共同の探究に向けて積極的に開く」（クラインマン 1996：326）とクラインマンが述べるように，それは，患者のナラティブを聴き，そして応答するという「対話」の営みである。患者のナラティブを〈聴く〉ということは，患者に固有の経験としての「生活世界」を共に探求していく試みといえよう。

　患者のナラティブを医療者が真摯に〈聴く〉という行為には，大きな力があるのではないか。それを感じたもう一つのエピソードを紹介したい。私が家庭医としての研修を始めた頃の出来事である。

　その若い男性は，抑うつ症状と不眠を主訴に家族と共に私の外来を訪れた。すでに，他の精神科病院を受診していたが，経過が芳しくなかったのでこちらを受診したいという。当初，彼の表情は乏しく，自ら症状を語ることが難しかったため，家族が主に症状を説明するという形で面接は進んだ。ある仕事上の失敗が原因で，抑うつとアルコール依存が進み，不眠症が悪化した。最初にかかった医師はあまり病気について説明してくれることなく，納得がいかない形で治療を施された。彼にとっては，自分が，社会にとっても病院においても「人間」扱いされていないと感じているようであった。当時，私はまだ研修中の身であり，うつ病治療や精神疾患の扱いに不慣れであったので，その男性と家族の「ナラティブ」に必死で耳を傾けるしかなかった。気づけば 30 分ほど経っていたであろうか。私は聴いた話を自分なりに解釈し，医師としての見立てを伝えた。決して熟練した医師としての見立てではなく，もてる限りの知識でもって必死に考え出した私なりの言葉であった。

　そのとき不思議なことが起こった。その男性が涙を流していたのである。

　「先生みたいに，ちゃんと話を聴いてくれたお医者さんは初めてです。本当にありがとうございます」

　〈聴く〉という行為の神聖なまでの尊さに気づいたのは，そのときが初めてであったかもしれない。医療者としての自分は何もしていない。そのときはそう感じていたが，実は，そのとき未熟な医師であったからこそ，無心に，虚心坦懐に，あくま

で真摯に，患者の言葉に耳を傾けたのだと思う。そして，その真摯に〈聴く〉という行為，そして〈応答〉するという行為が，患者の癒しにつながるのだと。

　その後，その男性は何度か受診するうちに，精神症状がみるみる回復し，やがて社会復帰することができ，最後には薬物治療をほとんど必要としなくなった。今から振り返ってみると，その男性は潜在的に回復する力をもっており，自ら立ち直っていったようにも思う。そのきっかけとして，あのときの「対話」があったのだろう。

2-2　患者中心の医療の方法

　医師と患者のコミュニケーションにおいて「対話」はどのように位置づけられるのであろうか。たとえば「患者中心の医療の方法（Patient-Centered Clinical Method）」というアプローチにおいては，患者の病いの経験を探り，地域・家族を含めて患者を全人的に捉えたうえで，医療者として真摯に応答する方法論が述べられている。「患者中心の医療の方法」は1980年代にカナダのウェスタン大学家庭医療学講座のスチュワート（M. Stewart）らによって開発された枠組みで，日本でも現在，総合診療・家庭医療の研修プログラムなどにおいて専攻医が標準的に学ぶものである。医師のために開発された枠組みであるが，他職種でも十分に応用できる。これを開発したスチュワートらは，患者中心の医療を「患者の健康・疾患・病いの経験を探り，地域・家族を含めて患者を全人的に捉え，共通の理解基盤を形成してマネジメントについて相互に同意し，患者と医師の継続する関係性を促進する」と定義している（Stewart et al. 1995）。

　患者中心の医療の方法は，①健康・疾患・病いの経験を探る，②患者を全人的に捉える，③共通基盤を形成する，④患者－医師関係を強化する，の四つの構成要素からなる。①における，疾患（disease）と病い（illness）とは，生物医学的な視点から病気をみる disease の視点と，患者が経験している病い経験の総体としての illness の視点である。

　患者の「病い（illness）」の部分を捉えていくには，患者のナラティブを聴くところが出発点となる。患者の主観的経験としてその病気はどのように経験されたのか，それに伴う感情はどのようなものだったのか，患者自身はその病気をどのように解釈し，意味づけているか，といったことである。患者の全人的な理解で重要になるのが，「コンテクスト（context）」である。患者を点としての個人として捉えるのではなく，社会文化的背景や社会的ネットワークなど，コンテクストのなかの個人として捉えるという視点である。そのようにして，患者のナラティブを聴き，コンテ

クストのなかで患者を全人的に捉えたうえで，患者の価値観や考えを尊重しながら，医師と患者は共通基盤を形成し，共同的な意思決定をしていく。

　たとえば，こんな経験がある。あるとき，内視鏡検査を頑なに拒否する患者に出会った。便潜血検査（便に微小な出血が混じっているかを調べる検査）が陽性であった高齢のある女性に，大腸内視鏡検査を勧めたのであるが，「絶対にやりたくない」ということであった。医学的には高齢者の場合，血便があるということは大腸がんなど悪性腫瘍の可能性があり，便潜血検査陽性の患者に内視鏡検査（および治療）を行うことで大腸がんによる死亡率が減るというエビデンスがある。医師としては是非ともやってほしい検査なのである。

　このような場合，「内視鏡は絶対やりたくない」という患者に対して，医師は「そうですか，しかし医学的には……」と医学的説明による「説得モード」に入ってしまいがちである。私もそのとき（内視鏡を絶対やりたくないのなら，どうして便潜血検査を受けたのだろう……）と思い，「それなら仕方ないですね」と話を終えようかとも思った。しかし，その方には何か検査を拒否する理由があるのかもしれないと思い，「何か思うところがあるのですか」と尋ねてみたのである。すると，まったく予想していなかった話を聴くこととなった。

　「私ね，実は昔，乳がんかもしれないって言われて，胸の細胞診検査をやったんです。そしたら悪性だからって言われて手術までしたんですけど，それが取ってみたら乳がんじゃなかったのよ。それ以来，医者とか病院の検査が信用できなくて」。

　その話を聴いた瞬間に，私のなかで患者の見え方がまるっきり変わってしまった。そのような過去の経験というコンテクストから照らせば，彼女の態度も十分に理解できると，私のなかで患者の見え方が劇的に変化したのである。患者のナラティブを聴くことで，医療者の患者の見方が大きく変容するということ。患者の病いのナラティブを聴き，その人の人生のコンテクストのなかで患者を立体的に捉えるということ。その老年女性の語りは，私がそのことを身をもって理解するきっかけとなった。

3　地域における「対話」

3-1　街中で「対話」を：「みんくるカフェ」の取り組み

　家庭医としての研修を続けていた頃，私は診察室での患者との対話にはさまざまな限界があるということに気づいた。時間の制約はもちろんのこと，白衣を着た医師の前では患者は本音を話せていないのではないかという懸念があった。また，医

師と患者という「立場」に縛られたうえでのコミュニケーションではどうしても，乗り越えられない壁がある。そこでは，医師が発する言葉は治療者としてのものとなり，患者が発するそれは治療を求める者としてのものが中心となる。私はそうした規範や役割から離れて，もっと自由に，いわば「白衣」を脱いだ立場で，患者の話を聴いてみたかったのである。

そこで，2010 年に始めた取り組みが「みんくるカフェ」というものである。街中のカフェで，テーブルを囲んで，患者も医療者も，それらのカテゴリーに入らない人びとも，誰でも参加して，医療や健康のテーマについて，自由に「対話」を行うという取り組みである。

毎回テーマを決め，10-20 人が参加する形で開催した。4-5 人ずつテーブルに分かれて座り，一定の時間，自由に対話を行う。対話の形式は「ワールドカフェ」というやり方を用いた。開催テーマは「認知症」「看取り」「がんを生きる」「LGBTQの人々の健康」など多岐にわたった（孫 2013）。

開催を始めてみてわかったことは，このような医療や生死に関わるテーマでの「対話」に大きなニーズがあるということであった。当初，心配していたのは「医療や死生観のようなシリアスなテーマで，果たして人が集まるのか」ということであったが，蓋を開けてみれば，毎回多数の参加があった。人びとは，自分の健康に関する考えや病気に関する経験，家族の死に接したときの気持ちなどを語る場所を欲していたのである。

みんくるカフェでは，さまざまな当事者の話を聴くことができ，また対話を通して，まさに目から鱗が落ちるような経験をいくつもすることができた。そのようなエピソードの一つを紹介したい。

LGBTQ の当事者をゲストに呼び，LGBTQ の方々が経験する医療に関する困難について対話をしていたときのことだ。「LGBTQ」とは，レズビアン，ゲイ，バイセクシュアル，トランスジェンダー，クィア・クエスチョニングの頭文字をとって作られた性的少数の人たちの総称である。私の対話のテーブルには，LGBTQ 当事者の方がいた。身体的には女性だが，性自認（つまり心の性）は非女性という方であった。そのときのテーマは，LGBTQ の人が医療機関を受診するときの困難についてであった。そのとき，その方が語った言葉を，私は一生忘れることはないであろう。

「私は病院で婦人科的な診察は絶対に受けたくない。自分で自分の身体に違和感があるから。自分の女性としての身体を診察されるのは，考えるだけでも嫌だ」と。

私は頭を殴られたような思いだった。当時，私は身体的性と心の性に違和感があ

る人がいるということを想像していなかったばかりか，そのような方が医療機関や医師の診察に抱く嫌悪感というものをまったく知らなかったのである。また，私は家庭医として，女性ならば子宮がん検診を受けるべきだと思い込んでいた。それが子宮がんによる将来的な死亡を減らすという意味で医学的な「正義」だったからである。しかし，そのような見方がいかに狭いものであるかを，その方のその言葉で思い知らされた。つまり，現在の医学あるいは医療は，そうした性的少数派の人びとを考慮に入れた制度になっていない。そもそも想定外なのである。

　その方との対話は，私の患者の見方を決定的に変容させた。それ以降，私は診察室でこう思うようになった。男性と見えている人でも，心の性は女性かもしれない。また逆の場合もありえる。男性と見える人を，そのまま男性であると決めつけないようにしよう。患者の身体を診察する際には，そのようなことに留意して，より丁寧に声かけをしよう，と。

3-2　対話カフェにおける「視座の変容」

　対話カフェの活動を続けながら，このような「対話」が参加者にもたらすものは，私に起きたような視座の変容，すなわち，現象の見え方がすっかり変わってしまうような経験なのではないかと思うようになった。

　それを確かめるべく，みんくるカフェの参加者に起きた体験の質的分析を行う研究を実施した。その結果，参加した医療者と市民・患者ともに「自己省察」と「視座の変容」が起きていることが示唆された（孫ほか 2015）。すなわち，対話を通じて多様な考えや価値観に触れることによって，一種のメタ認知が起こり，自分の固定観念や思い込みに気づく「自己省察」，また，新たな視座や意味パースペクティブを獲得するというような「視座の変容」といった学習が起きていた。このような学習は「変容的学習（transformative learning）」と呼ばれ，通常の知識を積み重ねていくような学習（形成的学習）と対比され，成人学習においては重要な学習形態とされる。自分と異なる視座をもつ他者という存在との出会い，そして他者との対話が，自己省察や視座の変容を起こしやすくさせていたといえるだろう。

4　オープンダイアローグとの出会い

4-1　オープンダイアローグの衝撃

2017 年，私は「オープンダイアローグ（Open Dialogue）」というものに出会っ

た。「開かれた対話」を意味するオープンダイアローグは，1980年代にフィンランドの西ラップランド地方で始まった，精神疾患に対して「対話」によって回復をはかるアプローチである。その実際は，複数の専門職（医師，看護師，心理士など）が，患者とその家族・友人などを含めて1時間ほどの対話を行い，それを症状が改善するまで複数回繰り返す。このとき，必ず複数の専門職が入るということ，また患者にとって重要な他者を含めることが原則であるという。

　この取り組みを知ったとき，それは私にとって衝撃であった。なぜなら，対話というものはあくまで，病院という制度的構造の外部で，専門家と非専門家が自由に語り合い，互いの視座の変容をもたらすことはできるものの，医療の枠組みのなかでそれを成立させることは難しいのではないかと思い込んでいたからである。このオープンダイアローグについてもっと深く知りたいと考えた私は，2017年4月に，オープンダイアローグ発祥の地であるケロプダス病院を訪問した。そこでは，オープンダイアローグを実践しているスタッフが以下のような話を語ってくれた。

　この取り組みが始まった1984年当時，精神患者の妄想や幻聴の内容を詳しく聴くことはタブーとされていた精神科治療のスタンダードに抗って，当時の院長が「幻聴の内容をもっと聴いてみよう」と言ったことが変革のきっかけとなった。そして患者だけでなく，家族をそこに同席させること，また，医療者側も医師のみならず，看護師や心理士など複数の専門家が必ず同席するということを決めた。患者の妄想に耳を傾け，患者と家族を一つのシステムと捉えて対話を行うというこの取り組みにより，専門職間の壁が取り払われ，対等な関係性が生まれていった。さらに「患者本人がいないところでは重大な決定はしない」ということも決めた。これにより，患者に関する専門家の考えも，患者や家族の前でオープンに述べられることとなり，患者にとって安心できる場が作られていった。

　なるほど，と私は心の底から納得した。「開かれた対話」の意味は，すべての対話が患者自身に対して「開かれている」ということ，つまり，患者は何を話してもよく，また重要な意思決定も常に患者が居るその場で行うということである。そして，そこから医療多職種の「対等性」が実現していったということも象徴的である。対話はそこに参加するすべての人を対等にする。患者と医療者，医師と他職種といった壁は，対話によって徐々に取り払われていくのである。

　また，オープンダイアローグのいくつかの原則のうち，私にとってもっとも驚きだったのが「不確実性への耐性」というものである。この原則が意味するのは，問題に対して早急に結論を出したり一方的に評価をしたりしないということである。

評価的視点をいったん脇に置き，まず話に耳を傾け，その場のすべての人の発言や考え方に対して「応答」していくことによって，対話の質を高めていく。しかしながら，医師というものは不確実性を減らしていくということは得意であるが，不確実性に耐えることは非常に苦手である。医師は普段，患者の話を聞き，さまざまな検査をするなかで，診断の精度を上げ，確実性を高めていくことに重点を置いている。そういう意味では真逆なのである。

　しかしながら，オープンダイアローグを知れば知るほど，私はこの実践の原則や背景哲学，そしてそれに関わる人びととの生き生きとした姿に魅了されていた。ここには，私が医療における「対話」に関して直観的に感じている何かがある。そう思わざるをえなかったのである。

4-2　オープンダイアローグの原則と特徴

　オープンダイアローグとは何か。ケロプダス病院で強調されたのは，方法論よりも原則がもっとも重要であるということである。原則を深く理解したうえでの実践であれば，具体的方法は柔軟に変化させてもよい。そのような懐の深さをもつアプローチである。オープンダイアローグの7つの原則は，表 3-1 のようにまとめられている（ODNJP 2018）。

　「対話主義」の考え方は，バフチン（M. Bakhtin）の「ダイアローグの思想

表 3-1　オープンダイアローグの7つの原則（ODNJP 2018）

	原則	日本語訳	意味
1.	Immediate help	即時対応	必要に応じてただちに対応する
2.	A social networks perspective	社会的ネットワークの視点を持つ	クライアント，家族，つながりのある人々を皆，治療ミーティングに招く
3.	Flexibility and mobility	柔軟性と機動性	その時々のニーズに合わせて，どこででも，何にでも，柔軟に対応する
4.	Team's responsibility	責任を持つこと	治療チームは必要な支援全体に責任を持って関わる
5.	Psychological continuity	心理的継続性	クライアントをよく知っている同じ治療チームが，最初からずっと続けて対応する
6.	Tolerance of uncertainty	不確実性に耐える	答えのない不確かな状況に耐える
7.	Dialogism	対話主義	対話を続けることを目的とし，多様な声に耳を傾け続ける

第1部

第2部

第3部

第4部

（dialogism）」の中心的なものであるが，「聴くこと」と，それに「応答すること」[1] という対話のやりとりのなかでこそ「意味」が生み出されるとする考えである（Seikkula & Arnkil 2006）。対話を通して解決方法を探るということではなく，相手の話を聴き，質問がなされ，応答する，という対話のプロセスそのものが，当事者が抱えている不安に対して〈声〉を与え，共有可能な言語を作り，安心をもたらすのである。

　この対話主義は「ポリフォニー（polyphony）」という概念と密接な関係にある。ポリフォニーとは，バフチンがドストエフスキーの文学作品研究において見出した概念で，「多声性」ともいわれる。ドストエフスキーの作品では，主人公の発話が主旋律にはなっておらず，その他の登場人物の発話と対等に扱われている。さらにいえば，登場人物たちにそれぞれ独立した思想や信条が認められるため，作者ですら特別な立場になく，それらの登場人物たちと対等に扱われることになる。オープンダイアローグの空間では，ただ「複数の主体」の「複数の声」がポリフォニーを形成しており，そのこと自体が治療の資源となると考える。ただ一つの真実よりも，多様な表現を生成することを重視し，安全な雰囲気のなかで，すべての参加者の〈声〉が発話され，それにすべて「応答」がなされ，複数の〈声〉が響きあうことを目指す。

5　ダイアローグの原則を応用した診療例

　オープンダイアローグを学んだ私は，その対話の原則のいくつかを自分の診療にも取り入れるようになった。とくに「不確実性への耐性」は，医師である私にとってはとても難しいものと思われたので，あえて自分の診療で実践してみようと思ったのである。また「対話主義」や「ポリフォニー」の原則をふまえ，患者の〈声〉を聴き，それに応答し，結論を急ぎすぎず，その場で感じたことを重視しながら対話を進めることに重きを置いた。

　以下に紹介するのは，ある複雑な経過を経て，家庭医である私のところにたどり着いた女性との対話の記録である。

1）　このバフチンの対話における「応答性」の重視は，後述するレヴィナスの他者への「責任（応答可能性）」の概念とも呼応するものである。バフチンはその著書のなかで「言葉にとって（したがって，人間にとって）応答がないこと以上に恐ろしいものはない」と述べている（Bakhtin 1986：127）。

患者　Aさん（40代女性，既婚）

主な経過：数年前から生理痛がひどく，約1年前に婦人科を受診したところ，
子宮内膜症の疑いがあると言われ，偽閉経療法を行った。しかし副作用の
ため中止。子宮全摘術を行った。腹痛は改善したものの，めまい，倦怠感，
微熱などが出現し，体調がすぐれない。仕事にも支障が出てくるようにな
り，休職中。婦人科および心療内科で加療を続けていたが改善せず，種々
の採血検査および画像検査等でも明らかな異常はなく，「自律神経失調症」
と診断されていた。しかし体調が改善しないため，家庭医外来を紹介され，
私の外来を受診することとなった。

① 初回の面接にて

私　Aさん，はじめまして。紹介状を読ませていただきました。あらためて，
　　経過を聞かせていただけますか？

Aさん　はい，………といった経過です。（この間20-30分ほど話される）

私　なるほど。たくさんお話を聞かせていただいてありがとうございます。
　　今は，どのようなところがつらいですか？

Aさん　毎日，からだがだるく，めまいがして，長く歩くことができません。
　　からだのあちこちが痛かったり，微熱がでるときもあります。めまいが起
　　きると，吐き気がするときもあります。

私　それはお辛いですね。今，お仕事は休まれている。

Aさん　はい。たいへんやりがいのある仕事だったんです。オーバーワー
　　ク気味かなとも感じていましたが，プロジェクトを任されて，はりきって
　　いたので。今は，仕事のことはまったくできていなくて，家で寝てばっか
　　りです。

私　そうですか。仕事にたいへんやりがいを感じていらしたんですね。し
　　かし，それだけ長時間働かれると，毎日，とても疲れていらしたでしょう。

Aさん　いえ，疲れもほとんど感じることなく，毎日遅くまで働いていまし
　　た。私にはピッタリな仕事だと感じていたので，とにかくがむしゃらだっ
　　たんです。

私　なるほど。Aさんにとっては天職のような，ぴったりの仕事だったんで
　　すね。ところで，子宮の手術をされたということで，これは結構大きな決
　　断でしたね。

Ａさん　はい，そうなんです。実は，夫と結婚して7年経つのですが，不妊
治療もしていたんです。しかし，今回のことでどうしても体調が改善せず，
治療を優先するということで，子宮を取ることにしました。

私　それは，とても辛い決断でしたね。子宮を取られるということは……

Ａさん　いえ，それはもう病気の治療のためということで，そんなにショッ
クではなかったです。

私　そうですか……。いろいろと話を聞かせていただいてありがとうござ
います。これまでの経過とお気持ちについてのＡさんのお話，そして前
の病院で行った検査結果などを総合して，今，私が考えていることをお話
してもよろしいですか。

Ａさん　はい，お願いします。

私　現在，めまいを中心とした体調不良があって，それが非常に長く続いて
いるということで，Ａさんとしては，お困りになられている。いろんな検
査をしても明らかな異常がなく，ご自分でも原因がわからずに困っている，
とそういうことでしたね。

Ａさん　そうです。

私　Ａさんの症状は一つの原因で説明できるものではなさそうで，正直に言
うと，現段階で私もはっきりとはわかりません。しかし私たち家庭医の
見方では，症状というのは身体的な異常のみですべてが起きるのではなく，
身体的，心理的，社会的な要因が複雑に関連しあって，症状が出ると考え
ています。

Ａさん　はい。

私　身体的異常は明らかなものはないとはいえ，一時，子宮内膜症があり，
偽閉経療法と子宮全摘をしたというのは，Ａさんの身体にとって大きな変
化でした。ホルモンバランスが大きく変わり，ちょっと早めの更年期障
害に近い状態になっているのかもしれません。

　それに加えて，身体的なところ以外に，社会的には，やりがいであった
仕事が今できていないということに大きな焦りを感じておられるのでは
ないでしょうか。

Ａさん　はい，たしかにその通りです。

私　Ａさんの場合，毎日のように遅くまで会社で頑張られていたということ
ですね。頑張り屋さんは，自分の身体が疲れていても，その身体の声を無

視して，頑張り続ける傾向にあり，Ａさんも当時そのような状態だったの
かもしれません。

Ａさん　たしかに，その傾向はあります。

私　そして，その身体が「悲鳴」をあげるような形で，子宮内膜症という病
気が悪化した，とも考えられるのです。それで子宮を取るという決断を
されたわけですが。

Ａさん　なるほど……

私　こういってはＡさんのお気持ちと少し違う見立てになってしまうかも
しれませんが，もし違っていたらごめんなさい。Ａさんにとって，やはり
子宮を取って，子どもを作るということを諦めるというのが，大きなこと
だったように感じます。

Ａさん　そうですか。

私　いずれにしろ，この一年でＡさんに起こったことは，子宮の手術に加え
て，やりがいのあった仕事の休職など，とても大きなことの連続でした。

Ａさん　たしかに，そうかもしれません。

私　ほんとうに，大変な経験をされて，よく頑張っておられると思いますよ。

Ａさん　はい……

私　少しずつ，これからよくなると思いますので，今日は，更年期障害に対
する漢方薬を処方しておきますね。そして次回以降，改めて今後の計画
を立てていきましょうか。

Ａさん　はい，ありがとうございます。

② 約1ヵ月後の面接にて

私　Ａさん，こんにちは。その後，いかがですか。

Ａさん　はい，全般的に体調が少しずつ回復してきているように感じます。

私　それはよかったです。めまいも少しは改善していますか。

Ａさん　そうですね。まだ疲れやすく，歩くとめまいがでることもあります
が，前回先生のお話しを聞いてから，ちょっと外に出てみようと思って，
少し外を歩く時間を増やしたんです。

私　それは，素晴らしいです！　その他に何か変化はありましたか。

Ａさん　そうですね。会社のほうの復職について，少し目処が立ってきたよ
うに思います。会社の産業医の先生と面談があるのですが，今度，復職の

ことについていろいろ聞いてみようと思います。

私　そうですか。まだまだ体調には気をつかわれたほうがいいので，復職については焦らずに進めていきましょうね。しかし，仕事をするということは，Aさんにとって一つの生きがいだったと思うので，それをまたやれる可能性があるという希望が見えてきたのはいいことですね。

Aさん　はい，そうなんです！……あと，先生に前回聞いた話を夫ともしてみたんですが，やはり子どもを作ることができなくなったというのは，私たち夫婦にとって大きなことだったということをあらためて感じています。自分が思っていた以上に，実は大きなことだったんだなあと。

私　そうでしたか。……それをご主人と話すことができたというのは，とてもいいことだったと思いますよ。

Aさん　はい，ありがとうございます。

私　少しずつ，よくなってきているようですから，またこのまま様子をみていきましょう。

③ その後の面接にて（初診より約3ヵ月後）

私　Aさん，こんにちは。その後，いかがですか？

Aさん　はい，実は体調がものすごくよくなりまして。今，ひさしぶりに，調子がいいのです。

私　それは，すばらしいですね！　何があったんですか？

Aさん　実は，会社の人事部の方に，今まで感じていた会社に対する不満とか，今困っていることとか，全部，正直に話してみたんです。そしたら，その人がすごく親身になってやさしく話を聞いてくれまして。それで，嬉しくて，安心したのか涙が出ました。今後の復職に関する希望についても伝えることができまして。

私　それは，ほんとうによかったですね。その方にも，Aさんの気持ちが伝わったんですね。

Aさん　はい，そうなんです。そしたら，なんかものすごくすっきりして，その夜，一年ぶりくらいにぐっすりと眠れました。夫とも復職について具体的な話をしています。

私　そうでしたか。Aさんが，自ら事態を前に進めるために，思い切って会社の人に話をされたことがとてもよかったんでしょうね。

　Aさん　はい，そうだと思います。以前は会社側の人には，ちょっと不信感
　　を抱いているところもあり，全部気持ちを言えなかったので。

　私　なるほど。めまいや微熱のほうは，どうでしょうか？

　Aさん　かなりよくなってきています。まだ疲れやすいというのはありま
　　すが，外出もだいぶできるようになりました。

　私　それは，よかったです。

　Aさん　最初の受診のとき，先生があんなに真剣に話を聞いてくれたおかげ
　　です。今まで，あんな風に話を聞いてくれたお医者さんがいなかったので，
　　本当に感謝しています。

　私　いや，私はほとんど何もしていないですよ。ただ，Aさん自身がとても
　　頑張られていたので，それを少しサポートしたくらいです。

　Aさん　本当にありがとうございました。

　私　これからも，また復職後のこともありますし，一緒に頑張っていきま
　　しょう。

　この方が私の外来に紹介されてやってきたとき，正直私は不安でいっぱいであっ
た。紹介元の産婦人科医は，あらゆる血液検査や画像検査をすでに実施しており，
その結果には大きな異常がなく，患者のめまい，倦怠感，微熱などを説明するよう
な一元的な医学的説明が困難なケースだったからだ。私にできることは残されてい
るだろうか。おそらく医学的に追加検査をする余地はほとんど残されていまい。そ
れなら家庭医らしく，患者と「対話」することによって，この方を治療していけな
いだろうか。当初はそのような気持ちだった。

　初回の面接では，オープンダイアローグの原則に従い，患者の語りから現れてく
る世界観を，不確実性を大事にしながら理解しようと努めた。また，一元的に原因
を説明しようとせず，複数の要因や状況が絡み合っているであろうことや，私（医
師）と彼女（患者）の説明モデルがどちらも両立しあえるようなポリフォニック
（多声的）な説明を試みた。たとえば，彼女が子宮の摘出を決め，今後の妊娠を諦め
たというライフイベントの意味は，初回面接では私と彼女の間で解釈が異なってい
たが，それをそのままにしておいた。また，私のなかで彼女のさまざまな症状に対
するおぼろげな説明モデルがあったとはいえ，それに確信はもてなかったし，「対
話」を何度か重ねるうちに彼女が回復していくだろうという希望的観測はその時点

でまったくもてなかったのである。

　しかし，何度か面接を重ねるうちに，彼女のなかで徐々に変化が起きていった。それは，自分の人生に起きた出来事に，彼女自身が新たな意味づけを行っていき，それを配偶者と話し合えたことが大きい。彼女のなかでは，当初，内的ポリフォニー，すなわち，異なる複数の内なる〈声〉が存在していたであろう。つまり，自分では「子宮摘出をしたことは大したことではない」という思い込みがある一方，「子どもを作ることができないことはとても悲しい」という気持ちを意識の下に押し殺していたのではないか。そこに私が，外的ポリフォニーとして，「子宮を取ったということは，あなたの人生にとって大きな出来事だったのではないか」という，新たなる〈声〉を彼女に控えめに提示したのである。

　他者からもたらされた新たな〈声〉は，配偶者との対話を経て，彼女のなかに取り込まれていき，新たな意味を獲得するに至ったのであろう。自分の身体のさまざまな症状に対して彼女が自ら意味づけを行うことができるようになったとき，彼女の症状は回復に向かっていった。もう一つ，彼女にとって大きな意味のあった「仕事」に関して，私は，オーバーワークも原因していたのだろうというごく一般的な解釈を示したにすぎなかった。しかし彼女自身にとって，仕事の喪失に関することが大きな怒りとなっており，その内なる〈声〉が会社の人によって共感的に理解してもらえたとき，彼女は初めて熟睡することができ，その後症状は劇的に改善した。彼女は内なる自分の〈声〉に気づくことができ，それについて会社の人と対話するという行為によって，新たな意味づけを行うことができたのであろう。

　こうして，当初歩くのもままならなかったような状態であった患者は，約3ヵ月が経つ頃には，さまざまな症状がほぼ改善し，外出もできるようになっていた。彼女の表情は生き生きとし，顔色もよくなっていた。私が医学的に行ったことといえば，漢方薬を処方したことくらいであった。おそらく，この方と私の間に起きた「対話」の営みが，彼女に変容をもたらすきっかけとなった。患者の病いの物語は，多様な〈声〉を含みながら，新たな意味づけのもとに再構成されていき，それに勇気づけられて，患者は自ら回復の道へと歩み出したと考えられる。

6 　対話における「応答」：他者の〈顔〉の呼びかけに応答する

　さて，対話において「応答」することについて，あらためて考えてみたい。オープンダイアローグの「対話主義」の考えでは，バフチンの思想を応用して，「聴くこ

と」とそれに「応答すること」が重視されており，そこから新たな意味が生まれて
くるということであった。

　フッサールやハイデガーの現象学を批判的に受け継ぎ，「他者」経験の現象学を展
開したレヴィナス（E. Lévinas）は，対話において「語る」という行為には，「他者
への応答」という要素が含まれていると述べている。レヴィナスによれば，自己が
他者と対面するとき，その人の〈顔〉のなかに原初的な「呼びかけ」を受け取ると
いう。それは「私を見つめて」「私の存在に気づいて」という呼びかけである。そし
てその呼びかけへの「応答」として，彼の存在を了解するための「言葉」を発動さ
せること，それによってその存在を了解することが，レヴィナスにとっての対話に
おける「応答」の意味である（屋良 2002）。レヴィナスによれば，われわれが「語
る」理由は，第一に「何か」を意味するためではなく，「誰か」に語りかけるためで
ある。そして，この「語り」は常に，他者の〈顔〉の呼びかけに対する「応答」と
してのみ可能であるという。この他者の〈顔〉の呼びかけに対する応答としてでな
ければ，私は一言も語ることができないのである。この他者の〈顔〉の呼びかけの
先行性を，彼は根源的なものと主張している。すなわち，レヴィナスによるならば，
すべての「語る」あるいは「話す」という行為は，他者の自己への呼びかけに対す
る「応答」ということになる。「あなたの存在を了解しましたよ」という応答として。

　こうして捉えた現象学的な「対話」の地平は，われわれに新たな視座を与えてく
れる。すなわち，対話という行為は「意味の伝達」以上のものを包含しているとい
うことである。対話は「他者との対面」という事態を契機として始まる。他者との
対面があるとき（レヴィナス流にいうならば，他者の〈顔〉が現前するとき），われ
われは「語る」か「語らない」かの選択を迫られる。そして，われわれが「語る」
とき，すなわちそれは他者への「応答」なのであり，それは意味の伝達そのものよ
りも，相手の「存在」への了解という行為を意味しているのである。

　このことをレヴィナスは次のように説明している。「誰かの面前で，沈黙してい
るのは難しいものですが，この難しさの究極的な根本は，語られることが何であれ，
語ることに固有のこうした意味作用のなかにあります。雨についてであろうと，良
い天気についてであろうと，とにかく何かを語らなければなりません。しかし，相
手に語りかけ，応答すること，そのことがすでに，相手に責任を負うことになるの
です」（レヴィナス 2010：110–111）。

　思えば，私に「0.2kg」の意味を語ってくれた透析患者との対話は，彼の〈顔〉
からの呼びかけに対する，私なりの必死の「応答」ではなかったか。私は彼が語っ

た具体的な言葉をほとんど覚えていないが，彼の〈顔〉から発せられた，原初的な，根源的な呼びかけとしての〈声〉は明瞭に記憶している。そして，彼はいまだに私のなかで生き続けており，彼の〈顔〉は常に私に呼びかけているのである。「私の存在に気づいて」「私の苦しみを聴いてくれ」と。私が，自分の意識の底から響いてくる彼のかすかな〈声〉を聴きとるとき，私は彼に「応答」しており，同時に私は彼に語りかけている。そして，彼の〈声〉は，私が他の患者と対話するときにも，常に呼びかけてくる。「私たちの存在に気づいて」と。それは，複数の主体からなるポリフォニックな〈声〉であり，苦悩や悲しみの響きをもつ。そして，それに医療者として真摯に「応答」するとき，そこに「対話」が生まれるのであろう。

7 おわりに

　本章は，私がたどった「対話」に関する個人的な旅路の記録であり，私が医師として，さまざまな患者との対話を経て，どのように変容していったのかという記録でもある。

　私は，当初腎臓内科医としての経験から，患者のナラティブを〈聴く〉という行為に大きな力があることを学んだ。その後，家庭医としての技法である「患者中心の医療の方法」を学び，患者のナラティブを聴くのみならず，患者をそのコンテクストから全人的に理解しつつ，患者との共通基盤を作るアプローチを知った。また，市井のカフェで専門家と非専門家が自由に語り合う対話カフェによって，「視座の変容」が起こることも学んだ。

　しかし，オープンダイアローグとの出会いを経て，患者との「対話」においては「不確実性への耐性」が重要であり，これは医師としては非常に困難なことであることに気づくこととなった。これによって，私が患者の話を〈聴く〉という行為は，既存の技法や方法論に沿うのではなく，むしろ虚心坦懐に聴くという，当初のいわば「素人」のような聴き方に戻っていったように思う。ダイアローグによって，私はいわば，専門家から非専門家へと回帰していくような感じを覚えたのである。

　オープンダイアローグとの出会いによって，私に起きたもう一つの変化がある。それは，患者との「対話」を楽しむようになったことだ。Aさんのように医学的に原因不明で多彩な症状を呈する患者を診るのは，以前の私なら「面倒だな」と感じていた。しかし今では，そのような患者との「対話」という旅路を楽しもうという，わくわくするような気持ちがある。なぜならその旅路は，どのように目的地にたど

り着くのかわからない，不確実性に満ちたものであるからであり，それだけ大きな可能性に満ちているということだからだ。

　バフチンは「存在するということ——それは対話的に接触交流するということなのだ。対話が終わるとき，すべてが終わるのである。だからこそ，対話は本質的に終わりようがないし，終わってはならないのである」と述べている（バフチン 1995：528）。すなわち，バフチンによれば，人間存在そのものが対話的な存在なのであって，他者と関わるということはすなわち，「対話」するということなのである。そのような不確実性に満ちたものとして，私が他者と出会い続ける限り，「対話」という旅路は終わることはない。

【引用・参考文献】

クラインマン, A.／江口重幸・五木田紳・上野豪志［訳］(1996).『病いの語り——慢性の病いをめぐる臨床人類学』誠信書房 (Kleinman, A. (1988). *The illness narratives: Suffering, healing, and the human condition.* New York: Basic Books.)

孫　大輔 (2013).「省察的実践家入門 対話の場作りをすすめるファシリテーターと省察的実践」『日本プライマリ・ケア連合学会誌』*36*(2)：124–126.

孫　大輔・菊地真実・中山和弘 (2015).「カフェ型ヘルスコミュニケーション「みんくるカフェ」における医療系専門職と市民・患者の学び」『日本ヘルスコミュニケーション学会雑誌』*5*(1)：37–45.

バフチン, M.／望月哲男・鈴木淳一［訳］(1995).『ドストエフスキーの詩学』筑摩書房 (Bakhtin, M. M.／Emerson, C. (ed. & trans.) (1984). *Problems of Dostoevsky's Poetics.* Manchester: Manchester University Press.)

屋良朝彦 (2002).「言葉における存在の彼方——メルロ＝ポンティ・デリダ・レヴィナスの思考をもとに」『哲学』*38*：19–36.

レヴィナス, E.／西山雄二［訳］(2010).『倫理と無限——フィリップ・ネモとの対話』筑摩書房 (Lévinas, E.／Cohen, R. A. (trans.) (1985). *Ethics and infinity: Conversations with Philippe Nemo.* Pittsburgh, PA: Duquesne University Press.)

Bakhtin, M. M.／Emerson, C. (ed.)／McGee, V. (trans.) (1986). *Speech genres and other late essays.* Austin, TX: University of Texas Press.

ODNJP（オープンダイアローグ・ネットワーク・ジャパン）(2018).「オープンダイアローグ 対話実践のガイドライン（第1版）」〈https://www.opendialogue.jp/対話実践のガイドライン/（最終確認日：2019年7月12日）〉

Seikkula, J., & Arnkil, T. E. (2006). *Dialogical meeting in social networks.* London: Karnac. (セイックラ, J. & アーンキル, T. E.／高木俊介・岡田　愛［訳］(2016).『オープンダイアローグ』日本評論社)

Stewart, M. A., Brown, J. B., Weston, W. W., McWhinney, I. R., McWilliam, C. L., & Freeman, T. R. (1995). *Patient-centered medicine: transforming the clinical method* (1st Edition). Thousand Oaks, CA: SAGE Publications. (スチュワート, M.／山本和利［監訳］(2002).『患者中心の医療』診断と治療社)

第 4 章

地域に生きる摂食障害者へのアプローチ

「自覚的現象学」の試み

野間俊一

1 現象学的アプローチの方法論的問題

　精神医学は，当然ながら患者の心理を理解するところから始まるわけなので，その人の経験そのものにアプローチする現象学的方法を精神医学がいち早く取り入れたのは必然だったかもしれない。

　まず，20 世紀初頭に，ドイツのヤスパース（K. Jaspers）によって「患者の意識の中に与えられている様子を，できるだけはっきりと心の中に描き出す」（ヤスパース 1971：27）方法として現象学が精神医学に導入された。その後，スイスのビンスヴァンガー（L. Binswanger）が，ハイデガー（M. Heidegger）の現象学を取り入れて精神疾患の人間学的理解を試み，20 世紀後半まで現象学は精神医学の一つの方法論として重要視されていた。しかし一方では，彼らのあまりに哲学的で難解な考察は一般精神科医から距離をとられるようになり，他方では，「意識に与えられている様子だけを検討して本当に精神疾患を解明できるのか」という疑念が発せられて，20 世紀末には精神医学で「現象学」の用語が用いられることは少なくなった。その後，精神医学の領域では，脳科学と実証主義が隆盛した。

　今世紀に入り，さまざまな分野で客観化できるデータばかりが重んじられる状況において，そのようなデータ化の及ばない，現場の一人ひとりの経験の重要性があらためて指摘されるようになった。現象学が，精神医学以外の場所で，看護学をはじめとするさまざまな支援の現場で再評価されるようになってきたことは，本書の他の論考で考察されている通りである。

　もちろん，現象学には，ある人の経験そのものをその人ではない他の人がいかにして理解できるのか，という重大なアポリアがある。そこで，現象学的手法をとる研究者は，インタビューによって語られた言葉の内容だけではなく，その語られ方，表情や身振りからも真意を読み取ろうとするし，インタビューを繰り返したり

いっしょに過ごしたりすることで，その人の体験により近づこうとするかもしれない。この問題は，無機質なデータに一切頼ることなく患者の生の経験に迫ろうとするこの方法論が必然的に抱える永遠の課題である。

他者理解に関して，ある人に出会ったときにこちら側に生じる印象のなかに相手の経験の本質的な何かを直接把握することができるはずだ，という考え方がある。これは精神病理学者である木村敏がかつて「自覚的現象学」と命名した手法だが，発表当時は注目されたものの，現代の実証主義と相容れないためか，その後大きく話題にされることはなかった。しかし，この自覚的現象学という方法論は，現象学的アプローチの射程を少し広げる意味合いをもっているようにも思われる。

本章では，摂食障害者を対象として筆者が行った調査研究を紹介しながら，インタビューの際に，インタビューを行う側が直観するものに焦点を当てることにより，自覚的現象学という方法論の可能性を探りたい。

2 摂食障害者をめぐる状況

拒食症，過食症といった食事に問題が生じる精神疾患を摂食障害と呼ぶ。ダイエットから始まることが多いが，やせることで万能感を覚えてのめりこみ，食事や体重への病的なこだわりが発展して，命に関わるほどの低体重になったり，反動で過食が生じるために体重を減らそうと意図的な嘔吐が習慣化したりしてしまう。このように食事や体重をめぐる事がらに生活のほとんどが支配されてしまうことから，社会的な活動が困難になり引きこもり傾向に陥ることが多い。他者からどう見られているかという自分に対する評価に過敏であることも，この病気の特徴である。

ある調査（Nakai et al. 2014）では，10代後半から20代の女性の千人に数人は拒食症，百人に数人は過食症で，軽症例を含めると若い女性の数人に一人は摂食障害傾向をもつともいわれている。治療を受けている患者に関して，治療開始後10年で約6割が軽快，3割が持続，1割弱が死亡というデータ（石川ほか 2005）もあり，未治療の患者も数多くいるだろうことを考えると，慢性化しやすい病気であることがわかる。男女比は1：10で，圧倒的に女性が多い。

治療が容易ではなく，たとえ入院治療を受けても退院後に再発することも少なくないことを考えれば，摂食障害を生活のなかでいかに治していくかという視点が重要である。摂食障害には依存症としての側面もあることから，日本でも断酒会に倣って自助グループ活動（野村 2013）や，摂食障害者専門の施設での活動が試みら

れてきたが，さまざまな地域活動が利用者へ及ぼす効果については，知られていないことが多い。

3 地域施設および自助グループの調査研究

　今回，医療機関以外のさまざまなタイプの支援施設や自助グループについて，それを利用することが摂食障害当事者の回復にどのような意義をもつのかを明らかにするために，三つの施設・グループの利用者にインタビューを行った。

　施設・グループは，関西で活動するインタビュアー（筆者）と利害関係が生じないために関西以外のものから，障害者総合支援法に則って地域で認可を受けた支援施設 X，専門家に指導や支援を受けている自助グループ Y，医療や専門家とは一定の距離を置いた当事者だけの純粋な自助グループ Z を選んだ。X では毎日各種のプログラムが準備されていて，スタッフと共に活動している。Y は当事者によるミーティングのみであり，Z はミーティングの他に事務所が居場所としても利用されている。調査の対象者は，各施設・グループを 2 年以上利用している摂食障害者で，各組織 2 名ずつ，計 6 名である。

　面接は，一対一のインタビューで，1 回 60-90 分，録音にて記録し，半年から 1 年の間隔をあけて 2 回行った。面接方法は，「施設をどのように利用していますか」「どのような経緯で施設を利用するようになりましたか」という二つの質問以外は自由に話してもらう，非構造化面接である。面接場所はそれぞれの施設・グループに決めてもらい，X は施設内面談室，Y は飲食店，Z は施設内活動スペースとした。なお，本研究は，京都大学医の倫理委員会にて承認済みである。

4 インタビュー内容の解析方法：自覚的現象学的アプローチ

4-1　自覚的現象学とは

　本研究では，自由に語ってもらう形式のインタビューから協力者である摂食障害者の経験に迫るという現象学的アプローチを用いた。現象学的アプローチには，語られた内容や語り口を先入観を排して記述し，そのデータからインタビューの対象者（インタビュイー）の経験の本質に迫ろうとする「記述的分析」や，経験の意味を解釈する「解釈学的分析」といった，手続き上の違いによっていくつかの手法があるが，科学性や客観性をカッコに入れて，インタビュイーの経験に近づこうとす

る点は共通している。

　現象学的アプローチでは，インタビュイーの経験に近づくためにその発言内容や語り口を純粋に記述するわけだが，それは，インタビュアーがインタビュイーと直接向かい合い，言葉を交わし合うことで初めて成り立つ。とくに解釈学的分析の場合，インタビュアーがインタビュイーに出会って語り合った印象が解釈になんらかのかたちで影響を与えているはずである。これは一見，研究手続き上のバイアスのようにも思われるが，このような二者の相互関係を前提とするからこそ，数値化可能なデータを扱う研究では得られない，個人の深い経験に迫ることが可能になると考えることができる。

　それでは，インタビュアーとインタビュイーとの相互関係があって初めてインタビュイーの経験を知ることができるというのは，どのようなメカニズムを介してのことなのだろうか。このテーマについて，「自覚的現象学」という概念が大きな示唆を与えてくれるため，少し説明しておこう。

　精神医学の領域ではすでに 19 世紀から，どんな人でも統合失調症患者に出会った際には，幻覚妄想などの明らかな症状の有無にかかわらず，その患者のもつ雰囲気から特有の「統合失調症らしさ」が直観的に感じ取られることが知られており，それは「直観診断」と呼ばれた。現代においては，このような直観を用いた評価方法は客観性を欠くという理由で言及されることがほとんどなくなったが，20 世紀にはこの直観診断の妥当性やメカニズムについて活発に議論された。このような現象は臨床的によく知られてはいるが，他の人の病的な側面を，緻密な観察ではなく，彼に出会うこちら側の直観的な印象だけで把握できるということは，決して自明なことではないからである。

　このことについて，原理的な考察を行ったのが精神病理学者の木村敏である。木村は西田幾多郎の「自覚」の概念を持ち出して，この難問に答えを出そうと試みた。まず西田（1950：15-21）は，人が物を認識する際に，主客の分かれていない「直観」という意識の作用と，それを外からみる「反省」という意識の作用が働いていると考え，これらの精神の作用を「自覚」と呼んだ。木村（1975：115）はこの考え方を人が他者と出会う場面に応用し，まず人が他者と出会うときに人と他者とが未分化な次元があり，そこから自他が分離するまさにその「自覚」の過程において人は他者からなんらかの印象を得ると考えた。このように「他人における現象を，一度我の自覚に移して反転せしめることによってこれを知る」という方法を，木村は「自覚的現象学」と名づけたのである。統合失調症の精神病理の中核は，このような

人との出会いの原理の問題にあると考えられ，だからこそ自覚によって患者の病理性を直接的に把握することが可能になる，というのである。

4-2　自覚的分析の可能性

木村はそもそも，統合失調症が他者との関係性の病理を本質としていると考えたからこそ，人は自覚の次元において目の前の人に統合失調症らしさを感じ取ると考えた。すなわち，統合失調症の本質病理を探究するなかで自覚的現象学が構想されたがゆえに，この方法は統合失調症のみに特異的に用いられることが前提とされていたのである。

しかし，このような限定的使用では，自覚的現象学のもつ豊かな可能性の一部しか活用できていないように思われる。統合失調症者と出会う場合に限らず，人はどのような他者との出会いにおいても出会った人からなんらかの印象を得て，それによって出会った人の"人となり"を感じ取っている。そこには，その人が誰かと相対するときの"構え"が反映されているはずである。人間が日常的に他者と交流し共存する社会的存在である以上，そのような「対人的な構え」は，その人が世界を経験する一つの主要な基盤になっていると考えられる。誰もがもっている，それぞれの対人的な構えのあり方を「対人構造」と呼ぶならば，誰かと出会った際にその人に対して抱く直接的な印象は，その人の経験の基盤の一部である対人構造を反映していると考えることができるのではないだろうか。

すなわち，インタビュー場面において，インタビュアーが自分自身の経験としてインタビュイーから感得する印象によって，インタビュイーの経験基盤としての対人構造を直接的に把握することができると考えたいのである。木村の自覚的現象学的アプローチを敷衍させたこの分析方法を，「自覚的分析」あるいは「自覚的現象学的アプローチ」と呼ぶことにしたい。

4-3　自覚的分析の実際

ただし，自覚的現象学的分析を行うためには，インタビュアーが自らの経験としてのインタビュイーに対する印象を抽出しなければならないが，それはけっして容易なことではない。事後的にインタビューのそのつどの印象を想起して記述する方法も重要だが，そうすると，まさに印象を抱いたときとそれを事後的に記述したときとのあいだにはタイムラグがあるため，その場面での正確な印象を記述することは実際にはきわめて困難である。さらには，「直観」がすべて「意識され」「言語化

可能である」とは限らない。近年，意識された「知覚（perception）」に対して，意識以前の神経領域での気づきは「ニューロセプション（neuroception）」（ポージェス 2018）と呼ばれるが，インタビュアーが経験する直接的な印象とは，いわばインタビュアーのニューロセプションによって他者の対人構造を無意識的あるいは体感的に知る手続きであるともいえるだろう。したがって，そもそもその印象をそのまま取り出す作業自体が原理的に困難なのである。

　そこで本研究では，インタビューでの自由な会話のなかで「インタビュアーが（意図せず）語った内容や語り口」に着目する手法を採用することにした。つまり，インタビュアーが自分自身の行ったインタビュー記録を分析する際に，インタビュアー自身が語った内容と語り口のうち，特徴的であったり，インタビューの流れのなかで不自然と思われたりする部分を抽出し，そこでのインタビュアーとインタビュイーの相互関係においてインタビュアーが何を直観したかを，事後的にインタビュアー自身が推測する。そして，インタビュアーが直観した内容が，インタビュイーのどのような体験構造を反映しているかを解釈する，という手法である。インタビュアーの直観そのものにアプローチすることは困難なので，インタビュアーの語り口を手がかりにして間接的にアプローチするのである。

　記述的分析における純粋記述にせよ解釈学的分析での解釈にせよ，必ずインタビュアーとインタビュイーとの相互交流の影響が反映されるものであるが，それは研究手法上のバイアスというよりはむしろ，現象学的アプローチの不可欠な前提である。自覚的分析とは，従来の現象学的アプローチとまったく別の手法なのではなく，従来の現象学的アプローチに含まれている相互交流の部分にとくに焦点を当てて分析する手法なのである。

5　摂食障害者との対話

5-1　調査結果

　調査には 6 名に参加いただいたが，本章では，三つの施設・グループから 1 名ずつのインタビュー内容を紹介する。2 回のインタビューのうち，2 回目のほうがより自由に語ってもらえただけ語られた内容は豊かになったが，対人的な印象は初対面で行った 1 回目のほうがより鮮明に現れたことがわかったため，自覚的分析には 1 回目のインタビュー内容を採用した。本調査の総合的な結果報告は他所へ譲るとして，本章では自覚的分析の結果を中心に報告する（プライバシー保護のため，事

実関係には若干の修正を加えている）。

5-2　Aさん（20代女性，専門スタッフによる支援施設X）

　X施設の面接室でインタビュー。語られた内容としては，20歳頃，スポーツの挫折から拒食，過食が習慣化し，母親とは衝突が多く，心療内科に通院して2年前からX施設を利用している，とのこと。ミーティングによって，自分の苦痛を共感し受容してくれる他の当事者の存在が大きいと感じ，またXでの人間関係が社会生活の練習であると理解している。

　1回目のインタビューには，青のニット帽，赤のスカート，長めのピアスといった，派手ではないが原色が目につく服装で現れた。コートのままで座ろうとして，慌ててコートを脱ぐ様子に，彼女の緊張感が伝わってきた。まず，Xを利用するようになったいきさつからXの利用の仕方を話してもらったが，Xのすばらしさやそこを利用する他の当事者のよい点を強調する内容が多かった。続けて，以下のような会話になった。

Ⅰ（インタビュアー・筆者）　どんなところが，（Xでの）ミーティングが自分のプラスになっているなあと思われますか。
Aさん（以下，敬称略）　やっぱり，みんな経験者……であり，自分もそうだった人とか，今……今まさしく真っ最中だって人もい……いるから，共感，共有できるのは，やっぱりED（摂食障害）ミーティング……ですかね。
Ⅰ　一番最初，ここに関わる前に，主治医の先生に，そういう摂食障害の，そういう会はないかなあと尋ねられたときには，やっぱりそういう共感できる人と会いたいっていうような……，
A　はい，
Ⅰ　……気持ちはあったんですか。
A　ありました。
Ⅰ　では，かなり，なんていうのか，こう，誰にもわかってもらえない，みたいな寂しさって，あったんでしょうかね……。
A　（被せるように）それもあったし，そういう人たちは，一体どうしているんだろうって。家族ともうまくいかないんですよね，症状があるから……（声が小さくなる）。だから，どうやっている，どうしているんだろう……，いろいろ知りたかったし，まあ共感……共感してもらえる場所が欲しかった，はい。

　インタビューはやや緊張した状態から始まり，その後 X 施設のよいところを強調する話が続いた。もちろん，A さんが X 施設での活動に支えられているという気持ちを強くもっているからこそ，X 施設のよい点を強調したのは確かだろうが，インタビュアーは何か不自然な印象をもった。A さんは，X 施設内の面接室でインタビューを受けているため X 施設に気を遣ったのかもしれないし，X 施設を過剰に理想化している可能性もあるだろう。面接中，インタビュアーはここまで具体的に考えてはいなかったが，よい話ばかりの会話では A さんの本音に近づけていないというもどかしさは感じていたように思われる。

　ミーティングのよい点を尋ねたとき，A さんが「共感，共有できる（こと）」と答えたのに対して，インタビュアーが「やっぱりそういう共感できる人と会いたいっていうような……気持ちはあったんですか」と思わず尋ねているのは，そうしたもどかしさのなかで，インタビュアーが「A さんは，ふだんは「共感」が得られないことで悩んでいるのではないか」と直観したからだと考えられる。このインタビュー部分より前に，X 施設に通所するようになったいきさつを尋ねた際に，A さんは「通院していた主治医に，「当事者の施設に行きたい」と伝えたら，ここを紹介してもらった」と説明したくだりがあった。インタビュアーはそのことを思い出して，「共感できる人と会いたい気持ちはあったのか」と A さんの当時の気持ちを確かめたのだろう。

　インタビュアーからの「共感できる人と会いたい気持ちはあったのか」という質問が最後まで終わらないうちに，その質問を遮ろうとするかのように，A さんは「はい」と端的な肯定的返事をして，それに対してインタビュアーは「では，かなり，なんていうのか，こう，」と言葉を詰まらせている。おそらくインタビュアーは，このような回答の仕方に，肯定的ながら質問そのものを拒絶されたような，言い換えれば，インタビュアーからの A さんへの接近を拒まれたような，軽い衝撃を覚えていたのだろう。しかし，それと同時に，「共感が得られない」というテーマは A さんにとって，簡単には触れられない重要なものだったことを直観したにちがいない。

　そうであるからこそ，ここで，ある意味追い打ちをかけるかのように，インタビュアーは「誰にもわかってもらえない寂しさがあったのではないか」と自らの解釈を加えながら，A さんの本心についてしつこく質問したのだと推測される。A さんは前の質問に対して，「はい」と語気を強めた肯定的回答をすることで，そのテーマを拒絶したいという気持ちを示したと同時に，拒絶したいという“本心”を顕わにしてしまった。すなわち，自分の本心を隠そうとしてにこやかによい話しかしな

かった態度を一変させて，心のガードのほころびを見せてしまった。このことをインタビュアーは察知し，さらに接近できるチャンスだと直観したことから，追い打ち的な質問を投げかけたのだろう。それに対してAさんが，「家族とうまくいかない」というかなりプライベートな内容を自ら告白しているのは，「共感が得られない」というテーマが，Aさんにとって重要であることを明白に示している。

　このインタビューを通じて顕著に認められるのは，インタビュアーの感じるもどかしさである。インタビュアーは，Aさんの態度に，愛想のよい親しみやすさと裏腹に，常に緊張感をもって人の接近を恐れているという特有の二重性を感じ，しかし（家族間の葛藤を期せずして吐露したように）人との接近を決定的には拒絶しているわけではないと思わせる態度に，あえてなんとか接近を試みたいという気持ちを掻き立てられている。本心からの自然な言葉でコミュニケーションがなされている感じをもつことができず，この会話をなんとか変えたいという気持ちにさせられるのである。そのような気持ちから，「寂しさ」についての追い打ち的な質問がなされたのだろう。

　インタビュアーが自らの経験のうちに感じた「もどかしさ」は，Aさんの「接近したいが怖い」という対人的なもどかしさが直接的に反映されたものと考えてもよいのではないだろうか。このようなAさんの基本的な対人構造は，もしかしたら日常生活において周囲の人にももどかしさを感じさせ，家族との葛藤を生じさせている可能性がある。このように，インタビュアーが自分自身の経験においてインタビュイーに対して抱く感覚が，インタビュイーの対人的な在り方を直接反映していると考えて，それを分析する手法こそが，自覚的分析なのである。他者への接近を求めながらも接近に怯えた対人構造をもつAさんにとって，プログラムのしっかりしたX施設は，安心感をもって人と接することができる場であるにちがいない。

　1年後の2回目のインタビューでは，この間にアルバイトを始めて，苦労は多いながらも，経過をX施設で報告しつつ自信をつけていっている様子が語られた。

5-3　Bさん（三十代女性，専門家にガイドされた自助グループY）

　広い公共施設のロビーの片隅でインタビュー。受験勉強の最中に拒食，過食になり，8年前にYグループのことがメディアで紹介されていたことから，参加するようになったとのこと。以降，月2回のミーティングに不定期に参加を続けている。Yグループのミーティングは，思ったことを自由に語り合う自然な対話で成り立っている。

1回目のインタビューには，ベレー帽に落ち着いたデザインのワンピースで現れた。しっかりと目を見て，ゆっくりと落ち着いて話す様子が印象的だった。最初は自分のつらい体験を聴いてほしいという気持ちでミーティングに参加したが，実際に参加してみると，このように苦しんでいるのは自分だけではないと知って驚き，当初自分の話をする目的だったのが，次第に他のメンバーの話にも耳を傾けるようになったことが語られた。

I　最初はね，行ったときは自分のことを聴いてほしいというのが，あの，多かったとおっしゃっていましたけれど，その後は徐々に人の話も聴いたりとか，何かそういうことは変わってきたんでしょうかね。

Bさん（以下，敬称略）　そうですね，あの……，だんだん，なんて言うんだろう，自分が自分がって言うよりも……，あの，他の人のことを……聴くことで，うーん，うーん，なんて言っていいかわからないんですけど……，人との違いがはっきりわかったりとか。おんなじ病気なんだけど，違うなっていうことがわかったりとかして，それで，あの，人のことも尊重できるし……，うん，人……のこと，人っていうか，他に苦しんでる人のことを考えられるようになったのかなって思います。

I　他の人のことも聴いて，ご自身と比較したりするなかで，また自分のことがよくわかったりっていうこともあるんでしょうかね。

B　……そうですね。うーん……，人の話を，きい……聴くことで，自分のことがわかるっていうか，なんか，……そうですね，やっぱり，比較……，

I　比較する感じですかね……。

B　……して，ここはこう違うなあとか，そうですね，うーん……。

　これに続けて，人に聴いてもらってとても楽になること，日常生活でつらいことがあってもここで話せると思ってがんばれることが語られた。

　インタビュアーは，「最初はね，行ったときは自分のことを聴いてほしいというのが，あの，多かったとおっしゃっていましたけれど」と切り出している。そのように切り出したのは，インタビューのこの前の部分で，BさんがYグループのミーティングに「最初は自分のことを聴いてほしいと思って参加した」と「最初は」が強調されていたことから，インタビュアーは，「今では」違う思いをもって参加しているにちがいないと想像し，その内容を知りたいと思ったからだと考えることができる。そこで出てきたのが，引用部分の最初の「人の話を聴く」ということに関す

る質問だった。

　この質問にBさんは言葉を選んでゆっくりと答え，それに対してインタビュアーは「他の人と自分を比較することで，自分のことがよくわかるということがあるのか」と，Bさんの語りにはない内容を伝えて，それで合っているかと確認している。Bさんは，「人との違い」がわかることで「人を尊重」できるようになったと話しているのだが，このことをインタビュアーは理解できていない。インタビュアーがこのようにBさんの気持ちを早合点しているのは，Bさんが一言一言ゆっくりと話し，言葉の間がかなり空いてしまっているため，その様子がインタビュアーには，Bさんが質問に対する答えを見つけることができず困っているように見え，困らせてしまった罪悪感からBさんに助け舟を出すつもりで，Bさんの考えをインタビュアーなりにまとめようとしているからだと考えることができる。

　インタビュアーのまとめに対してBさんは「……そうですね，うーん……」と戸惑い，考えながら「比較」というインタビュアーの言葉を繰り返したとき，インタビュアーはすかさず「比較する感じですかね」と言葉を挟むが，Bさんは再び「そうですね，うーん……」を繰り返し，納得はできていない。結局，会話は全体にちくはぐになっている。Bさんが「比較」という言葉を出したときに，インタビュアーが飛びつくように「比較する感じですかね」と返していることから，自分がBさんの気持ちをまとめた内容が肯定されたことにインタビュアーが安堵していることがうかがえ，逆にみれば，インタビュアーがBさんの気持ちをまとめた内容にそれだけ自信がもてていなかったことがわかる。

　Bさんのインタビューを通じてインタビュアーが感じていたのは，「ペースの合わせにくさとそれに対する負い目」である。このインタビュアーの直観がBさんの対人構造を表していると考えて自覚的分析を行うならば，周囲の人たちとのペースの合わせづらさに，Bさん自身が苦しんでいる可能性が想像された。Bさんは自分の感性を大事に誠実に扱う姿勢のために，自分の感性にふさわしい言葉を探して丁寧に語ろうとしているのであり，それが周囲の人たちのペースと合いにくく，日常的に疎外感を抱いている可能性がある。もしかすると，情報量ばかりが多くノリや雰囲気で流れていく一般社会でのコミュニケーションは，Bさんには難しく，傷つくことも多いのではないだろうか。Yグループの個々を尊重する雰囲気は，自分の感性を大事にするBさんにとって居心地よく感じられているのかもしれない。

　1年後の2度目のインタビューでは，家族との葛藤が徐々に解消していった様子が笑顔とともに報告された。食事の症状は幾分軽減し，活動範囲も広がっていた。

5-4　Cさん（30代女性，当事者だけの純粋な自助グループZ）

　Zグループの事務所兼居場所にてインタビューを行った。いつも彼らがミーティングを行っている部屋である。Zグループのミーティングは，いわゆる断酒会などのミーティングと同様に，「言いっぱなし，聞きっぱなし」を原則としていて，誰かの発言に対して別の人は意見や感想などは述べず，それぞれが順に自分の思いを語っていく形式である。インタビュアーは，Zグループスタッフに温かく迎えられ，グループ関連のさまざまなイベントポスターが張られた壁に囲まれて，年季の感じられる座り心地のよいソファーに深く腰をかけつつ，居心地よさを感じるぶんそれだけ一層，相手の陣地に乗り込んでいるような緊張感を覚えた。

　Cさんは上下ともにピンク系の服装でしっかりと化粧をしており，終始笑顔ではきはきと，やや乗り出すようにして話す。10代後半に拒食になり，入院治療を受けたけれど医療によって良くなった実感がないこと，その後過食嘔吐が習慣になりZグループとつながったこと，仕事でつらいことは多いけれどZグループのミーティングで立て直しているという話が整然となされた。

　Cさんは，笑顔を交えつつ淡々と，しかも力強く語り続けた。とくに厳しい入院治療を受けて命は助けられたが，病気を治すのに役に立ったとはまったく思っていないという医療への否定的感情を投げかけられた際には，インタビュアーはその熱量に圧倒されていた。インタビュアー自身が精神科医として，医療に対する否定的意見に対してどのような態度をとるのか試されているような，インタビュアーという立場から一個人に引きずり降ろされるかのような，不安定な気分になった。

　事実，Cさんはインタビューのなかで何度か，そのつどの話題に関して精神科医としてどう考えるか，インタビュアーの意見を尋ねてきた。このようにインタビュアーの個人的な考えを確認するCさんの行為は，インタビュアーの意図が理解できないまま質問を受けることへの不安の表れと理解し，インタビュアーはそのつど，自らのプライバシーを開示しない範囲で，できるだけ素直に回答した。

　病気になり病院やZグループとの関わりについてひとしきり説明したのちに，やや唐突に，家族とうまくいっておらず最近家を出たことが語られ，さらに，日常的に家族から冷たく接せられ，自分も家族に対して攻撃的になってしまい，いつも戦場のようにぴりぴりしていたことが長々と告白された。

Cさん（以下，敬称略）　（実家で家族といっしょに暮らしていたときは）彼女（妹）
　ずっと言ってました，「お前，だったら，家にいれ，いれて，家に金を入れてから

私に文句言えよ」って。ずっと言われてたんで。そうやってこう……私にかまっ
てくるときは，そういう文句があるとき……こんなときは，私の存在を認めるんだ
けど，普段は母親と妹との会話で私が入ると，私の話は無視して，お母さんとの話
を続ける，みたいな。

I　へえ……。家族って，難しいですよね。

C　ふふふ……

　少しの沈黙を挟んで，さらに家族のことが少し語られた後，ミーティングの話題
になった。

C　じつは面白いことに，Zのミーティングでも，結構同じことを何度も言うのって
　いいことだよって言われて，その……実家にいたとき話した内容を，もう一回離れ
　てから，本当にまあ……引っ越してからそんなに経ってないんですけど，ミーティ
　ングで話したときに，涙がぶわーって出てきたんですよ。前話したときはそんな
　に出なかったのに。それって何か，初めて家出てから，家の異常さとか，自分が
　されてきたことの悲しみがやっと感情として自分のなかで味わえるようになって，
　すごく衝撃的だった瞬間だったんです。あ……あの瞬間は，すごく衝撃的でした。
　……うん。

I　……（家を出ることを以前から）一応決めてたとはいえ，出れて，まあよかった
　のかな。

C　そうですねー，まあよかったと思います。うん……。なんか，いいとか悪いと
　かって，だいたい後から思って感じることだったりするので。（しばらく沈黙）

　インタビューのなかの二つの部分を取り上げたので，一つめを「家族のパート」，
二つめを「ミーティングのパート」と呼ぶことにしたい。

　「家族のパート」では，まず家族から冷たい対応を続けられたという，Cさん本人
にとってつらいプライベートな内容が語られ，それに対してインタビュアーは「家
族って，難しいですよね」という短い文で返している。この言葉は一見共感的では
あるが，このように一般論で返答することは，インタビュイーからすると，自分の
個別的な体験をしっかりと受け止めてもらえていないと感じることが多い。ちなみ
に，精神科診療や心理カウンセリングでの治療的面接では，タイミングや状況にも
よるが，通常はこのような一般論でまとめるような言葉かけは，それによって患者

本人が「自分が主体的に扱われていない」と感じてしまう可能性があるため，あまりなされることはない。逆にここでのインタビュアーは，Cさんのきわめて個別的な苦痛を一般論に落とし込んで，会話の流れを変えたいという気持ちがあったと考えることができる。その後Cさんが「ふふふ」と笑い，その後しばらく沈黙が流れたことから，実際にここで会話がいったん止まっている。プライバシーが守られたインタビューとはいえ，通常なら初対面の相手に簡単には話したくないだろう苦痛な家族関係が笑顔を交えながら次々に語られてきた状況に，インタビュアーは不安になり，一息つきたくなったのだろう。

「ミーティングのパート」では，Zのミーティングの最中に自分のつらさを実感することができたという，Cさん自身の印象的な体験が語られ，それに対してインタビュアーは，その体験のCさんにとっての大きな意味合いを受け止めつつ，どのような言葉を返すべきか逡巡したのちに，「まあよかったのかな」と話をまとめようとしている。インタビュアーの言葉かけは，会話の流れを変えようとしている点で，「家族のパート」と同じである。それに対してCさんは，いいとか悪いとかは今はまだわからない，と素直な気持ちを冷静に述べているが，やはりその後しばらく沈黙があったことからも，インタビュアーの言葉かけが実際にCさんの語りの流れを止めている。

インタビューを通して，インタビュアーはCさんの熱量に圧倒され，その熱を冷まそうとするように，Cさんの心にぴったりとは寄り添わず一般論でまとめようとする言葉かけが多い。それは，このインタビューが継続的な治療関係においてなされているのではなく，あくまで研究目的であり回数も限定されていることから，インタビューの後Cさんを動揺させてはいけないという，立場上の配慮から無意識的になされたものだろう。しかしそれだけではなく，Cさんとの心の距離を近づけまいとする防衛的態度であったと考えることができる。

Cさんの語りにはたしかに，インタビュアーと研究協力者という関係以上の，個人と個人の関係に近づけようとする傾向が認められる。たとえば，インタビュアーが医師であることを理解したうえで，Cさんが自分のもつ医療への否定的感情を語り，そして医師としてどう考えるかを尋ねてくる姿勢は，会話を表面的なもので終わらせず，一対一の真剣な話がしたいということの表れである。また，普通ならかなり親しくならないと明かさないような家族に関するきわめてプライベートな話題を，初対面のインタビュアーに続けたことからも，Cさんが人との距離を近づける傾向があることがわかる。そこでインタビュアーは無意識に，Cさんとの心の距離

を遠ざけようとしたのだろう。

　インタビュアーがCさんとの会話において圧倒され，防衛的に距離をとろうとしたことが，Cさんのなんらかの対人構造を反映したものだと自覚的分析的に理解してみればどうなるだろうか。Cさんもまた，対人関係において常に相手のふるまいに対して敏感で，常に圧迫感を抱いているがゆえに，それに対抗するために自分の考えや感覚をしっかりと表現する傾向がありそうである。さらに，相手に対する警戒心から，相手から距離をとるのではなく逆に相手に接近し，相手が一人の人間としてどのように考え感じているかを知ろうとして，自らも一人の人間として誠実に接しようとする対人関係をとっていることが推測される。

　相手に心理的に近づく態度をとってしまうために，もしかすると周囲の人はCさんの繊細さに気づきにくく力強い面ばかりをみてしまって，逆にCさんに対して厳しく接してしまい，Cさん自身がさらに傷ついてしまうことがあるのではないだろうか。その結果，なかなか安心できる場所が得られずに過ごしてきたのかもしれない。Zグループの「言いっぱなし，聞きっぱなし」ミーティングは，そのようなCさんが自分の存在が受け入れられていると感じることのできる貴重な場になっていることが推測される。

　半年後に再会した際には，Cさんは新しい生活にも慣れ，落ち着いた雰囲気があった。あらためて自分の家族について冷静に振り返っていたのが印象的だった。

6　あらためて自覚的現象学とは

　インタビュアー自身の反応をよりどころにインタビュイーの対人的なあり方に迫ろうとする自覚的現象学の手法は，従来の客観的科学的な手法に慣れた研究者には，つかみどころがないように感じられるかもしれない。しかし，インタビュアーの反応を通じて，インタビュイーとインタビュアーのやりとりを緻密に分析することによって，数値化可能なデータだけでは理解の及ばない，インタビュイーの人としての生きる姿に接近することが可能になる。

　先にも触れたように，現象学的アプローチとは，完全な観察者として距離をとって対象者を傍観するのではなく，分析者が対象者の世界に参与し，自らも当事者として対象者との関わり合いによって対象者の生きる世界を知る手法である。現象学的アプローチは，原理的に自他の相互関係を前提としているのであって，自覚的現象学手法とは，現象学的アプローチのもつ自他の相互関係のみに特化して焦点づ

けられた手法と考えてよいだろう。

　このような少数の個別ケースのみを詳細に検討する現象学的手法は，対象者数が不十分で，なおかつ研究者の主観や条件が混入しているという意味で，研究手法上のバイアスが大きいとみられることがある。しかし木村敏は，「自覚的現象学」を提唱したその記念碑的論文「精神分裂病症状の背後にあるもの」（木村 1975）のなかで，統合失調症（精神分裂病）の診断は，表面に現れた幻覚や妄想などの徴候によって下されるべきではなく，「直観的な一種の確実さ」でもってその人の分裂病性をとらえることによってなされる，と主張している。その説明として，日本人固有の思考法，すなわち「個の中に深く沈潜することによって個別化の極限において個を超える」という思考のあり方を紹介したうえで，「個別に徹底することによって，個別において分裂病一般が説明される」のでなければ，このようなことは成り立ちえないというのである。まさに「個別に徹底すること」によって，普遍への到達を試みているわけである。現象学的アプローチは，まさに「個の中に深く沈潜すること」によって「個を超え」て普遍的な知見への到達を目指しているのである。このようにして得られた"知"こそが，実践と直結した"生きた知"になるにちがいない。

　本研究においても，いくつかのバイアスを指摘しうる。たとえば，インタビューのセッティングについての問題とも絡んでくる。今回は，それぞれの施設やグループについて，別のタイプのインタビュー場所を設定せざるをえなかった。X 施設の場合のように面接室でインタビューをすればかしこまった内容になる傾向があるだろうし，Y グループのようにオープンスペースでインタビューをすれば自然な反応が増えるだろうし，Z グループのときのようにそのグループの本拠地でのインタビューでは，インタビュアーが特有のよそ者感を抱いてしまい，インタビュアーにもインタビューされる側にもその影響が出てしまう可能性はある。現実的にこのようなセッティングしか方法がなかったこともあるが，それ以上に，このようなバイアスが生じている可能性を研究者が自覚し，それを分析や解釈に生かすことに意味があるように思われる。今回の研究では，インタビューのセッティングは研究に協力してくれた施設やグループの管理者が用意してくれたものであり，それぞれのセッティングを選んだことにもまた，その施設やグループの特色が反映されていると理解することも不可能ではない。

　対話という相互関係のなかで浮かび上がってくる当事者の生きた体験に近づくために，自覚的現象学が提唱するように，インタビュイーの語りだけではなく，インタビュアー自身の直観にも気を配ることによって，インタビュー内容の見え方がさ

らに豊かになることが期待される。そして，調査研究でのインタビューの方法論という意味合いだけではなく，広く対人的な活動すべてにおいて，そのつど自分の抱いた直接的な印象を振り返るという作業は，相手の人や周囲の状況をよりよく理解するためにきわめて有用なのではないだろうか。

「自覚的現象学」が，私たちの対人的な営みに広がりと豊かさを与える可能性に期待したい。

【引用・参考文献】

石川俊男・鈴木健二・鈴木裕也・中井義勝・西園　文［編］(2005).『摂食障害の診断と治療——ガイドライン 2005』マイライフ社

木村　敏 (1975).「精神分裂病症状の背後にあるもの」『分裂病の現象学』弘文堂〈初出は 1965 年〉

西田幾多郎 (1950).「自覚に於ける直観と反省」安倍能成ほか［編］『西田幾多郎全集 第二巻』岩波書店, pp. 15–21.〈初出は 1913–1917 年〉

野村佳絵子 (2013).「摂食障害の自助グループ」『臨床精神医学』*42*(5)：689–696.

ポージェス, S. W.／花丘ちぐさ［訳］(2018).『ポリヴェーガル理論入門——心身に変革をおこす「安全」と「絆」』春秋社 (Porges, S. W. (2017). *The pocket guide to the polyvagal theory: The transformative power of feeling safe*. New York: W.W. Norton.)

ヤスパース, K.／西丸四方［訳］(1971).『精神病理学原論』みすず書房 (Jaspers, K. (1913). *Allgemeine Psychopathologie: ein Leitfaden für Studierende, Ärzte und Psychologen*. Berlin: Springer.)

Nakai, Y., Nin, K., & Noma, S. (2014). Eating disorder symptoms among Japanese female students in 1982, 1992 and 2002. *Psychiatry Research, 219*(1)：151–156.

第
1
部

第
2
部

第
3
部

第
4
部

第 2 部

看護師の視点から

第5章

「伝える」ということ

病棟看護師の語りから（1）

小林道太郎

1 はじめに

　看護に関する近年の現象学的研究の展開は，看護の実践のなかにまだ十分に論じられていない多様な要素があること，それらについてさらなる探求が可能であることを示唆している。そのため筆者は，看護の実践のなかでどのようなことが行われている（起きている）のかについて，現場の看護師の言葉から理解することを目的として，看護師に対するインタビュー調査を行った[1]。看護師の語りのなかには，当事者たちに経験されてはいるがこれまでの研究では十分注意されていなかったような，実践の諸側面を表現した内容が含まれているのではないだろうか。

　インタビュー対象は，所属部署や専門を問わず看護経験5年以上の病院看護師とした。時間は一人の面談全体で1時間程度を目安とした。計画は大阪医科大学倫理委員会の承認を得た。各協力者には，研究の目的と方法，自由な選択の保障と同意撤回が可能であること，個人情報の取り扱い等について説明したうえで，研究参加の同意を得た。

　インタビューでは，看護の仕事の内容や，そのなかで感じていることなどについて，自由に語ってもらった。それらの語りは，それぞれの職場における看護師の仕事は何である（と各協力者に自己理解されている）かを示すものとなっている。それらを通じて，看護師の仕事の捉え方と語りは，看護のどの側面に注目するかに応じて多様でありうることがわかる。本章と次章では，このインタビュー結果の一部を報告する。

　インタビュー逐語録からの引用の表記は次の通りである。AはAさん，Kはインタビュアー（筆者）の発言であり，数字はそれぞれの何回目の発言であるかを示

---

1) インタビュー結果の一部は，これまでに，小林（2016a），小林（2016b）として示した。

す。（　）内はそのとき聞いている人のあいづち，〔　〕内は筆者が後から加えた補足説明である。固有名詞および年月は記号に置き換えた。(a) (b) などの記号およ
び下線は，後の分析の便のために筆者が挿入したものである。

　一部の分析および考察のなかでは，E. フッサールのいくつかの概念を参照した[2]。
フッサールが作用と対象の相関関係という基本的な見方のなかで示した現象学の諸
概念は，インタビューの語りのなかに含まれる看護師の作用や行為をよりよく概念
的に把握するために有効であると考えられたからである。

　まず本章では，A 看護師の語りの前半部に関する分析を示す。A さんは，ある病
院の X 病棟に勤める，10 年以上の看護経験をもつ看護師である。ここで語られて
いるのは，主に患者への情報提供と日常生活の援助，および体位変換についてであ
るが，そのうちにみることができるのは，〈伝えること〉という一つのテーマのバリ
エーションである。

2 採血データを確認する：予防のために注意すべきことを伝える

2-1　一緒に確認すること

　A さんはまず，所属する病棟の看護のさまざまな仕事をひととおり挙げた後，よ
り具体的な説明を次のように始めている。

　K4　そう，それをどんなふうにされるといいですか，その一，……こう，何人かの，
　　　患者さんが，こう，いらっしゃるわけですよね。

　A4　いますね，はい。えーと，基本的には，たとえば，日勤帯でいると，今の病棟
　　　だと，患者さん 10 人，ぐらいをもつ形にはなるので，そこの，……その説明のと
　　　ころですかね。説明のところでいうと，(a) たとえば治療を受けて，まあ，一緒に，
　　　今日は採血をしましたというとこらへんで，まあデータを，患者様が，知りたいと，
　　　まあもともとそう何回か，化学療法をされる患者さんもいらっしゃるので，今日の
　　　採血のデータを知りたいということで，言われる患者様もおられるので，そこで
　　　データを一緒に確認をして，まあ，ここらへんがたとえば白血球だったらこう白血
　　　球が徐々に下がってきていますねっていうとこらへんで，まあそうすると，これぐ

2）フッサールの示した諸概念や議論が看護の質的研究に関連しうる可能性については，小
　林（2013）を参照。

らいになると，もしかしたらその白血球を上げるような薬であったりとか，病棟外
へ出るようなときにはマスクをするような行動であったりとか，今手洗いがされ
てるけどもそれをもうちょっと励行するような形にしていかないといけないのと，
あとはもらう可能性があるので，たとえば下痢の症状であったりとか，風邪の症状
があったときにはすぐ教えてもらうとかっていうところらへんの，いちおうその日
常生活で注意すべきことを，説明を，いちおう交えながらしていく形になっていき
ます。(b) で，まったく，初めての患者さんに関しては，たとえば，あのうー，い
ちおうクリニカルパスっていう形で，そのー，治療経過っていうのがだいたいおお
よそとして，もうあの，標準化されてますので，その紙に沿って，今がまあこの治
療をして何しゅ，1 週間目なので，ここらへん，下がって，りますよねってってい
うところらへんで書いてますよねってとこらへんを，一緒に確認しながら，で採血が
まあ，実際にされているんであればこのデータを見ながら，前回との比較，ってい
うところらへんで，えーっと，だんだんその，患者様と一緒に考えていくっていうか，
でここのラインを下がると，やっぱり危険なんですよっていうところらへんで，はい，
やっていくっていうことの作業が，多いかなっていうふうには感じてます。はい。

　この A4 のうち，前半の（a）では，治療を受けた患者への対応について，二つの
主要な要素が述べられている。一つは，「データを一緒に確認」することであり，そ
れによってたとえば「こう白血球が徐々に下がってきていますね」ということが確
認される。もう一つは，「日常生活で注意すべきこと」の説明をすることである。
　日常生活で注意すべきことには，薬，マスク使用，手洗い励行，何かあったとき
の報告などが含まれる。「これぐらいになると，もしかしたら」という言い方からす
ると，まだ現時点ではそうなっていないが，将来の推移によってはそうしたことが
必要になる，という状況のようだ。A さんはこれを，「まあそうすると」という言
葉から始めることで，直前の「データを一緒に確認する」こととは区別して語って
いる。この区別が必要なのは，将来の可能性や，それに対する治療・行動上の対策
は，普通に考えればデータそのものには含まれていないからだと思われる。これら
については看護師からの説明が必要になる。しかし，「説明を，いちおう交えながら
していく」という言い方からは，この説明が独立した行為ではなく，データを一緒
に確認していくなかで同時に行われていることがわかる。
　後半の（b）では，「まったく初めての患者さん」に対する場合が述べられる。前
半との違いは，ここではまずクリニカルパスが確認されるということだ。クリニカ

ルパスも，先のデータと同じく「一緒に確認」される。ここらへんで下がると書いてますよね，と言って確認されるのは，標準的なものとして予想される現在の状況である。また採血が実際になされている場合は，前半とおおむね同様のことが行われている。すなわち，そのデータを見ながら前回と比較し，患者と「一緒に考えていく」。そして，「でここのラインを下がると」という，将来ありうる（かもしれない）可能性を示し，「やっぱり危険なんですよ」という評価を説明する。

　治療を受けた患者の場合も初めての患者の場合も，共通して言われているのは，〈一緒に確認する〉という要素である。一緒に確認するということの意味については，次に語られる部分をみながらさらに検討していくが，ここではまず，次のことを確認しておきたい。すなわち，ここでＡさんが述べる「一緒に」は，「ここらへん」「紙に沿って」などの表現からうかがえるように，患者とＡさんが実際に目の前にある紙を一緒に見て確認が行われている（ような形で語られている）ということだ。それは単に両者が空間的に近い場所にいるとか相互的に何かをしているとかいうだけのことではなく，より文字通りの意味で「一緒に」する行為を含んだものとして語られている。

2-2　可能性を「落とし込む」ということ

　続く部分では，先に例示されたマスク使用などの「行動」が適切になされない場合のことが問題になる。

K5　そのなかでこう，普段こう，なんていいますか心がけていらっしゃる〔こと〕とか……

A5　ああー，そうですねえ。えーっと普段は，まあ，患者様が，わかったって言われてもいまいち，その行動として，……うーん，たとえば，あ，マスクしたらいいんだよねって言いながらも，マスクしてない患者さんがいらっしゃるとしたら，そこってやっぱり，自分の理解と行動との，なんかが違うっていうか，つながってないところがあるんですよね。(i) もしかしたらそれは理解かもしれないし，(ii) ただ単に少しぐらい，しなくても大丈夫だろうっていう，ちょっとしたその，自信，なんか，は，根拠のない自信だったりとか，(iii) でもそれが，ゆくゆくそのなんていうんですかね，先のことを見据えたら，こういう可能性があるっていうとこらへんがもしかしたら，患者さんのところで落とし込んでない，自分のなかで，っていう可能性もあるので，(イ) いちおうそこをもう少し，情報提供を繰り返しなが

ら，（ロ）なんでやらなかったんだろうっていうところらへんの，行動を，考えたり
とか，（ハ）なんかやらなかった理由があるのかなっていうところらへんで，患者さ
んと話し合ったりはしますねえ。

「自分の理解と行動との，なんかが違う」「つながっていないところがある」とい
うようなことは，「そこってやっぱり〔…〕ですよね」という言い方に示されるよう
に，一般に起こりうることである。つまり，理解することが即，行動を変化させる
ことになるとは限らない。

　期待された行動が起こらないことについて考えられる理由として，Aさんは次の
3種を挙げている。

(i)　「理解かもしれない」，つまり，今の状況や行動の必要性等に関する患者の
　　　理解が間違っている，あるいは不十分である

(ii)　「少しぐらいしなくても大丈夫だろう」という「根拠のない自信」が患者に
　　　ある，より広くいえば，その行動をしない（またはそれを妨げる）何らか
　　　の理由がある

(iii)　「先のことを見据えたら，こういう可能性がある」ということを，患者が
　　　自分のなかで「落とし込んで」いない

これらのうちでは，(iii)に強調点が置かれている。そのことは，(i)「理解かもし
れないし」，(ii)「自信だったりとか」と軽く列挙された後で，(iii)「でもそれが」
と語り出されることによって示される。

　ではこの(iii)の問題は，(i)の理解の問題とどう違うのだろうか。一般的に考え
て，〈理解〉という言葉が示しているのは，たとえば「AならばB」というような一
般的な知識や諸関係の理解であるか，またはその一般的知識を現在の状況に適用し
たもの，たとえば「今aなのでbになるだろう」というような個別的な事態の理解
であるだろう。それに対して，(iii)が問題にしているのは，「ゆくゆく」「先のこと
を見据えたら」「こういう可能性がある」ということだ。それはつまり，患者が，現
在における患者自身の視点から自分の将来をみたときに，その途上に，たとえば感
染症に罹患する可能性があるのをみる，ということだ。「ゆくゆく」「先のことを見
据えたら」という表現は，単なる「AならばB」には含まれない，〈どこからどこ
へ〉というパースペクティブ性を示している。

「見据える」という言葉は，単にみることと比べてより意志的な行為を示す表現である。ということは，ここで言われている可能性は，何もしなくても自然に（向こうから）みえてくるようなものではない。むしろ意識的にしっかりみることによって捉えられるようなものだ。言い換えると，ここではそのような〈注意の向け方〉が要求される。患者はそこから目をそらさずにみなくてはならない。

この可能性はさらに，「自分のなかで落とし込」まれなくてはならない。落とし込むとは，ここでは次のことを意味していると理解される。すなわちその可能性の認識を，常に自分のなかにあるものとして獲得するということ，それをどこか他のところにあるものとしてみるのではなく，状況に適合した形でいつでも再認することができるようなものとして自分自身に内部化するということだ[3]。これは単に知識を一つ増やすというだけのことではない。むしろこの〈落とし込むこと〉によって，その人にとっての周囲の状況や将来の見え方は変わってくるだろう。

したがってこれは，一般的知識の理解ではないし，またその単なる個別化でもない。ここで問題になっているのは，一般的な知識から認識される可能性を，意識的に自分自身の将来の見通しのただなかにあるものとしてみること，そしてそのような見方を自分に内在化させるということだ。そのような〈落とし込むこと〉があって初めて，患者は，それを回避・予防すべく，自分の行為を変えることになるだろう。

2-3 行動を変えるための対処

A5では，続いて，適切な行動がなされない場合の対処として，次のことが言われている。

---

[3]「落とし込む」という表現は，このインタビューの別の箇所でもう1回出てくる。

> B15 〔…〕なので，同じ内科であっても，やっぱり，治療する方針，だったりとか病気が違ったりするので，治療自体が全然違うんですよね。そうした場合にはやっぱり，病，異動っていう形になると，あのまた，学び直しというか，新しく，で，今まで自分の<u>落とし込んできたこと</u>と，ちょっと，重なってというとこらへんの，作業をしていかないといけないっていうのと，はい。というところはありますね，はい。

異動によって，新しいことを学ぶ必要が生じ，その際，今まで自分の落とし込んできたことと重ねていく作業が必要だとされる。ここでの「落とし込む」も，単に一般的な知識獲得ではなく，それを自分にとって利用可能なものにするという意味だろう。これは，文脈は違うが，本文でみた意味とほぼ重なっているとみることができる。

（イ）いちおうそこをもう少し，情報提供を繰り返しながら

（ロ）なんでやらなかったんだろうっていうとこらへんの行動を考えたり

（ハ）なんかやらなかった理由があるのかなっていうとこらへんで，患者さんと
　　　話し合ったり

　患者が適切に行動しない理由は，上にみた（i）から（iii）のうちのどれであるか
わからない。そのため看護師は，複数のことを試みながらその理由を探っていくこ
とになる。

　（イ）の「情報提供」は，「繰り返しながら」と表現されるように，常に必要なこ
とではあるが，それだけで完結した手段ではなく，他のことと併用される補助的な
手段であるようだ。すなわち情報提供によって解決されるような，単純な理解の欠
如といったものは，ここではそれほど本質的な問題ではない。

　（ロ）の「なんでやらなかったんだろう」という言い方で問題になっているのは，
患者の思念ではなく，むしろ看護師の目に見えるような原因と結果の連関である。
看護師はこれを「考える」。患者には，これははっきり自覚されているとは限らない
だろう。

　（ハ）の「理由」の一部は，患者自身が思っていることであり，たとえば先の（ii）
「根拠のない自信」を含むだろう。看護師はそれを直接みることはできない。その
ため「患者さんと話し合」うことが必要になる。「あるのかな」は，そのような理由
があるかもしれないし，ないかもしれないということを許容する表現だ。

　（ロ）と（ハ）の両方に含まれる「とこらへん」という言葉は，（他の箇所にも多
く出てくるが）ここでは単純に一つの原因を特定することだけが目指されるのでは
なく，その疑問と関連する状況を含めた近傍がより広く探索され理解されることを
示していると思われる。

　（ロ）と（ハ）は，看護師が患者に一方向的に何かを教えるというのではなく，（逆
に）看護師が理解するということを含んでいる。患者の側で理解が生じているかど
うかについてはとくに述べられていないが，「話し合ったり」することによってそれ
が目指されているのだろう。すなわち，ここで問題になっているのは，単に看護師
が知るとか患者に理解させるとかいうことではなく，むしろすでに，看護師と患者
が共に理解することである。（イ）「情報提供を繰り返しながら」，（ロ）「行動を考え
たり」，（ハ）「患者さんと話し合ったり」するという一連の動きによって，看護師と
患者が共に理解を得ることができ，それによって患者の行動が変化するのだろう。

第1部

第2部

第3部

第4部

このように，看護師と患者が共に状況の理解を見出していくということは，前の
A4で言われた〈一緒に確認する〉ことと連続的である。A5は，前の部分の補足で
あり，その説明や注意が一度でうまくいかなかった場合の対応であると考えるなら
ば，両者の間に連続性があるのは自然なことだろう。

こうして，先の〈一緒に確認する〉ことの意味を理解することができる。一連の
「説明」や情報提供において，一緒に確認したり共に理解したりすることの必要性は，
次のことと関わっている。すなわち，先ほど確認したとおりここで問題になってい
るのが単なる知識だけではない，ということだ。そのためここでは，普通の意味で
教えるだけでは不十分である。〈一緒に確認する〉ことによって意図されているの
は，対象化された知識として扱われうるような内容だけでなく，その諸内容に対す
る見方（パースペクティブや注意配分）を含めた全体を，できる限り患者と共有す
るということだ[4]。これはすなわち，データやそれが指し示す状況に向けられた志
向（Intention）[5]を互いに等しくするということである。

「説明」は普通，説明をする側と受ける側とをはっきり区別するものであるため，
〈見る〉ことのように一緒に行うことができない。一緒にデータを見て，一緒に確認
しながらでなくては，説明を「一緒に」行うことはできないのだ。最終的に〈落と
し込む〉ことは患者自身において起こることであり，看護師が直接これを左右する
ことはできないかもしれないが，「一緒に」確認することを通じて，内容およびその
見方を含めた志向を共有していく，ということが，患者が事がらを〈落とし込む〉
のを助けるための，一つの可能なやり方であるだろう。

---

4) 逆に，これらが問題にならない一般的な知識の伝達においては，「一緒に」確認するこ
とはとくに求められない。Aさんは別の箇所で，そのような情報提供についても述べて
いる。

5) 志向概念については，Husserl（1984）を参照。「たった一つ，われわれにとって重要な
点として注目したいのは，〈志向的関係，または略して《作用》の記述的な類的性格を
成す〉志向には，幾種類かの本質的な種的差異がある〉という点だけである」（Husserl
（1984：380-381），邦訳フッサール（1974：164-165））。「志向的という限定形容詞は，限
定されるべき体験クラスの共通な本質性格を，すなわち〈表象その他，それに類する何
らかの仕方で，対象的なものに関係する働き〉としての志向の特性を表現している」
（Husserl（1984：392），邦訳フッサール（1974：175））。

3　日常生活の手伝い：治療上の運動制限を伝える

3-1　日常生活のお手伝い

　前節で引用した部分の少し後で，話題が転換される。次に話題になるのは，「日常生活のお手伝い」である。

K8　……あ，えっと，まあまあ，今，こう，ね，説明していくっていうようなところを，お話しいただいたんですけども，他の面っていいますと。

A8　他の面でいうと，やっぱり，その日常生活の，あの，お手伝いっていう形になるので，たとえば，入浴ができない患者様の，清拭であったりとか，あとは足洗ったりとか，足湯とか，まあ，手洗ったりとかシャンプーしたりっていう形の，あの，お手伝いは，させてもらっているような形になります。で，私，今の病棟の前は整形外科病棟でしたので，(a) 比較的整形外科の，患者さんは，できないっていうか，してはいけないっていう，動作があるんですね。たとえば腰の患者さんだったり股関節の患者さんであったりとか，曲げすぎたりとかコルセットを付けていなければ動けないとかっていうことがあるので，比較的，もう清拭も，すべて，ある程度まあ，1週間から10日過ぎないと看護師，しかできない，患者さん自身でできないっていう，はい。その，してはいけない姿勢をとったりするので，まあそこは全部，看護師に任せられてるというか，看護師が，援助をしていく形になりますし，(b) あとはお手洗い行くときも，車いすで一人で動けない患者様がいらっしゃいますから，そこを，お手伝いしながらトイレに行くとか，たとえば，えっと，整形外科であると，その，足を内側に曲げたりとか，してはいけないっていう姿勢があるんですね。なのでその，危険な，肢位をとってないかっていうのを見ながら，移動の援助をしたりとか，でこの人はほんとうにその，体重をかけながら歩いていい人なのかどうかっていうのとこらへんを見きわめながら，あの，お手伝いをしていくっていうことは，ありますね。意外と，できるんですよ。しようと思えば。はい。ただその，あの治療上は，やっぱり安静っていうのが，どうしても強いられるので，そこを見ながら，お手伝いをするっていうことは，ありましたね，はい。

　「やっぱり，〔…〕日常生活の〔…〕お手伝いっていう形になるので」というAさんの言い方から，この「日常生活のお手伝い」が，これまでに話された「説明」と並ぶ大きなカテゴリーであること，そしてそのカテゴリー区分がある程度安定した

ものであることがわかる。

　ここで「できない」というのは，必ずしも，身体機能上不可能であるというようなことだけを意味しているのではなく，むしろ「してはいけないっていう動作」，「してはいけない姿勢」がある，ということに基づいている。それは「しようと思えば」「意外とできる」ものであるにもかかわらず，「治療上は」それらを避けることが「どうしても強いられる」ものだ。つまり，身体機能上の可能性および本人の可能的な意志とは別に，治療上の必要性から（本人にとっては外から）押し付けられる規範としての禁止あるいは制約がある。

　看護師が行う援助には次の二つの類型が示されている（この二つの間の区切りは，表現のうえでは，(b) の始めに置かれた「あとは」という言い方によって示されている）。

(a) 患者本人のできないこと，してはいけないことを「全部」代行して援助する

(b) 患者が「一人で」はできないことを援助する。つまり看護師が全部やるわけではなく，患者自身の身体運動を含む行為を，看護師が援助する

　これらはいずれも，「援助」「お手伝い」と言われる以上，本人の意図や欲求や必要性に沿って，本人のできない（してはいけない）何かを看護師が援助して行う，ということを含意している。しかし (b) においては，それだけではない別の要素が付け加えられている。すなわち，患者が危険な肢位をとっていないかを「見ながら」移動の援助をしたり，この人は本当に体重をかけながら歩いていい人なのかどうかを「見きわめながら」手伝いをする，といったことだ。「見ながら」というこの要素は，患者自身の欲求や必要性ではなく，むしろ「してはいけない」という治療上の制約に対応している。

　したがって看護師はここで，二重の役割を担っている。一方で看護師は，いわば患者の代理の行為身体として，その必要性を満たす手伝いをする。他方看護師は，同時に，とくに上記 (b) の場合，患者の動作・姿勢が規範を逸脱しないよう「見る」ような，患者の身体に向けられた（治療的な意図に基づく）〈規範の視線〉を担ってもいる。この視線は，前節でみた〈一緒に見る〉とは別種の視線である。

3-2　指導すること

　さらに A さんのお話は，「指導する」「伝える」ことへと移行していく。下は先の

引用の直後の部分である。

K9　それは，こう，本人さんからすると，こう，わかりにくいところ……

A9　わかりにくいところではあります。あのー，比較的痛くも，なかったりする，場合もあるんですね，別に足広げてあー，あの，閉じて，移動したからといって，そのときに何か，あなんか，えー，でなんか，とてもこう，痛みがあるとか，しびれるとかそういう，なんか自覚症状がないので，かえって，してしまう。はい。そうなんです（笑）。それを指導するとか，それを伝えるっていうことは，けっこう難しかったですね。はい（あーそうですね，ふーん）。ただそれが，比較的長いスパンでの，注意事項なので，入院中に，ある程度もうそこを，患者様にすごく理解してもらったうえでの，あの，退院，とか，おうちでの生活って形になっていくので，……そこ，はい。そうですね。

K10　んじゃこの，入院している間にそういうことを，どれだけ，なんといいますか，よく（あ，そうです），理解してもらうかっていうことなんですね。

A10　そうですそうです。まあそれは，あのー，病，あの一，看護師だけではなくって，まあリハビリのほうとかの関わりもあるんですけども，いちおう，おうちに帰るまではそこをクリアしとかないと，まあたとえば脱臼をしてしまって，再入院であったりとか，たとえば，あの，まあ，痛みが，また，生じてきてしまって再，あああのー，もう1回おー手術をするという形に，なるので，はい。けっこう，……そうですね，そこのなかではいちおう，整形外科の難しさはあったかなとは思，はい。

　3-1に示したA8によれば，看護師が「全部」やるのは，通常，1週間や10日間といった期間だった。その後は（b）の部分的な援助が多くなってくるものと思われるが，そこで「見ながら」と言われていたことは，単に入院中に看護師が注意するだけでなく，さらに，「比較的長いスパンでの注意事項」として，患者によく「理解して」もらわなくてはならない。つまり退院までの限られた時間内に，看護師が担っていた〈規範の視線〉は，指導により患者に伝えられて，患者自身に内在化されなくてはならない。

　ここで「注意事項」を患者に「伝える」ことは，前節でみたマスク使用のような「日常生活で注意すべきこと」について説明することと，基本的には同じ構図をもっている。すなわち，問題になっている制約（「注意」）は，当初看護師や医療者だけに理解されており，患者にはその内容もそれが求められる理由も明らかではな

い。しかしそれに反した場合，患者は健康上の不利益を被るおそれがある（マスクの不使用の場合は感染症，ここでは脱臼による再入院や痛みによる再手術の可能性がある）。したがって患者は，単に知識を得るだけではなく，自分自身の行為を制約する規範としてそれを受け入れ，それに沿った意図を形成するようになることが求められる。そのために看護師は，患者に注意を「伝える」。

　しかし，「伝える」ためのやり方は，先のマスク使用の場合と今の場合とで異なっている。先の箇所では，〈一緒に確認する〉ことが言われていたのに対して，ここでは「一緒に」とは言われず，「指導する」という言葉が用いられる。「指導」は，指導する者とされる者との間にはっきりした立場の違いがあることを含意し，かつ規範性を強く意識させる表現である。そしてこのような指導は「けっこう難しかった」とされる。

　この違いはなぜ生じているのだろうか。まず A9 で問題になっていることは，規範を逸脱しても，痛みやしびれのような「自覚症状」が伴わない（場合がある），ということだ。したがって患者は，自分が規範に従って正しく行為しているのか，それともそこから逸脱した動作や姿勢をしているのかを，なんらかの徴表によって識別することができない。また適切なふるまいと逸脱との境界がどこにあるのかも明確にみてとることができない。このとき患者は，仮に制約の必要性を十分理解していたとしても，「見ながら」援助する看護師の視線なしには，自分が制約に従っているのかいないのかを判断することができないだろう。これが「わかりにくいところ」である。このわかりにくさは，前の場合とは対照的である。たとえば，自分がマスクをしたかどうか，手洗いをしたかどうかなどは，本人にとっては明らかだろう。マスク使用などの場合，規範に従う必要性が本人に納得されれば，規範に従って行為することそのものには特別な困難はない。

　もう一つ，先の場合と違う点がある。それは，ここで問題になっているのが「動作」や「姿勢」，「肢位」など，行為そのものではなくそこに含まれる部分的な要素であるということだ。それらの「姿勢」は，行為やその目標とは違って，普段はあまり明示的に意識されていないかもしれない。またその「姿勢」は，一つの行為だけでなく，さまざまな行為のなかに含まれているかもしれない。したがって患者は，単に特定の行為をする／しないというだけでなく，多様な行為のなかで，規範のみによって指示される特定の動作や姿勢を避けるような（それまでとは違った）仕方で，身体運動を形成できるようにならなくてはならない。この場合，ポイントは，規範に従う必要性を納得してもらうことではなく，むしろそのつどの具体的な行為

（およびその可能性）の形成である。

　こうして，援助の場面で「一緒に」と言われない理由を，次のように考えることができる。すなわち先の場合と違って，ここでは，看護師と患者の志向がそれぞれ異なっているからだ。看護師は，一方的に規範を知っている者として，患者がそこから逸脱しないよう見ながら援助する。またその規範に患者の身体を適合させるべく指導する。患者は，自分の望む行為をしようとし，場合によってはそのなかで規範に沿って動こうとするが，規範への適合／不適合の区別は，看護師から教わらなくてはならない。このとき両者の視線の方向，およびそこで見えているものは，明らかに異なる。両者は協働して一つの行為を行っているかもしれないが，しかし前節にみたような意味で「一緒に」見ること，つまり同じ志向を共有することは，ここでは成り立たないのだ。Aさんは伝えることが「難しかった」としているが，この難しさは，伝えるための適切な手段が欠けていることによるものであるようにみえる。

4　体位変換：技術を後輩看護師に伝える

4-1　体位変換の規範

少し後の部分からは，体位変換に関わる話になる。まずその最初の部分を示す。

K16　そうすると，その，そうですね，まあさっきも，ね，少し言っていただいたようにこう，仕事のやり方自体がこう，違うっていうようなところとかもけっこう（はい），まあ知識も，ねえ，必要とされる知識も違うし，こう，仕事のやり方も違うっていう……

A16　違いますね，まったく違うと思います。たとえば，あー，そうですね，去年だと，整形外科だと，体位変換っていって，体の向きを，上向きから横向きに変えるだけでも，足を持てる人っていうのが，ちょっと何年目って決まってるんですよ。それは脱臼を，する，なんですかね，脱臼しないための体位変換ってあるんですよね。ただそれっていうのは，1年生が来てすぐできるかっていったらそうでもなくって，あのー，まあ，うち，うちなりの整形外科病棟なりの，いちおう決まりごととしては2年生になって先輩に見てもらって，問題，ないかっていうチェックを受けたうえで，そっから，できるようになりますよって形になるんですけども，はい。

　体位変換とその決まりごとは，部署ごとの仕事のやり方の違いという話を受けて，整形外科病棟に特有の話として持ち出される。後のＡさんの話によれば，ここで言われているような「決まりごと」があることは，他の科から異動してきた看護師にも「けっこうびっくりされることが多い」（A23）のだそうだ。明示的な規範として病棟内で意識されているこの「決まりごと」のもとにあるのは，それとは区別されるもう一つの規範である「脱臼しないための体位変換」であり，それを正しく行うことができるかどうかという問題である。

　とくに明示的に述べられてはいないが，体位変換は，3-1で確認した二つの類型のうち，(a) 患者ができないことを全部看護師がやるという援助に含まれるだろう。(b) 部分的な援助と比べてみると，さしあたり次のことが確認できる。

　第一に，体位変換は，「脱臼しないための」という，治療上の意図に基づいて求められるものであり，患者の身体の動きに対する規範的制約を含んでいる。その限りでこの制約は，前節でみた動作や姿勢の制限と同種のものだ。

　第二に，しかし体位変換には，患者自身が身体を動かす動作は含まれておらず，重要な部分はすべて看護師が行う。そのため先に語られたような，患者がしてはいけない姿勢をしないか「見ながら」援助するとか，その制約を患者に指導するとかいったことは，ここでは問題にならない。体位変換においては，患者の身体や行為意図ではなく，むしろ看護師の身体が規範に服することが求められる。つまり規範に従った運動行為を身につけなくてはならないのは，患者ではなく，看護師である。そのため，「チェックを受け」なくてはならない後輩看護師が，(先輩看護師からの) 規範の視線にさらされることになる。

4-2　体位変換の技術に含まれるもの

続いて，体位変換のことがより詳しく説明される。

K17　それは，どうやって，じゃ，1年生の人はこう，人がやるのを見ながら（はい），覚えていくっていうことになるんですか。

A17　ああー，えーと，二人，必ず，体位変換っていう，そのまあ整形外科の場合二人で行くんですね。で，えーと，キーとなる先輩が，まあ，その大事なその人の患部を，支えるわけですね。でもう一人の人は何をするかっていうと，たとえば，背中をひいたりとかお尻をひいたりっていう介助をしていくんですね。だから先輩がどのような持ち方をするかっていうのはまあ，ま，えーと，目の当たりにはする

んですよね。じゃあ，たとえば，クッションの当て方だとか，あと，そのー，背中
のひき方も，その，あと，どういうふうに調整するかっていうとこらへんも，一緒
には，していくんで，いちおう形としては見れるんですけども，多分，その体感す
る，っていうとこらへんがまた……，あのー，患者様がよく言われるのが，あの人
は痛くないけどこの人は痛いんだよね，なんでだろうね，みたいな，ちょっとその，
<u>なんかちょっと主観的なものがあるんですよね</u>，<u>なんとも，なんか言いがたいもの</u>
が。はい。

K18　なんでなんですか（笑）。

A18　それはー，えーと，多分，その持ち方の，勢いであったりとか，持ち上げ方の，
多分スピードの，違いだと思うんですね。その，同じ高さで，多分最初は，持つん
ですけども，そこをこう，ゆるやかに，もう一人の人がこう背中を，こう，ずずっ
てひきながらやってる，のと，タイミングを合わせながらやるとか，自分だけが
こう足を，ぐっと，やっちゃうとどうしても痛みが，はい。っていうとこらへんの
ちょっと，<u>なんとも説明しがたい</u>，あの，はい，技術は，ある，気がします。はい。

　K17は「見ながら」と尋ねているが，Aさんはそれに対して，見るだけでは十分
ではない，ということを述べている。Aさんによれば，1年目の看護師は，二人で
仕事をするなかで，先輩のやることを見ることができる。「先輩がどのような持ち
方をするか」を「目の当たりに」はするし，「クッションの当て方」「背中のひき方」
「どういうふうに調整するか」などを「形としては見れる」ことになる。しかしそこ
では「体感する」ことがまだ足りない。つまり，「やり方」や「形」を見ることと，
体感することとは違う。見るだけでなく体感が必要なのは，単なる形以上のものが
この体位変換の内に含まれているからだ。

　そのことは，患者に「痛い／痛くない」の違いがある，ということによって示さ
れる。単なる形ではないような何らかの違いの結果として，「あの人〔ある看護師
のやる体位変換〕は痛くないけどこの人〔別の看護師の体位変換〕は痛い」という
ことが起こるのだ。この違いはすなわち，その看護師たちが，目に見えない技術を
正しく習得しているかどうかの違いとして捉えられることになる。ただしこの違い
は，ここでのAさんの言い方からすれば，体位変換をしている途中で言われるので
はなく，むしろ事後的に語られるようなものだ。

　ここで痛みが技術の指標となっていることは，一見すると，先の場合とは対照的
である。先にA8で語られた移動などの援助においては，患者がしてはいけない動

作をしても痛みがない（場合がある），と言われていた。それに対してここでは痛みがある，あるいは痛い／痛くないの区別があるとされる。しかしよく考えてみると，ここでの痛みは，看護師が直接感じることのできるものではない。看護師は，A8で患者がそうであったのと同様，今進行中の動きが規範に照らして適切なものであるかどうかを，痛みの有無によって知ることはできない。それは他の人が判断するもの，自分には後になって知らされるようなものだ。したがってここでの痛い／痛くないに関する語りは，たしかに，よりよいやり方とそうでないやり方に違いがあることを示しているが，同時に，その違いが何なのか後輩看護師にはわからないということをも示唆している。

　続いてAさんの言葉のなかに出てくる「主観的なもの」は，直前の部分とのつながりからすると，患者の言う「痛い／痛くない」のことを指しているようにみえるかもしれない（Kはインタビュー時そう理解していた）が，よくみてみるとそうではない。(1)「なんかちょっと主観的なもの」は，直後に (2)「なんとも，なんか言いがたいもの」と言い換えられ，さらに引用部最後では (3)「ちょっと，なんとも説明しがたい〔…〕技術」と言われている。(3) に含まれる「ちょっと」「なんとも」「〜がたい」という言い方がすべて，(1) や (2) にも現れているという表現の共通性から，この (1)〜(3) がすべて同じものを指していることがわかる。そしてそれは，「技術」とも言い表されるものである以上，患者ではなく看護師に属する何かである。すなわちそれは，先輩看護師がもっているにもかかわらず，一緒にやっている後輩からは「形」として見ることができないもの，それゆえ「体感」されなくてはならないようなもののことだ。「説明しがたい」「主観的な」ものと言われるのはそのためである。

　この技術がどのようなものであるかについては，「なんで」痛みの有無が生じるのかに関するA18の語りのなかでさらに説明が与えられている。それは「持ち方の勢い」や「持ち上げ方のスピード」の違いであると言われ，また，もう一人の人と「タイミングを合わせながらやる」か，「自分だけが」足を「ぐっとやっちゃう」か，の違いだとも言われる。持ち上げるスピードの違いなどは，外から見てもわかるものであるように思われるかもしれないが，ここでのAさんの語りによればそうではない。Aさんは一連のことを述べた後に，あらためてそれを「ちょっと，なんとも説明しがたい」技術，とまとめているからだ。つまりスピードなどの違いは，痛みのある（正しくない）体位変換とそうでない体位変換の違いについて，一定の示唆を与えるものではあるが，決して十分な説明ではない，とAさんは考えている。

　以上からすると，これらの語りによって示唆されているのは，体位変換における看護師のキネステーゼ（Kinästhese, 運動感覚）[6] の重要性であると思われる。より正確には，単に身体位置（姿勢）A から A' への移行だけでなく，同時に感じられている，身体諸部分の力の込め方とその協調，諸部分にかかる重みや抵抗感などを含めた諸感覚の総合された全体が問題になるだろう[7]。こうしたキネステーゼおよびその差異は，外から「形」として目に見えるものではなく，自分自身の運動行為のなかで身体において「体感」されなくてはならない。その意味で，それは行為者に属する「主観的なもの」であり，「説明しがたい」ものである。「勢い」や「スピード」も，ここで言われているのは，外から見る（あるいは"客観的"に計測可能な）それではなく，キネステーゼの違いとして感じられるものだ。同じ動きをするのにも，速く動くか遅く動くか，勢いがあるかないか，によって身体の感覚は大きく異なる。その違いは「ゆるやかに」やるか，「ぐっとやっちゃう」か，という質的な違いとしても表現される。

　さらにそれは，単に自分一人だけの問題ではなく，もう一人の人が背中を「ずずってひきながらやってる」のと「タイミングを合わせながら」やらなくてはならない。「ずずって」という言い方は，再びその動きが特有の質において把握されていることを示している。そしてこのような質としての動きに「タイミングを合わせながらやる」というのは，単なる"客観的な"同時性ではなく，むしろ知覚的に捉えられた変化（あるいはそのリズム）に対応してキネステーゼを（意図的に）同調させるような協働のことである。これらの複合的あり方（のさまざまなパターン）が，単なる形以上のものとして，看護師に習得されなくてはならない。

　A さんの語りにおいて，キネステーゼは決して明確に名指されてはいない。また，「何とも説明しがたい」技術は「ある，気がします」と，この技術のことが確信をもって述べられているわけでもない。しかしこのことは，技術が不明確だというこ

---

6) キネステーゼの概念は，Husserl（1973）の物知覚の分析で導入された。物を空間的なものとして知覚（構成）するためには，視覚的に得られる感覚だけでなく，自己の身体の運動感覚としてのキネステーゼが必要である。

7) フッサールはある草稿で，キネステーゼのうちに「システムの構成の中でキネステーゼ的位置のシステムになる契機」と，「力の契機（ein Moment der Kraft）」すなわち「働いているキネステーゼの緊張の契機（Anspannungsmoment für fungierende Kinästhesen）」を区別している（Husserl 2008：397）。前注の Husserl（1973）で論じられていたのは，このうちの前者であった。本章では以下，これらをすべて含めて「キネステーゼ」と呼ぶ。

とを示すものではなく，むしろ実際の行為における志向のあり方を反映していると考えられる。フッサール（Husserl 1973）によれば，キネステーゼは知覚や行為において，作用に含まれる構成要素として，知覚の形成に参与しているが，注意の向けられた先にあるものとして対象的に意識されているわけではない。体位変換においても，キネステーゼは周辺的に意識されて志向に含まれているが，対象化されて主題的に意識されているわけではない。Aさんの語りにおいて，これが名指されたり，「ある」と断言されたりしないのはそのためだろう。

4-3　体位変換を伝えること
では，そのような技術は，どのようにして伝えられるのだろうか。

K19　それは，あー，そういったのが，こう，まあ，やっ，ううん，実際にやったりこうしながら，次第にこう身についていくという，……

A19　そうですね。なので，なるべく見たことがない，とか，〔不明〕，経験が少ない1年生と先輩が一緒にいって，こういうふうにするんだよっていういちおう，口伝えではしていきながら，で，2年目になって，じゃあやってみようかっていって，こういうふうにやっていくよねってとこらへんで，はい，伝えて，いくような形にはなっていきますけど。はい。

　Kは，後輩看護師の視点から，「実際にやったりしながら」「次第に身についていく」と言っているが，Aさんは逆に，先輩の立場から「伝えていく」と述べている。このことは後にみる部分でも同じで，Aさんは一貫して「伝える」ことを問題にしている。

　1年目の看護師に対しては，「こういうふうにするんだよ」という言い方から，実際に体位変換をやってみせながら，「口伝え」の説明をしていることがわかる。ここでは，やっているのは先輩だけで，後輩は手を出さず，見て，聞いている。2年目になると「じゃあやってみようか」ということで，後輩看護師もやってみることになる。「こういうふうにやっていくよね」という言い方は，先の「こういうふうにするんだよ」と対をなしており，ここでは後輩と先輩が一緒にやっているということを示している。1年目では「いちおう，口伝え」で準備したうえで，それを2年目になって，一緒にやりながら，本当に「伝えて」いくことになる。

　ここでは，後輩看護師が1年目の間に体位変換を見て口伝えされる説明を聞いて

いることが，2年目の技術習得を可能にする前提とされている。おそらく，このように段階を踏むこと，そしてそのなかで一定以上の時間をかけることが，4-2でみたキネステーゼの要素を含むこの技術の習得のためには不可欠なのだ。これは，言葉で一度に伝えられるような種類の知識ではない。

K22　それをこう，じゃ，まあ，やりながらといいますか……
A22　そうですね，やりながら，一緒に見て伝える（笑）。見ながら伝える。なん，ああ，そうですね，見なかったら全然わからないんですよ，イメージも，わかないので。なので必ず一緒に見せながら説明を一緒にするっていうのを，そのなかでは大事にしてましたね。はい。

　Aさんは K22 の「やりながら」という言葉を受けて話しはじめるが，単に「やりながら」伝えるのではなく，「一緒に見て」伝える，と言う。さらに「見ながら伝える」とも言われるように，ここでは〈見る〉ことが強調される。これは，すぐ後の「見せながら」と比べても特徴的な表現である。つまり，ここで先輩看護師としてのAさんは，自分が体位変換を「やりながら」であるにもかかわらず，「見せる」者・「見られる」者ではなく，むしろ後輩と一緒に「見る」者として語っている。このような〈一緒に見ること〉は，先のデータ確認のときに患者と〈一緒に確認する〉と言われたことを連想させる。先輩は，体位変換の手順を進めるなかで，ポイントを一緒に見て確認しながら，それを伝える，あるいは説明を加えていくのだ。
　見ることが必要な理由は，「見なかったら全然わからない」からだとされる。ここで〈見る〉ことは，言葉で〈説明する〉こととの対比において言われている。つまり「見なかったらわからない」とは，「言葉だけではわからない」ということだ。だから言葉だけの説明ではなく，「必ず一緒に見せながら説明を一緒に」しなくてはならない。
　さらに付け加えてAさんは，見ないと「イメージも，わかない」からわからない，としている。たしかに見ることとイメージとの間には類縁性がある。見なければ視覚的イメージを思い浮かべることは難しい（場合がある）だろう。〈見ること〉と〈説明〉との対比のポイントの一つはこの点にあると考えることができる。しかし，ここでの「イメージ」は，単なる視覚像にとどまるものではないように思われる。イメージが「わく」という言い方は，単に見たものを再生するという以上のことを示唆しているからだ。4-2でみた A17 でも，形を見るだけでは体位変換の習得

には不十分であることが示されていた。それ以上のことがここで含意されていると
すれば，それはその行為を自分でやるイメージのことであるだろう。実際の体位変
換の様子を見なくては，それを自分がやることもイメージできない。つまり技術の
習得のためには，先輩のやり方を見て，それを自分でやることをイメージするとい
うこと，それによって先輩のやり方を自分のキネステーゼ的身体の上に引き写すこ
とが手がかりとなるのだ。

　このことは先に，キネステーゼを含んだ技術が「なんか言いがたい」(A17)，「な
んとも説明しがたい」(A18) ものだと言われていたことに対応している。体位変換
の技術はそもそも言葉にしにくいものを含んでいるのだから，後輩看護師に対して
も言葉だけの説明で伝えることはできないだろう。先輩は，単にやって見せるだけ
でなく，一緒に見ること，一緒に体位変換をやりながら説明することによって，こ
の技術を後輩に伝えることができる。

5 〈伝える〉ことのいくつかのパターン

　ここまで，A さんのインタビューの前半部について，ポイントと思われるいくつ
かの点を確認してきた。以上にみた A さんの語りはいずれも，看護師が相手に何
かを〈伝える〉ことを含んでいる。

  (I) 患者に予防等の行動を説明する（第 2 節）
  (II) 患者に動きや姿勢の制約を指導する（第 3 節）
  (III) 後輩看護師に体位変換のやり方を伝える（第 4 節）

　医療の実践のなかには多くのコミュニケーションが含まれており，それらのうち
の一部は，もちろん，患者－医療者間や医療者どうしの間で行われる知識や情報の
伝達である。このことについてはすでに多くのことが論じられている。しかしこれ
らの (I)〜(III) は，単なる情報の伝達ではない。A さんの語りからは，単なる情報
という以上の，より多様な内容が，多様な仕方で伝えられなくてはならないという
ことがわかる。

　(I)〜(III) の場面で伝えられているものは，いずれも具体的な場面における医療
の規範・制約である。伝えられる側の患者や後輩看護師には，それによって行動を
変えたり，新たな行為身体を形成したりすることが求められる。これらの制約の合

理性は，それに反することが患者に健康上の不利益をもたらす，ということに存している。その点で，この制約は一般道徳の規範とは区別される。しかし（Ⅰ）〜（Ⅲ）のそれぞれにおいて，伝えられるべき事がら（内容）と，伝えるためのやり方（方法）は異なっている。

　（Ⅰ）では患者が予防等のため納得して行動を変えることが求められた。そこでの焦点は，当人が自分のこととして将来の可能性をみる，ということだった。そのためには，知識を伝達するだけでは不十分な場合がある。Ａさんは一緒に確認しながら説明したり話し合ったりすることで，状況へ向かう志向のあり方を互いに共有する，あるいは近づけることを試みる。それによって行動は，患者の意思によって変えられるだろう。

　（Ⅱ）では患者が安全な動きを身につけることが必要であった。ここでは行動より細かい動きや姿勢が問題になるため，（Ⅰ）の場合とは違い，ある種の行為をする／しないに関する意思が適切に形成されるだけでは不十分である。許容されている動きとそうでない動きの区別が患者にはわからないため，看護師は，援助をしながら同時に規範の視線を担うことになり，さらにそれを患者自身に指導しなくてはならない。これはいわば患者の身体に規範を「押し付ける」ことであるだろう。ここでは一緒にやるという仕方で志向を共有することはできず，伝えることは「難しい」とされる。

　（Ⅲ）では，（Ⅰ）（Ⅱ）と違って，伝える相手は後輩看護師である。また伝えられるものも，禁止事項ではなく，技術である。体位変換という技術は，単なる形ではなく，言葉にすることが難しいキネステーゼの要素を含んでいる。一般には，このような技術の獲得は，経験による習熟や熟練として語られることが多いかもしれないが，ここで問題となるのは，技術を〈伝える〉という面である。これを伝えるために，1年目は見せながら説明する，2年目は一緒にやりながら説明する，という段階を設け，一定以上の時間をかける仕組みが作られている。そのなかでは，一緒に体位変換をやりながら伝えることで，キネステーゼを想像的に重ね合わせることができるようにされている。

　ある種の〈伝えること〉においては，伝える内容だけではなく，伝達を行う側とそれを受ける側，双方の志向作用やその諸要素が問題となりうることがわかる。ここでみたような，相手の行為を変化させる，あるいは適切な行為の可能性を獲得させることを目指すような場合，伝達者の知識内容だけでなく，その作用のいくつかの特徴を，受ける側の作用に転移させるということが必要となる。（Ⅰ）（Ⅲ）ではそ

のために，それぞれやり方は異なるが，伝達者と受け手の志向を重ね合わせるよう
な伝達の工夫がとられている。看護師は必要に応じて，〈伝える〉ためのさまざまな
やり方を工夫し採用している。

【引用・参考文献】

小林道太郎（2013）．「フッサール現象学は臨床のコミュニケーション研究とどう関わるのか──
　看護研究を中心に」『Communication-Design』*8*：35–55.

小林道太郎（2016a）．「病棟看護師の語りの現象学的分析から──「患者の希望に沿うこと」とケ
　アリングの徳」『大阪医科大学看護研究雑誌』*6*：36–46.

小林道太郎（2016b）．「補い合うことと考えること──ある看護師へのインタビューの分析から」
　『看護研究』*49*(4)：267–275.

Husserl, E.／Claesges, U.（Hrsg.）（1973）. *Ding und Raum: Vorlesungen 1907*（Husserliana
　Band XVI）. Den Haag: Martinus Nijhoff.

Husserl, E.／Panzer, U.（Hrsg.）（1984）. *Logische Untersuchungen: Bd. 2 Untersuchungen zur
　Phänomenologie und Theorie der Erkenntnis*（Husserliana Band XIX/1）. Den Haag:
　Martinus Nijhoff.（フッサール, E.／立松弘孝・松井良和［訳］（1974）.『論理学研究　3』み
　すず書房）

Husserl, E.／Sowa, R.（Hrsg.）（2008）. *Die Lebenswelt: Auslegungen der vorgegebenen Welt und
　ihrer Konstitution: Texte aus dem Nachlass（1916–1937）*（Husserliana Band XXXIX）.
　Dordrecht: Springer.

第6章

「思い」を大切にする

病棟看護師の語りから（2）

小林道太郎

1 はじめに

　第5章と同じ一連のインタビューから，本章では，B看護師の語りの前半部を取り出して論じる[1]。Bさんは，ある病院のY病棟で教育担当をしている。以下に取り上げる語りは，看護の実践のさまざまな場面における〈思い〉と〈言葉〉の対比をめぐって展開しているとみることができる。Bさんの言う〈思い〉とはどのようなものなのかを中心に，語りを読んでいきたい。

2 スタッフを教育する

2-1 「言葉の選び方」という問題

　Bさんはまずスタッフに対する教育について語ってくれた。とくにY病棟は新しい病棟であるため，他の病棟から来た，経験のあるスタッフに対する指導が難しいという。次に引用するのは，そのスタッフの問題がより具体的に述べられる箇所である。〈思い〉と〈言葉〉の対比はここで初めて示される。

　K4　そういうところっていうのは，どういう，どういう仕方で気づくんですかその，おー，なんかこの，おかしいなといいますかちょっと，どうかなって思うっていうのは。

　B4　(a) 私もずっと，あの，学生さんとか，あの教育というか指導というところで，ずっと関わらせてきてもらってたところがあったので，やっぱりこの，学生さん

1）インタビューの概要と倫理的配慮，および引用部の表記については第5章「はじめに」参照。

がたとえば実習に来たときとか，１年生とか２年生に対するこの言葉，の選び方が
きつくって，多分そういうふうな思いはないんだろうけども指導に熱が入りすぎて，
言葉の選び方が「ん？」って思うようなことがあって，まあそういう言い方をす
ると，相手はもっと違う捉え方をするよっていうような場面が，けっこう多くって，
(b) だからそういうところをみて，あ，もっと言葉の選び方を，考えないと，相
手に本当の思いは伝わらないよっていうようなことを，言うんですけども，まあそ
れで私は今まで来て（あーあー），下の子たちを育ててきたのでっていう，ことが
あるので，(c) まあ，今まではそういうふうな，病棟のカラーとして，みんながそ
ういうふうなところで，育った環境ではあるんですけども，このＹ病棟としては，
そういうふうなやり方だと，やっぱり１年生とか下の子たちも傷つくし，つぶれて
いってしまうし，っていうところが，あったので，その場面場面をみて，ちょっと
言葉の言い方とか，その態度とかで，傷つくところが。

　まず（a）では問題となる「場面」が示される。学生や経験の浅い看護師に対す
る指導のなかで問題とされるのは，経験のあるスタッフたちの「言葉の選び方」だ。
ここでＢさんはいったん「言葉の選び方がきつくって」と言った後，すぐにこれを
「多分」と解釈して述べ直している。「多分そういうふうな思いはないんだろうけど
も指導に熱が入りすぎて」，言葉の選び方が疑問に思われることがある，と。ここ
で〈思い〉が，〈言葉〉と対置される形で導入されている。〈思い〉とはさしあたり，
言葉と違って直接にはみえないようなものであり，かつ，外からみた言葉と一致し
ているとは限らないようなものである。ここではそれは，言われている指導内容そ
のものとは区別された何かである。

　〈思い〉の導入は，問題を別の形で捉え直すことを可能にする。もともとここでの
問題は，Ｂさんからみて「言葉の選び方がきつい」ということだった。これは（(c)
で言われるように）他の看護師が「傷つく」「つぶれていってしまう」という，好ま
しくない結果をもたらす。しかしこれを逆に，本人の〈思い〉を先にして表現する
と，Ｂさんの言うように，「そういう言い方をすると相手は違う捉え方をする」，と
いうことになる。つまり本人からみたときに，その〈思い〉とは違う理解が相手に
よってなされてしまう，ということが真の問題として見出され，焦点化されること
になる。

　（b）は，これに対するＢさんの指導と，スタッフの反応である。Ｂさんは，もっ
と言葉の選び方を考えないと相手に本当の思いは伝わらない，という。言い換える

と，スタッフにとって必要なことは，〈思い〉を適切に伝えることであり，そのための言葉の選び方である。

　Bさんによれば，これに対するスタッフの言い分は，「それで私は今まで来て」，「下の子たちを育ててきた」ということだ。しかしこの言い方は，Bさんの指導に対する正確な反論とはなっていないということに注意しておきたい。スタッフは自分の過去の経験から，自分のやり方が間違っていないと主張しているのだが，そのときに相手に「本当の思い」が伝わっていたかどうかは明らかではない。さらにまた，その過去の経験は必ずしも，現時点でスタッフの思いが適切に伝わっている（はずだ）ということを保証するものではないだろう。したがってスタッフは，〈思い〉が適切に伝えられているか，というBさんのここでの問いを正しく共有していないようにみえる。

　(c)　では，スタッフの言い分に対するBさんの考えが示されている。今までの各病棟のやり方ではいけないのは，「下の子たちも傷つく」，「つぶれていってしまう」からだ。「やっぱり」と言われているとおり，傷つくということは単なる憶測ではなく，前から思われていたことであり，しかも「場面場面をみて」と言われているように，実際にそうした場面も見られている。人が傷つくという事実は，Bさんからすれば，言葉の選択が不適切だということを示している。過去の病棟がどうであったとしても，それによって今のY病棟でのふるまいを正当化することはできない。

2-2　「言葉で言う」という結論

　上に語られた〈言葉の選び方〉は，実はBさん自身の問題でもある。というのは，Bさん自身，スタッフに対する指導の難しさを，「どういうふうな言葉を使って関わるか」が難しい（B2），と表現しているからだ。Bさんはスタッフ指導に関するいくつかの試行錯誤を語っているが，ここでは，その後の，現在の方針を述べた部分をみてみたい。

K6　それ，そのへんはこう，今はもう，改善されてきてるっていう……

B6　そう，今は，あの，まあ，去年の＊月からずっと初めて関わってたスタッフたちだったので，もう初めはどうするべきかっていうふうに思ったんですけどやっぱり言葉で言わないと伝わらないし，その子にとってもマイナス，だと思ったので，あの，しっかり，伝えて，こういう部分があるから，下の部分，あの，下のスタッフは，あまりいい思いをしてないよっていうふうに，なんか言葉の選び方とか，態

　度のことを注意しないと，あのー，ね思っても，自分自身も，あまり，ね，よくな
　いし，下の子たちの，との関係，性っていうのもあるので，そこらへんは注意して，
　もしそういうところがあったら，見かけたら，注意していい？っていうのを，その
　子に同意を得て，言ってるんですけども……なかなか〔吐息交じりに〕，難しいで
　す，やっぱり。はい。

K7　じゃ，その，その後，そういう場面では，言う，言って（いえ），こういうふう
　だよっていうような感じですか。

B7　そうですね，こういうところがあって，下の子はこういうふうに，あの思って
　るって言ってたよ，っていうふうに，返すようには，（ああなるほど）できるだけ，
　はい。

　「言葉で言う」とは，それとなく示唆するのではなく，はっきり明示することを含
んでいる。この前のB5では表現上の工夫や伝達経路の工夫のことが言われている
のだが，それらを経た後，ここでは，そのような婉曲な方法によるのではなく，直接
重要なことを伝える，ということが結論となっている。結局，最善の方法は，「しっ
かり伝え」ることであるようだ。

　「こういう部分があるから」から「注意していい？」までの部分は，実際に相手に
伝える言葉に相当する。ここは他の部分と比べて流暢でない発話になっており，B
さんの感じている言いづらさが表れているようにみえる。しかし言われている内容
ははっきりしている。ここで伝えられているのは，「こういう部分」があるから下の
スタッフはあまりいい思いをしていない（事実），言葉の選び方や態度に注意しなく
てはならない（指導内容），それは自分自身にもよくない，下の子たちとの関係性も
悪くなる（指導の理由），「そういうところ」を見かけた場合には注意する（今後の
方針），ということだ。

　問題となっているスタッフたちの言葉の選び方と，ここでのBさんの指導との間
の違いはどこにあるのだろうか。それは「言葉がきつい」かどうかでもあるが，さ
らに次のように言うこともできる。すなわち，スタッフは，これまでの経験から形
づくられた慣習に基づいた言葉の選び方で指導している。それに対してBさんは，
「こういうところがあって，下の子はこういうふうに思ってるって言ってたよ」と，
事実に基づいて話すようにしている。Bさんが事実に基づいて話しているというこ
とは，先のB4でも確認されたことだ。

2-3　スタッフの反応

K8　本人の，こう反応といいますか，どんな感じですか。

B8　本人としては，やっぱり，自分ではそういう思いはなかったって，そういうふう
　　にいったつもりはなかったし，そういうふうな態度をとったつもりもなかった，っ
　　ていうのが，あるので，まだまだちょっと自分自身に気づいてない部分もあって，
　　……もうちょっと，こう関わるときに注意して，しないといけないのかなっていう
　　のは，その子自身，たち自身言っていたので，少しずつではあるんですけど，変
　　わっていって，る（笑）かな？っていう，はい，そんな感じです。

　本人は，「自分ではそういう思いはなかった」という。もちろん当人にその「つも
り」はなくても，外から見れば事実そうしているということになるのだが，これは
ある意味，先のBさんの見立て通りである。Bさんはスタッフの〈思い〉に問題が
あるのではなく，むしろその言い方の問題だと考えていた。

　しかし，この本人の反応からは同時に，Bさんの指導が意図したとおりには伝
わっていないということもわかる。Bさんは〈言葉〉のことを問題にして指導しよ
うとしているのに対して，本人は自分の〈思い〉のことを言っているからだ。両者
はすれ違っている。

　Bさんは，スタッフはまだ「自分自身に気づいてない部分も」あるという。ス
タッフにとって言葉の選び方は，無自覚的に自分自身の一部になっている。スタッ
フは〈思い〉と〈言い方〉を区別して考えておらず，自分自身の〈言い方〉にとく
に注意を向けていない。Bさんはスタッフの〈言い方〉にしぼって指導するように
しているが，スタッフは〈言い方〉という要素を区別していないため，Bさんの言
葉を自分自身に対する批判（あるいは誤解）と受け取る。

　こうして次のことがわかる。すなわち，Bさんが感じている〈難しさ〉とは，自
分の意図が相手に適切に伝わっていないことの知覚である。あるいは（同じことだ
が），意図が伝わったという手ごたえが感じられないことである。このことは，Bさ
んのいう〈思い〉と〈言葉〉の差異化が，スタッフにおいてはおそらくなされてい
ない，ということによって生じている。

　しかしB8の後半は一転して，当人たちの変化の兆しが語られる。変化はまだ十
分目に見えるものにはなっていないようで，Bさんに確信はない。しかし本人たち
の言葉を根拠として，スタッフは「少しずつ」変わっているかもしれない，とBさ
んは言う。前半から後半へのこの反転は，次のことを示唆しているように思われる。

すなわち，意識のレベルでは，Bさんの意図が伝わったように思われないし，また
そのことがBさんには難しさとして経験されているのだが，それにもかかわらず，
相手の行動が少しずつ変化しているということがありうる，ということだ。

患者に対する態度

3-1　言葉がきつい場合とその指導
次の部分からは，患者に対する看護師の言葉遣いや態度について語られる。

K9　そういうのって，〔…〕看護師さん同士のことでもありますし，そう，患者さん
　　に対してとかっていうのはあるんですか？

B9　(a) そうですね，患者さんに対しても，やっぱりそういう部分が出るところが，
　　あるので，やっぱ言葉がきつかったりっていうところが，あるんですけど，(b)
　　やっぱり患者さんって我慢して，おられる部分があって，でもたまに言ってくださ
　　る患者さんもいらっしゃる<u>んで</u>，それってすごい私たちにとってとても，患者さん
　　には申し訳なかったんですけどありがたいことで，言ってくださるっていうこと
　　は私たちにとってはすごいプラス<u>なので</u>，だいたい，そういうことを言われるのは
　　私とか師長になる<u>んで</u>，言われたことを，本人たちには，必ず返すように，してま
　　す。(c) 患者さんから，こういうふうに，おっしゃってたんですけどどういうふう
　　な態度をとってたのかっていうところと，まあ多分患者さんの思いと，本人たちの
　　思，こっち側の思いとは違うと思うんで，その子たちの思いも聞いたうえで，でも
　　そういうふうな思いがあっても患者さんはそういうふうに捉えられていたので，
　　やっぱり態度と言葉というところは気をつけないといけないねってところで，必ず，
　　返すようにはしてます。

　(a) では，新人看護師に対する指導の場合と同じようなことが，患者に接する場
合にもあるとされる。(b) (c) は，それに対する対応として，患者に言われたこと
を「本人たちに必ず返すようにしている」ということの説明である。
　言葉がきつい場合に，相手の捉え方を本人に「返す」，という方針は，先のB6の
場合と同じだ。しかしここでは，本人に「必ず返す」と言われており，先のB7で
「できるだけ」と言われていたのと比べるとBさんの態度はよりはっきりしている。
必ず返さなくてはならない理由は，(b) で「……ので」（んで）という言い方で述

べられている。多くの患者が我慢しているなか，「言ってくださる」のは貴重なことであり「私たちにとってはすごいプラス」だ，ということがその理由だ。

　（c）は，本人に「返す」ときのやり方を述べている。はじめに，事実的なこととして，患者はこう言っていたが，その看護師は「どういうふうな態度をとってたのか」を確認する。次に，より実質的な指導がなされる。まず，患者の思いと，「こっち側」，つまり看護師たちの思いとは違う，ということが病棟における一般論として想定されている[2]。そのため患者の言い分だけでなく「その子たちの思いも」聞かなくてはならない。このとき，「その子たちの思い」は，「こっち側の思い」の一つの具体化であると理解されているため，看護師間で共有可能なものであり，Bさんはこの〈思い〉を否定しない。しかし「患者さんはそういうふうに捉えられていた」ということが事実あったことから，その伝達を担う「態度と言葉」には気をつけなくてはならない。

　前節でみた場面と同じように，Bさんはスタッフの「思い」と「態度と言葉」を区別し，思いを否定することなく「態度と言葉」に注意を促している。前の場合と違うのは，患者と看護師の関係が問題になることによって，それが一部の看護師だけではなく，潜在的にはBさんも含めた「私たち」，「こっち側」の看護師全体に関わるものとして受け取られていることだ。そのためここでの指導は一方的なものではなく，「その子たちの思い」を聞き，さらに共有した事実に基づいて「気をつけないといけないね」と共に確認する，という仕方でなされる。

3-2　患者クレームの例から

K10　ん，どんなような，ことがあるんですかね，その……

B10　（a）あ，なんか，あーY病棟は，がん，がんの患者さんが多くって，化学療法とかをされてる患者さんが多いので，その点滴管理とかに関して，30分でいく〔＝30分間かけて薬剤を点滴する〕よっていうふうにあらかじめ説明書をもらっていたところが，たとえばそれが早く終わって20分，になったり，逆に伸びて45分になったりしたときに，副作用が出るんじゃないかとか，これはだめなんじゃないかっていうふうに，言ってこられる患者さんがいらっしゃるんですけども，（b）な

2）これが一般論であることは，「本人たち」が「こっち側」と言い換えられていること，また過去形ではなく現在形で「違う」と言われていることからわかる。

んか私たちはやっぱり，普段の，あの仕事のなかで，やっぱりだいたいそれぐらい
に終わったらいいかなっていう慣れの部分で，仕事をしている部分があるので，い
や大丈夫ですっていうふうに，言うんですけど，(c) じゃあ患者さんにとっては何
の根拠があって，大丈夫なのかっていうのんで，ちょっと，一度，あのー，もめ
たというか，患者さんからクレームを，して，指摘していただいたことがあって，
(d) たしかに後々振り返ってみると，何の根拠もなくって，薬剤師にちゃんと根拠
を確認したりとか，先生に確認したりとか副作用の状況とかっていうのを，聞いた
りして，ちゃんとしっかりした根拠をもったうえで，患者さんに返すっていうとこ
ろで，あったので，ただ単に，そういう，大丈夫だとか，安易に，返す，べきでは，
ないっていうふうに，(e) まあ，その子だけの問題じゃなくって，それはずっと全
体のこととしてね，あのつながったは，あのつながっては，いるんですけど（うん
うんうん），〔やや小さい声〕――ところにいるんで。

　Ｂさんはほぼ時系列に沿って話をしている。(a) は背景，(b) はそれに対する看
護師の対応であるが，いずれも現在形で語られている。つまりこれらは 1 回の出来
事というより，時々起こりうることとして示されている。
　看護師が患者に対して「大丈夫」と言う理由についてＢさんは，「私たちは」普
段の仕事のなかで，「だいたいそれぐらいに終わったらいいかなっていう慣れの部
分で仕事をしている部分がある」からだ，としている。この「慣れの部分」は，「私
たちはやっぱり」と言われるように，看護師が仕事をするとき，一般にそのうちに
含まれているものだ。「だいたいそれぐらいに終わったらいいかな」と言うとき，看
護師は，今の事例が，過去の経験から形成された「大丈夫」の範囲内に収まってい
るかどうかを考えている。
　これはフッサールのいう「類型（Typus）」に照らした判断であると理解すること
ができる。類型は，連合的・受動的に形成されるもっとも低い段階の普遍性であり，
私たちはすべての対象を，あらかじめ類型的に知られたものとして経験する[3]。つ
まりここでは，看護師はこれまでの経験から，点滴に関して一定の類型的な理解を
もっているのだが，どこからどこまでが「大丈夫」なのかという明示的に意識され
た問いのもとに過去の経験が捉え返されているわけではない。その範囲は，「だい
たいそれぐらい」という一定のあいまいさを含んでいる。こうした判断は，各人の

---

3) Husserl（1999：385–386, 398–401），邦訳フッサール（1999：308–309, 319–321）を参照。

経験に基づくものであるという意味では，"主観的"なものだ。しかしこれは同時に，「私たちは」と言われているように，同じ病棟で働く看護師同士であれば，ある程度共有可能なものであるようだ。

　（c）しかしそれは「患者さんにとっては」何の根拠があって大丈夫なのかと問われる。看護師たちはたしかにそれが「大丈夫」だと知っていたが，患者はそうではない。一般的にいって，患者には点滴に関して看護師のような多数の経験はないからだ。患者からは看護師が経験したことやそこで形成された類型をみることができないので，看護師がそう考える「根拠」がわからない。これは「一度」，「指摘していただいたことがあって」と，明確に過去に一度あった出来事であることが示されている。

　（d）はその後の反省である。「たしかに後々振り返ってみると」という言い方は，指摘される以前や指摘当時すぐには，看護師の返答がとくに問題とは思われなかったことを示唆している。指摘を受けて振り返ってみて初めて，そこに「何の根拠も」ないと気づかれる。ここで「振り返ってみる」とは，単に過去のことを思い出すだけではなく，今までの視点とは異なった視点で過去の行為を見直してみることである。

　「根拠」という語は，看護で推奨される「根拠に基づく実践（Evidence Based Practice：EBP）」の考え方を背景に用いられるが，この文脈では，それによって患者に説明し納得してもらうことができる，ということが含まれている。看護師の「慣れの部分」は，「しっかりした根拠」ではなく，患者に対して説明可能なものではない。説明可能な根拠は，たとえば薬剤師や医師に確認したり副作用の状況を聞いたりすることによってもつことができる。ここでの〈慣れ〉と〈根拠〉の対比に含まれているのは，より一般的にいえば，〈自分（たち）の判断や実践に必要なこと〉と，〈違う立場の相手にそれを説明するために必要なこと〉とは違っている場合がある，ということだ。

　もう一つここで興味深いのは，説明が看護師だけで行われるのではなく，薬剤師や医師に確認する必要があるとBさんが考えていることだ。他の職種との間の協力は，後の部分では「連携」と呼ばれる。患者に適切に応答するためには，職種間の連携が必要であることがここですでに指摘されているとみることができる。

　（e）患者の指摘は1回のことであるが，これは「全体のこととして」つながっているものと受け取られる。こうしてB10では，それまでの一部の看護師の指導の問題から，病棟全体の問題へと話題が移っている。

　前のスタッフ指導の場面と比べてみると，次のような共通性をみることができる。

すなわち，その看護師の過去の経験に基づく自分（たち）のやり方が問題を生じさせている，と捉えられているということだ。この点で，点滴の「慣れの部分」も，スタッフが「私は今までこれでやってきたので」というやり方もよく似たものとなっている。当の看護師は自分のやり方に問題があるとは思っていないが，しかし相手は違った受け取り方をする。このような習慣に基づく言い方と対置されるのは，事実や根拠に基づいて話す，というやり方だ。

4　患者の思いを大切にする

4-1　個別の思いをくみ取ること

K12　……すごいですね，いや，大変な，あの，大変な，ことですよね。

B12　うーん……けっこう，ねえ，(a) がんの患者さんなので，やっぱり不安も，強いし，やっぱり化学療法で副作用がほんとに，強いので，ちょっと，点滴の時間が早かったら，副作用が今まで以上にもっと出るんじゃないかとかっていうほんとに不安が強くって，その思いっていうのんを，<u>しっかり私たちはくみとらないと</u>，(b) 普段ほんとにたくさん患者さんが化学療法されてるので，ただただ点滴の管理をするだけではなくって，その患者さんの一人ひとりの個，個別性，っていうのを<u>ちゃんとしっかり把握しないといけないなっていうのは</u>，病棟の特殊性としても，それはスタッフにも，あの日々，言ってるところで，よく振り返る部分でも，はい。

　根拠をもって返すということは，「大変な」ことではないかというインタビュアーに対して，Bさんは (a) (b)（それぞれ下線部まで）のことを，「日々，言っている」「よく振り返る」という。下線部を比べてみると，全体として，(b) は (a) のことを別の面から言い換えて述べたものであることがわかる。

　(a) では，患者の「不安」が二つ言われているが，どちらの不安も，「がんの患者さんなので」，「化学療法で副作用がほんとに，強いので」と，その理由とともに述べられている。そのうえでBさんは，その「不安」ではなく，その「思い」をくみとらなくてはならないという。このような言い方からわかるのは，「思い」とは，単に患者が不安になっているという状態や不安な感情のことを指すのではなく，その理由とともに捉えられた感情や気持ちのことである，ということだ。つまり患者の〈思い〉は，看護師にとっても了解可能な理由があり，そこからの連関を含むも

のとして捉えられなくてはならない。

　このような〈思い〉をしっかりくみとるとは，いわばそのまま流してしまうのではなく，意識的に自分のもとに引き寄せて把握するということである。つまり患者の〈思い〉は，看護師が意識的に注意を向けていないと目に入ってこないかもしれないようなものなのだ。そして〈くみとる〉とは，単にこの患者に不安があるという情報を得ることではなく，その感情の内実を思いやるような仕方で捉えるということを含んでいる。

　看護師の注意に関連することは（b）で述べられる。たくさんの患者がいるので「ただただ点滴の管理をするだけではなくって」と言われるとき，これは，気をつけないと看護師は実際にそうなってしまう危険があるということを示唆している。これは先にみた〈習慣に基づいて対応する〉ことの一つの形であるだろう。多数の経験によって習慣化された仕方で「点滴の管理」だけをしているとき，個々の患者には目が向けられていない。そうではなく，看護師は患者の「個別性」を「ちゃんとしっかり把握しないといけない」。

　ここでは「思い」の代わりに「個別性」のことが言われているが，そのことによってこの両者に密接な関係があることがわかる。患者の〈思い〉には個別性がある。このようにいえるのは，先述したとおり，〈思い〉はその理由を含んだものだからだ。不安という感情は多くの患者にみられるものかもしれないが，患者それぞれに違った理由があるということによって，〈思い〉はそれぞれ異なったものとなるだろう。

4-2　思いを大切にするという共同行為

K13　……ど……こう……この一，個別の患者さんをみるっていうのは，ね，うんー，なんかこう，ある意味では難しいことのように感じるんですけども，そのへんはこう，どういうふうに，していらっしゃいますか。

B13　（a）と，けっこうあの，患者さんの，そのバックグラウンドになるものそのたとえばご家族，だとか，この入院されるまでに至った，経過っていうのんを，私たちすごい，大事にしてて，やっぱりがんですよっていうふうに，告知をされて，その治療を受け入れる，しかも化学療法なので，まあ手術ができなくって，この，化学療法をされてる方とか，もう化学療法ができなくって，あの痛みのコントロール，緩和治療目的で入ってこられる方もいらっしゃるので，そのへんの思いというとこ

ろを，すごく大切にしてて，（b）なので，担当になった看護師を中心に，そのカン
ファレンスを開いて，そのか，あの本人さんだけではなくって，ご家族，がどういう
ふうに，思って，おられるのか，たとえば最期の場所を，どこで，迎えようと思っ
ておられるのかっていうところまで，あの，しっかり，把握して，で私たちだけで
はなくって，あのー，MSW，あのー，ケースワーカー（はい）の人とかも，入って
もらって，たとえばもうホスピスに行きたいっていうことであれば，すぐに連携を
図って，患者さんの，思いっていうのに沿えるように，（c）それもできるだけ，早
く早くに，情報を得れるように，日々の，なかで情報をできるだけ得て，ご家族が
来られたときにも必ず，お話を，うかがうというふうには徹底は，しています。

（a）は，「家族」や「経過」のような患者のバックグラウンドを大事にすることを
述べている。「経過」とは，がんの告知から，化学療法や緩和治療のための入院に至
るまでの経過である。これらの経過が〈思い〉を形づくる。前項で〈思い〉が理由
を含んでいることをみたが，ここでBさんが「バックグラウンド」と呼んでいるも
のは，そのような理由の一種であるとみることができる。

それに対して（b）で把握されるのは，過去の経過ではなく，「たとえば最期の
場所を，どこで，迎えようと思っておられるのか」など，未来に向けた考えである。
（a）と（b）は時間的に逆の方向を向いているのだが，この両者が連続的に語られて
いることから，次のことがわかる。すなわち，過去からの経過のなかでの〈思い〉
と，将来に向けた〈思い〉は，別々のものではなくひとつながりのものであるとい
うこと，すなわち，将来どうしたいかという〈思い〉は，過去の経過やバックグラ
ウンドを前提としており，切り離すことができないということである。

把握された〈思い〉に対しては，「すぐに連携を図って」，患者の〈思い〉に「沿
えるように」する。単に患者の〈思い〉を把握し，理解するだけにとどまるのでは
なく，それに沿って連携した対応を行うこと，行為することにつなげられなくては
ならない。続いて（c）では，これらのため，「早く早くに」情報が得られるように，
「日々の，なかで」情報を得るようにしている，とされる。これは看護師の意識的・
能動的な活動である。「情報」は〈思い〉そのものであるとは限らないが，〈思い〉
を把握するための手がかりになるだろう。

ここで2点注意しておきたい。一つは，（a）（b）（c）とも，「家族」への言及を含
んでいるということである。（b）では，「本人さんだけではなくって，ご家族，が
どういうふうに，思って，おられるのか」と言われるように，本人と並んで家族の

ことが問題となる。〈思い〉が個別的なものであるならば，本人と家族の〈思い〉も違うだろう。家族の〈思い〉を聞くことは看護の実践のうえで重要なことであると思われる。一方で，（a）では家族が「バックグラウンド」に含められており，また（c）では「必ずお話をうかがう」と，本人やその〈思い〉との関係のなかで家族のことが言われている。ここでは，本人の〈思い〉は，家族から切り離されたものではなく，むしろ家族との関係のなかにあるものと捉えられている。つまり家族はさまざまな仕方でここでの実践に関連している。

　もう一つは，看護師も常に「私たち」と複数であること，さらにケースワーカーなども含めて，「連携を図って」対応しているということである。バックグラウンドを「大事にする」こと，どう思っているかを「把握」し，〈思い〉に「沿えるように」すること，「情報を得」ること，「話をうかがう」ことなどは，看護師たちによって「徹底」されており，個人ではなく全員が意識して，能動的に行うことである。インタビュアーは K13 で，個別性を捉えることの難しさについて質問しているが，それに対する答えは，要約すると，「私たち」で意識してそれを行う，ということであるようだ。

5 患者と家族の間

K15　その，そうー，ん，そんなかでこう，〔…〕どんなところがこう，なんていいますかね，大事だなといいますか，あー，ポイントになるというのは，ありますか。
B15　そうですね，やっぱり，なんかこうー，やっぱりがんの患者さんだけではないとは，思うんですけども，ご本人が思っている思いっていうのんと，ご家族が思って，考えておられる思いっていうのが，たまにそれぞれに，聞かせていただくと違うことが，あって，あと，やっぱりご家族に迷惑をかけたくないっていうふうに，ご本人さんが思っておられて，それをご家族に伝えれてなくって，どちらかがやっぱり無理を，されてる，患者様とかご家族様っていうのが，いらっしゃるので，その間に立って，自分たちが，何をできるのか，本人さんの意見ばっかりを優先するわけでもなく，ご家族さんの意見を，ばっかりを優先するわけでもなく，ほんとに，両方の，あの，お二人ともが，あの，まあ同意をしてっていうか，いい感じで，この治療を続けて，行けるっていう<u>ところに，あのー，が難しいな</u>とは思うんですけども，そこがすごく，大事な部分でも，あって，だから日々，お話を聞いて，ほん

とにそれを思っておられるのかなっていうふうに，思いをちゃんと言葉として出しておられるのかなっていうのを，あのちょっと気をつけて，日々，関わって。でその，患者さんが言っていただいたことを，丸々，ご家族が来られたときに，伝えてもいいのかなーっていうのも，ちょっと考えながら，あの関わっては，います。あんまり全部言うとご家族の負担に，なったりすることもあるので。

Bさんは，「大事」なところとして，患者と「家族」のことを挙げる。前節でもB13に患者と家族の関係への言及が含まれていたことを確認したが，B15はこの関係を取り出して，より詳しく述べたものとみることができる。本人だけでなく家族の〈思い〉のことも考え，それらを大事にしようとするならば，両者の〈思い〉が「違う」ことがあった場合に，対応が難しいものとなるのはほとんど必然だろう。

Bさんがここで，「その間に立って，自分たちが，何をできるのか」と言うとき，この文の主語は看護師である。しかしこの文は，途中の下線部で言い換えられている。まず「この治療を続けて，行けるっていう<u>ところに</u>」までは，看護師を主語とした文の構造は維持されている。この「<u>ところに</u>」の後には，「もっていく」のような言葉が続くのが自然であるだろう。しかしこのつながりは中断され，言い換えによって，「この治療を続けて行けるっていうところ<u>が難しい</u>」という文になっている。つまり，患者と家族が「いい感じ」で治療を続けられるということそのものが，「難しい」ことであると同時に「すごく大事な部分」でもある，とされる。ここでの主体は看護師ではなく，患者と家族である。

それとともに，時間の捉え方も変わり，患者と家族が「治療を続けて行ける」という継続の側面が前面に出てくる。それによって，対応する看護師の行為も，「ちょっと気をつけて」関わる，「ちょっと考えながら」関わる，という仕方で，継続的な関わりのなかでの注意として捉えられることになる。看護師には「何ができるのか」と問われたときには，看護師が何らかの一つの解決をもたらすというような答えが想定されるかもしれないが，実際はそうではなく，むしろ看護師が行うのは，患者と家族が主体として治療を続けていくための継続的な関わりのなかでの「ちょっと」のことである。

看護師の関わり方についてのこの説明を，先のB13での説明と比べてみることができる。B13では，思いを聞くということに関して，「しっかり把握して」，「早く早くに情報を得られるように」，家族にも「必ずお話をうかがう」と，看護師の積極的な態度が示されていた。それがB15では，「日々，お話しを聞いて，〔…〕ちょっと気

をつけて，日々，関わって」という，一歩引いた態度となる。ここでBさんが気を
つけていることは，「ほんとにそれを思っておられるのかな」「思いをちゃんと言葉
として出しておられるのかな」ということ，つまり主体としての患者（と家族）が
どうであるか，ということである。

　ここには再び〈思い〉と〈言葉〉の対比がある。患者の〈思い〉と〈言葉〉が本
当に一致しているかどうかは，〈思い〉が明らかに見えるものではない以上，一度に
わかるようなものではないかもしれない。それは看護師が「日々」の関わりのなか
で「気をつける」ことによって気づかれる（かもしれない）ようなものだ。

　またB13では，患者の思いを把握して，たとえばホスピス希望であれば「すぐに
連携を図って，患者さんの思いっていうのに沿えるように」と，それを行動に移す
ことが想定されていた。しかしB15ではより慎重に，患者の言ったことを「丸々」
家族に伝えてよいか[4]ということも考えながら関わる，と言われる。つまり患者の
思いを聞いた後の対応についても違う仕方で語られている。

　これらは「日々」行われることであるが，「日々のなかで」という語は，先のB13
にも現れていた。B13とB15は，違うことを述べているようだが，実際には同時に
行われていることなのだろう。日々のなかで思いを把握することのなかに，より繊
細な仕方で「ちょっと気をつける」という側面が含まれているのだ。

　このような場合の対応は，看護師が一人で行うことではないものが次に述べられ
ている。

K16　難しいですね，うんん。
B16　はい。なのでけっこう，そういう思いを聞いたときは，あの，チームで，どう
　　するべきか，その思いをご家族に伝えるべきなのか，どうするべきなのかっていう
　　ようなこととかも，まあ先生を含めて，いつも，あのけっこうまめに，あの，カ
　　ンファレンスは，開いてますね。だからけっこう先生には，こう，ご家族は思いを

4）関連する記事として杉本（2016）を参照。この記事は，Goldsmith & Miller（2015）の
　研究成果を紹介して，「がん患者と配偶者が不用意にがんへの「思い」を語ると，かえ
　って心痛が増したり，二人の関係が悪化したりすることがある」，「画一的な助言が難し
　い中，これまでの二人の関係性の中で築かれた暗黙の了解やルールを尊重しつつ適切な
　タイミングを見極め，今後起こりうること（例：心情の吐露に伴う感情の爆発）をあら
　かじめ説明し，うまくいかないときには他の方法を提案するといった支援の在り方こそ
　望ましい」としている。

言ってたりとかするんで，私たちが持ってない情報を，先生がもってたりもするので，そこらへんで，あの，連携密にして，こう，ね，ご家族とごか，あの本人さんに，関わりが，こうぶれないように，あのできるだけ，してます。はい。

　患者やその家族と関わる難しさへの対応策は，やはり「連携」を密にすることである。これは先に B13 で言われていたことであった。

6 〈思い〉に関する現象学的検討

　以上にみた B さんの語りには，看護師の思い，患者の思い，家族の思いへの言及が含まれていた。B さんの語りは，さまざまな場面でこれらの〈思い〉をできるだけ大切にしようとする姿勢を示すものだったとみることができる。

　人の思いは看護の実践にとって重要なものでありうるが，ではこの〈思い〉とは何だろうか。一般に「思い」という語には複数の意味があり[5]，その範囲や意味内容はあいまいさを含んでいるように思われる。また〈思い〉は"客観的"に規定したり測定したりできるような存在者（または性質や状態）であるとも考えにくい。このとき，「それが何であるか」と問う代わりに，現象学的に「それはどのようなものとして志向されているか」を問うことが，その明確化に役立ちうる。つまり私たちは，あるものについて，「志向的対象としてのそれは，さまざまな志向作用に対して，どのような特徴をもったものとして，どのような仕方で現れるか」を考えてみることができる。B さんの語りから，これらのことを整理してみよう。

6-1　〈思い〉の特徴

　〈思い〉は，不安などの情緒的な要素を含むが，それだけではなく，さまざまな意味内容や分節構造を含んでいる。それは一方では，これまでの経過，家族などのバックグラウンドを含み，それらによって動機づけられたものとして把握される。また他方では，それらを前提として，この先どうしたいかという将来に向けた意志や希望が〈思い〉に含まれる。過去や未来を含むこれらの諸要素が人によって異な

5）たとえば手元の『デジタル大辞泉』には，「(1) ある物事について考えをもつこと。また，その内容。所懐。(2) 予想。予期。想像。(3) 願い。望み。(4) 物思い。回想。」など九つの意味が示されている。

るのは当然だろう。そのため患者の〈思い〉は個別的である。患者とその家族の間でも，違っている場合がある。

　このように複合的なものである〈思い〉は，感情や思考，意志などの概念や，よく用いられる心理学的カテゴリーなどでは適切に捉えることのできないものとして現れている。むしろそれらの多様な要素を含んだ，切り離すことのできない全体が〈思い〉と呼ばれるのだ。その意味で，〈思い〉という概念は非分析的であり，あいまいであるということもできる。しかしそのような概念が実際に用いられているのは，それを使うことに実践的な有用性があるからだろう。実践のためには，概念的な見方によって断片化された内容ではなく，上のような複合的な全体を一つの〈思い〉として捉えることが意味を持ちうる。

　〈思い〉は基本的に個人に属するものと考えられている。しかしこのことは，それが他者にはまったく理解できないものだということを意味しない。〈思い〉は多かれ少なかれ言語化可能なもの，「言う」ことによって伝えることが可能なものである。そうであるからこそ患者の〈思い〉は，看護師など他の人にも了解可能なものである。また，これは「私たち」の〈思い〉として看護師間で共有される場合もある。

6-2　〈思い〉を伝える／捉える

　では上のようなものとしての〈思い〉は，どのようにして他の人に認識されるのだろうか。〈思い〉を伝える基本的な媒体は言葉である。しかし〈思い〉は，必ずしも言葉と一致しているとは限らない。

　看護師の〈思い〉が語られる場面では，まず何かよくないことが起こったことが認識され，その後に〈言葉〉とは違うものとして，看護師の〈思い〉が見出された。そのことによって，〈言葉〉が（その〈思い〉に照らして）不十分だったことを問題にすることが可能になる。2節，3節とも，看護師の〈思い〉が言われるのは，何らかの問題が生じている場面であるが，このことは偶然ではない。うまくいっているときには，〈言葉〉で十分なのであり，言葉と違う〈思い〉をとくに持ち出す（ことによって言葉を問題視する）必要はないのだ。

　そして，そこでは「言い方」や「態度」が問題となる。つまり〈思い〉は，言葉の直接的な意味内容だけでなく，言い方や態度を通じても伝わる（相手に受け取られる）ものなのであり，看護師はそれらの要素にも注意しなくてはならない。Bさんの語りでは，スタッフの言い方や態度における不十分さが，従来の経験や習慣に従った言動であるという点に求められていた。これは，事実や根拠に基づいて話す

 こととは異なった態度である。

　患者の〈思い〉の場合は，看護師は最初からその〈思い〉が重要なものとしてあることを想定して，「しっかり把握する」ことができるように努めている。そのためには，その人のこれまでの経過やバックグラウンドを大事にすること，情報を得ること，話を聞くことなどが必要である。それは看護師が日々，意識的に注意していなくては取り逃されてしまうかもしれないようなものであり，また場合によっては十分に言葉に出されていないかもしれないものである。

　このような言葉以上のものとしての〈思い〉の認識論的性格は，E. フッサールの言う「カント的理念（Idee im Kantischen Sinne）」になぞらえてみることができる[6]。フッサールの議論は次のようなものだ。まず，知覚（たとえば視覚）というものは一般に，物のあらゆる側面を完全に与えるような十全な明証ではありえない。物はいかなる場合も，一方向から見た現出（Erscheinung：見え姿）によってしか知覚されないからだ。しかし私たちは，物が知覚的に完全に与えられた場合というものを，一つの「理念」として考えてみることができるだろう。そして実際の知覚の際にも，そのような完全な所与性は，カント的意味での「理念」として「下図を描かれている」（vorgezeichnet）[7]。すなわち，仮に知覚が整合的に無限に進行した場合，そのあらゆる可能な諸現出は（バラバラのものではなく）一つの体系的な全体として閉じた統一をなしているだろう，ということが「理念」としてその知覚のうちに含まれているのだ[8]。この完全な所与性という「理念」には，その相関者として，それ自体そのものとしての物という「理念」が対応している[9]。

　フッサールが「カント的」というときに意味しているのは，その理念そのものは経験不可能である（経験の可能性の範囲内にはない）ということ，そしてそれにもかかわらず統制的（regulativ）に使用することができるということであると思われる[10]。理念の統制的使用についての，I. カントの説明は次のようなものである。

6）フッサールは複数のものに関してカント的意味での理念という概念を用いているが，ここでは物知覚の場面について述べる。
7）Husserl（1976：331），邦訳フッサール（1984：303）を参照。
8）注7）と同様。また，Husserl（1974：66-67，注1），邦訳フッサール（2015：69）を参照。
9）Husserl（1974：66-67，注1），邦訳フッサール（2015：69）を参照。
10）前注の箇所でフッサールは「カント的意味での統制的理念（eine regulative Idee im Kantischen Sinne）」（同上）と言っている。

　しかしこれに対してそれら〔理念〕には，すぐれたそして必要不可欠な統制的使用というものがある，それはすなわち，悟性をある目標に向けるということであり，その目標を見込むことで，悟性のすべての諸規則の方向づけはある一点へと収束するのだ。その点は，たしかに理念（虚焦点）にすぎない，すなわちそれは可能的経験の限界の完全な外部にあるのだから，そこから悟性概念が実際に発するわけではない。しかしそれは，可能的諸経験に最大の広がりだけでなく最大の統一を与えるということに役立つ。（Kant 1998：A644/B672）

　つまりカント的理念とは，経験できないもの・直接には知覚できないものであるにもかかわらず，知覚の際に，今実際に知覚されている「より以上のもの」として，いわば虚焦点として想定されることによって，知覚のさらなる進展と統一を導くものである。

　Bさんの言う〈思い〉は，このカント的理念のようなものと考えてみることができる。このとき〈言葉〉は，（知覚でいえば）現出に相当することになる。〈思い〉は，常に，現実に経験された〈言葉〉のうちに完全には与えられていないものとして注意を向けられるものであり，まさにそれゆえにこそ，そのよりよい把握を目指す看護師の継続的な努力を可能にするものとして機能する。そしてこのとき，相手の本当の〈思い〉は，〈言葉〉から現時点で理解されていることとは違っているかもしれない，と考えてみることが常に可能である。

　認識論の観点からみたとき，デカルト主義的な私秘的な心というものを前提としたうえで，〈思い〉をその心の内面と考えるのは適当ではない。なぜなら，そのように考えた場合，〈思い〉を他の人から捉えることは原理的に不可能になってしまうからだ。むしろ誰かの〈思い〉とは，そもそも〈言葉〉や態度などを通じて捉えられるようなものとして現れているのであり，かつ同時に，〈言葉〉以上のもの，すなわち〈言葉〉では捉えきれないものとして把握に努められるようなものなのである。

6-3　思いと実践

　しかしフッサールの議論と違って，Bさんの語る実践の文脈では，〈思い〉は単なる認識対象として目指されているのではない。〈思い〉を把握することは，それ自体が最終目的ではなく，むしろ看護師たちの実践の一部としてそのなかに埋め込まれている。Bさんの語りのなかでは，〈思い〉がどのように扱われるかについて，次の3通りが語られていた。

第1部
第2部
第3部
第4部

(Ⅰ) 看護師の〈思い〉は，それが正しく伝わるような適切な仕方で態度や言葉に示されなくてはならない。言い換えると，これまでのやり方や〈慣れ〉に従うのではなく，〈思い〉が言葉を変えなくてはならない。

(Ⅱ) 患者の〈思い〉は，それを尊重し，実現することができるようにするために，しっかり把握されなくてはならない。看護師たちはその〈思い〉に沿えるように行動する。このことはすべて，単独ではなく複数の人たちによって（看護師どうしでも，他の医療関係者とも）共同・連携して行われる。Bさんが「思いを大切にする」というとき，そこにはすでに，このような行為への多様な連結の可能性が織り込まれている。看護において，共同や連携というのがどのようなことであるかについては，さらに論じられる必要があるだろう[11]。

(Ⅲ) 看護師（や医療者）は，〈思い〉を伝えることが常によい結果をもたらすとは限らない，ということを認識している。看護師が〈思い〉を把握することは重要なことであるが，それを伝えることがどのような影響や効果をもたらしうるかは，それとは別のこととして考慮されなくてはならない。そのために，何を伝えるか，または何を伝えないかに関して，慎重な考慮や共同的な検討が行われている。

7 まとめ

　この研究の問いは，「看護の実践のなかで看護師は何をしているのか」というものであった。看護師がやっていることの一部は，患者や家族との間，および看護師間や他の医療職者との間のやりとりであるといえる。そのやりとりのうちには，当然，さまざまな種類の情報伝達や言語的コミュニケーションが含まれるだろう。

　しかしさらに，前章と本章でみたのは，実践のなかで伝えられているもの／聞かれているものには，言葉以上のものが含まれている，ということだった。前章ではそれは，医療の規範であり，そこではそれを受け取った人が行為を変えたり新しく形成したりすることが求められていた。そのために看護師は複数のやり方を作り出していた。本章では，人の〈思い〉が問題とされた。看護師は〈思い〉を適切に伝えること，あるいは患者の〈思い〉を捉えてそれに沿って行動したり，調整したり

---

11) 共同で行うことに含まれる事がらの一部については，小林（2016）で論じた。

することが必要だとされた。

　医療の規範と人の〈思い〉は，どちらも看護の実践にとって不可欠の要素であるだろう。AさんとBさんは，看護に含まれることを違う面から語ってくれた。看護はこの両者を，またさらに多くの面をも同時に含んだ複雑な実践であると考えられる。

【引用・参考文献】

小林道太郎（2016）．「補い合うことと考えること──ある看護師へのインタビューの分析から」『看護研究』*49*(4)：267-275.

杉本なおみ（2016）．「わかる! 使える! コミュニケーション学のエビデンス 第8回 がん患者と配偶者が「がんへの思い」を話すことの是非」『週刊 医学界新聞』3201号（2016年11月28日）：6.

Goldsmith, D. J., & Miller, G. A.（2015）. Should I tell you how I feel? A mixed method analysis of couples' talk about cancer. *Journal of Applied Communication Research, 43*(3)：273-293.

Husserl, E.／Janssen, P.（Hrsg.）（1974）. *Formale und transzendentale Logik: Versuch einer Kritik der logischen Vernunft*（Husserliana Band XVII）. Den Haag: Martinus Nijhoff.（フッサール, E.／立松弘孝［訳］（2015）. 『形式論理学と超越論的論理学』みすず書房）

Husserl, E.／Biemel, M.（Hrsg.）（1976）. *Ideen zu einer reinen Phänomenologie und phänomenologischen Philosophie, Erstes Buch: Allgemeine Einführung in die reine Phänomenologie*（Husserliana Band III/1）. Den Haag: Martinus Nijhoff.（フッサール, E.／渡辺二郎［訳］（1984）. 『イデーン──純粋現象学と現象学的哲学のための諸構想 I-II』みすず書房）

Husserl, E.／Landgrebe, L.（Red. und Hrsg.）（1999）. *Erfahrung und Urteil: Untersuchungen zur Genealogie der Logik*（7. Auflage）. Hamburg: Felix Meiner.（フッサール, E.／ランドグレーベ, L.［編］／長谷川宏［訳］（1999）. 『〈新装版〉経験と判断』河出書房新社）

Kant, I.／Timmermann, J.（Hrsg.）（1998）. *Kritik der reinen Vernunft*. Hamburg: Felix Meiner.（カント, I.／原 佑［訳］（2005）. 『純粋理性批判』平凡社）

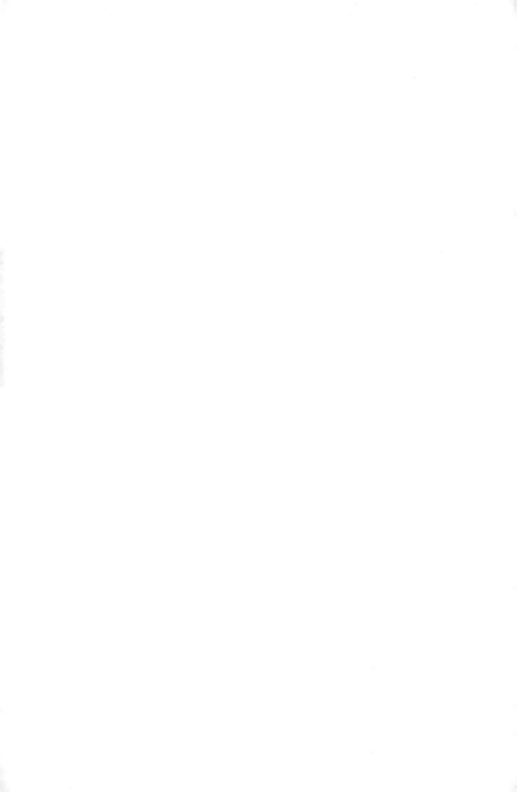

第7章

あいまいな専門職の私

看護の〈専門性〉をめぐる哲学対話

西村高宏

1 はじめに

このところ，とくに海外の医療や福祉の現場では，賛成／反対といった党派的な
ところから議論を始めるディベートやディスカッションとは異なった，それぞれの
立ち位置や考えを乗り越え，目の前のものごとに対して遡行的な問いを投げかけつ
つ，他者との〈対話〉を通して自分自身の考えや価値観を根本的に問い直そうとす
る哲学的な対話実践が試みられつつある。そこには，現在の医療現場が，もはや従
来のマニュアルや原則主義的なアプローチからだけでは到底解消しきれないような
複雑な状況や関係性のうちに置かれていること，さらにはそういった状況のなかで，
医療従事者はもとより，患者本人やその家族をも含めた当事者のそれぞれが，その
つど自らの死生観や人生観，〈老い〉観，そして職業観などといったさまざまな価値
観を根本的に問い直し，ほぐし，あらためて逞しくしていけるような場と機会が求
められていることがうかがえる。とくに，通常の医療の枠組みが崩れがちな災害時
においては，それぞれの医療者の専門職性があいまいになり，医療専門職者に独特
の哲学的な問題が浮上してくる場合も少なくない。

そんななか，筆者は，2011年3月11日に発生した東日本大震災による原発災害
時下において，原発から23km圏内の病院で「自主退避」の指示を受けながらも医
療行為にあたった医師や，医療支援のために被災地に赴いた医療従事者などと数多
くの哲学的な対話の場を拓いてきた。そして，それらの対話のなかでとくに驚かさ
れたのが，支援・ケアに関する専門的な知識や技能をもっとも備えているともいえ
る看護職の方々が，逆に，さまざまな文脈において自らの専門性について戸惑い，
またそれに関する問い直しを余儀なくされていた，という事実である。そのような
問い直しの作業を看護職者たちにしつこく迫っていたものは何なのか。おそらくそ
こには，長期にわたる専門的な教育によって自身の専門性を保証する特別な知識や

技能を備え，またそれらをどのような状況においても十分に発揮することが求められる医療専門職者の理想的な姿と，じっさいに被災地支援のなかで自分自身がいま現在置かれている状況とのあいだに生じたズレが関係していたような気がしてならない。

　「医師や看護師などといった医療専門職と呼ばれる人たちは，誰にでもできるわけではない専門的な知識や特殊な技能（能力）を備えているだけでなく，病に臥している患者や困難な状況に置かれている人たちをケアしたいという志もしくは意欲を備えていなければならない」。これは，当の看護師本人だけではなく，むしろ社会一般の人たちが看護職者に対して強く抱いているイメージ像といえる。それだからこそ，震災時，とくにケアの専門職者である看護師には，何をおいても自らの専門的な技能を用いて被災者のために行動すべきであるといった献身的な心の構えが求められ，またそのことを自らにも過剰に課してしまっていたのではなかったか。その厄介な理想像と被災地でじっさいに自分自身がおかれている現状との狭間で，多くの看護師が自らの専門性に対する戸惑いの声を挙げていたのではないか。

　本章では，筆者が，東日本大震災時に被災地支援に赴いた医療従事者たちと試みてきた哲学的な対話実践の内容について簡単に報告する。そのなかで，他者との哲学対話を通して，〈専門職者〉などに関する自身の凝り固まった価値観がほぐされていく姿が明らかにされ，また当事者の漠然とした個人的な〈悩み〉が，対話に参加したすべての者がアクセスしうる一つの明確な〈問い〉へと変換されていく哲学対話独特の動きについてもあわせて感じてもらえたらと思う。おそらくその作業のいたるところで，当事者の個別具体的な経験に徹底して寄り添おうとする現象学的な態度が透けてみえてくるに違いない。

2　貧相で，窮屈な〈支援〉観

　東日本大震災の発災以降，とくに苦しかったことは何ですか，と聞かれることがよくある。これはあくまで，自身も被災し，震災以降，被災地の方々と長らく震災に関連した哲学対話を行ってきた筆者の個人的な感覚によるものでしかないが，そういったときには決まって「震災直後の貧相で窮屈な〈支援〉観」，と答えてきた。

　震災直後から，被災地内外を問わず，震災という〈出来事〉を前に「あなたには何か支援ができるのか，できないのか」といった能力主義的な判断基準からだけで遺された者の多くが一気に試され，自分の立ち位置や能力について問い直しを迫ら

れ，裁かれ，それなりに傷つけられてきたことに対してあまりにも無頓着であるかのような感覚を筆者は強く抱いていた。それどころか，そういった無頓着さはすぐさま反転し，被災地（者）に対して物資を送ったり瓦礫の撤去を行ったりするような実効性や即効性があり，しかも結果の見えやすい支援以外は〈支援〉ではないといった，一つの凝り固まった〈支援〉観へと結晶化していくようで，怖かった。当時，巷でよく耳にした「いま自分にできることをやる」などといった呪文にも似たスローガン的な物言いは，震災という〈出来事〉への私たちの係わり方が〈できる／できない〉といった切り口以外にはイメージすらできないことを皮肉にも物語っていたのではないか。そこでは，貧相な〈支援〉観，〈支援〉という営みに関する多様な観点を欠いた偏狭さ，さらには経済的・身体的な困難などのさまざまな理由から，直接的で実効性のある〈支援〉ができずにいる者たちが申し訳ない気持ちで震災のなかを生きるという，いっそう厄介な事態が間違いなく二次的に生じていた。それだからこそ，震災の被害に対して直接的な支援の成果を見出しにくい芸術や文学，さらには哲学などの活動をしている多くの者たちが，あらためて自分の「できなさ」「役立たなさ」に〈負い目〉を感じてしまうという息苦しさが生まれていたのではなかったか。

　そういった窮屈さを背景として，仙台市にある公共施設「せんだいメディアテーク」[1]と連携し，「〈支援〉とはなにか？」というテーマ設定のもと，2011年9月25日に哲学対話（「考えるテーブル てつがくカフェ」[2]）を開催した。そこで，80名以上の参加者（被災者の方々も含む）と共に，筆者が震災直後からずっと違和感を抱き続けてきた，凝り固まった〈支援〉観について根本的に問い直した。具体的には，震災直後から〈支援〉の意味について考え，また災害ボランティア・ナースとして被災地（石巻）に赴いて積極的に医療支援活動を行ってきた看護師の方をゲストに迎え，〈支援〉という営みを哲学的に捉え返す際の重要なキーワードを参加者同士で共有・分類し，〈支援〉のうちにある隠された側面に一つひとつ丁寧にひかりをあて，そこから〈支援〉に関する新たな意味を見出していく作業に取り組んだ。そ

---

1) https://www.smt.jp/（最終確認日：2022年8月18日）
2) 「哲学カフェ」については，カフェフィロ（2014）を参照のこと。仙台においては，哲学的な対話実践に誰でも気楽にアクセスできるようにとの思いを込めて，ひらがなで「てつがくカフェ」と表記している。震災後，「せんだいメディアテーク」にて開催している東日本大震災に関連した「考えるテーブル てつがくカフェ」は，2020年1月時点でのべ74回を数える。

の際，何より収穫だったのが，そのプロセスのなかで，当日参加してくださった多くの医療従事者の方々の凝り固まった〈支援〉観も徐々にほぐされ，やがてそれが自身の〈専門職性〉に対する問い直しの必要性を大きく感じさせる別の効果となってさらに展開していったことであった。そういった手応えもあり，筆者は災害支援が落ち着きはじめた 2013 年辺りから，被災地支援に赴いた医療従事者との哲学対話を，宮城県の仙台市や石巻市，さらには京都，東京などといった被災地以外の地域にも範囲を広げつつ集中的に行いはじめる。思い浮かぶ取り組みを列挙したものが表 7-1 である。

　とくに京都と東京（日本赤十字看護大学）で開催した哲学対話では，あえて医療従事者の〈専門職性〉を問い直すために，「震災と看護」（京都），「震災と専門職」（東京）といった緩やかなテーマを事前に設定して参加者を募り，それぞれ，3 回にわたってシリーズとして対話の場を拓いた。そうすることで，回を重ねるごとに参加者同士の対話がいっそう深まり（対話の場も育ち），個々人の単なる思い悩みがそのつど明確な〈問い〉へと何度も組み替えられ，またさまざまな角度から自身の

表 7-1　筆者が行った被災地支援に赴いた医療従事者との哲学対話

2014 年 3 月 16 日	「震災と看護 1： 〈震災〉から〈看護〉を語ろう」	京都・ ねこのて訪問看護ステーション
2014 年 5 月 18 日	「震災と看護 2： 看護にとっての使命感とは？」	京都・ ねこのて訪問看護ステーション
2014 年 7 月 19 日	「震災と専門職 1： 原発制限区域内における唯一の災害拠点病院　実際どのように東日本大震災に対応したか？」 話題提供：太田圭祐 （名古屋大学医学部附属病院医師・当時）	東京・日本赤十字看護大学
2014 年 8 月 23 日	「震災と看護 3：看護のイメージ？」	京都・チルコロ京都
2014 年 9 月 6 日	第 37 回 「考えるテーブル　てつがくカフェ：震災とケア」 話題提供：太田圭祐 （名古屋大学医学部附属病院医師・当時）	仙台市・ せんだいメディアテーク
2014 年 11 月 8 日	「震災と専門職 2： 〈専門職〉としての役割は〈個人〉より重いか？」	東京・日本赤十字看護大学
2015 年 3 月 21 日	「震災と専門職 3：看護の専門性とは？」	東京・日本赤十字看護大学
2015 年 8 月 9 日	「震災と専門職を問い直す」	仙台市・ 日本災害看護学会第 17 回年次大会

〈専門職性〉に関する問い直しの機会を支えた。なかでも，2011 年 3 月 14 日の福島第一原発 3 号機の爆発を受けて，原発災害時下の放射能による恐怖のなか，「安全」と「危険」の境界線で患者の生命を救い，地域医療を守るために奔走した南相馬市立総合病院（当時）の太田圭祐医師を話題提供者として迎えた日本赤十字看護大学での哲学対話（2014 年 7 月 19 日開催「震災と専門職 1」）では，〈専門職性〉の問題が公と私のはざまで揺れ動く医療専門職独特の〈負い目〉の問題へと組み直され，この問題がもつ多様さと困難さが対話の参加者によって徐々にあぶり出されることとなった。

3　〈患者〉さんからではなく，〈専門職〉から逃げた？

　福島県浜通りにある南相馬市立総合病院において，発災当初から 10 日間にわたり過酷な状況下で救命医療活動を行ってきた医師の太田圭祐氏によれば，震災当時，福島第一原子力発電所の 30km 圏内にある南相馬市立総合病院（震災当時の病床数は約 220 床，医師 14 名，スタッフは病院全体で 250 名程度）では，3 月 14 日の福島第一原発 3 号機の水素爆発を受けて，経済産業省原子力安全・保安院が原発周辺 20km 以内に残っていた住民 600 人に屋内退避要請を出したこともあり，院長はじめ病院幹部から，「病院スタッフも含め，自主避難をしていい。スタッフ全員，自分の判断で逃げるように」という通達が出されたとのことである。まさに「この通達は，病院・患者を捨てて逃げてよいということ」を意味する。すなわちそれは，〈専門職〉としてそのまま病院にとどまるのか，あるいは患者を置いて家族のもとへ帰るのかのその選択が，まさに医師や看護師らの個人的な判断に委ねられた，ということに他ならない。そして，そのことは，職場を離れ，家族と共に避難した多くの看護師にいまもなお厄介な〈負い目〉の感情を与え続けている（太田 2011：80-81）。このことについて，2014 年 7 月 19 日に東京（日本赤十字看護大学）で開催した哲学対話において，太田医師は次のように発言している。

> 　3 月 14 日の午前，一番の懸案事項だった福島第一原発 3 号機の水素爆発が起きます。そしてそれ以降，南相馬でも空間放射線量が上昇し，原発から 30km にあった病院は「屋内退避地区」に指定されます。そういった数値の上昇や爆発音などの情報にくわえ，現実的な被曝の可能性も頭のなかでよぎりはじめ，さすがにスタッフも恐怖に煽られてしまう。もちろんスタッフもまた被災者なので家族のもとへ

行きたい，家族と運命を共にしたいと，目に見えるかたちで動揺しはじめます。も
ちろん，うちの病院にも，救急医療の大前提として，たとえば大きな災害が発生
し，救急隊や医療者が支援に赴く際には，支援を行う当事者が絶対に被災してはな
らないという考え方がありました。逆に自分が負傷してしまうこと，たとえば僕
が医療者として被災地に入って，自分自身の安全が確保されていないにもかかわ
らず患者さんを助けに行くといったことは絶対にやってはいけないことなんです。
そして，原発3号機原子炉建屋の水素爆発を受けて屋内退避の指示が出されたあ
のときの南相馬市立総合病院の状況が，まさにこれとまったく同じ状況，すなわち，
医療従事者はもとより，院内のスタッフ全員の安全が確保されていないという状
況に陥ったことが明らかになり，病院幹部の判断としては当然「病院解散」という
ことになります。そしてついに，病院側からスタッフに対して自主退避してもよい，
言い方は悪いですが，実際のところ，スタッフは患者を置いて逃げてもよいという
指示が出されます。ただ，それは強制ではなくあくまで本人，スタッフ自身が決め
なさいということで，逆に，患者を取るか家族を取るかという究極の選択が当の医
療従事者たちの判断に任せられるという過酷な時間が訪れます。

　その指示が出たときは，もうスタッフの大半は悔しくて泣き崩れて，どう行動し
たらよいのか正解がわからず呆然とするばかりでした。僕自身もそのうちの一人
で，逃げようとも残ろうとも言えず，ただみんなはどう行動するのかと，まわりの
スタッフの状況を見守ることしかできませんでした。家族のために逃げていく医
師もおり，最終的に，病院全体で250名ほどいたスタッフのうち病院にとどまっ
たのは4分の1程度，残り4分の3のスタッフは家族とともに避難していくこと
になります。そしてそこから，病院にとどまった有志たちによる自己犠牲による
医療が始まります。

　そのときの過酷な状況をわかっていただけるエピソードを一つだけお話すると，
「私は患者さんと共に病院に残る」と言っていた30歳ぐらいの看護師さんが来て
くれたんですけども，結局は旦那さんが病院に来られて，「子どもはどうするんだ，
お前が病院に残って，お母さんとしての，母親としての役割はどうするんだ」って
激しく詰め寄られた。まあ，その看護師さんもまた，言ってみれば〈聖職者〉とし
ての義務感と〈母親〉としての責任感というディレンマのうちに立たされたわけで，
最終的には妙な〈負い目〉を抱えて旦那さんと共に病院を後にされる。

　このようなディレンマのなかで自らが下した判断にいまも苦しんでいる医療従
事者さんたちが意外に多くいらっしゃいます。いまだに，あのとき〈逃げる〉とい

う選択をしてしまったことへの後悔，罪悪感，〈負い目〉を抱え，もう自分は看護師に戻れないんじゃないかと思い悩んでおられる方が実はたくさんおられます。その方たちのなかには，その後病院に戻って働いておられる方もいますが，何かの話しのきっかけで，泣きながらその頃の話を，「あのとき私は逃げちゃって」という話を切り出される医療スタッフがたくさんおられ，僕は，本当にビックリしました。

差し迫る放射能の脅威のなか，患者を残し，家族とともに病院から〈逃げる〉ことを選択した看護師が，いまだに当時の自分の選択に〈負い目〉を感じつづけ，「もう自分は看護師に戻れないんじゃないか」とまで思い悩み，苦しみ続ける。看護師を捉えて離さないこの種の〈負い目〉は，本当に，その場に身をおいた当事者がずっと背負い続けなければならないタイプの〈負い目〉なのであろうか，また，はたしてその〈負い目〉の根はどこにあるのか，そして，それを解消するためにはどのような処方箋を提示することができるのか。この回の哲学対話では，まさに，上記の太田医師の個人的な経験を参加者同士でシェアしたうえで，他者との丁寧な対話を通して，〈公〉と〈私〉との狭間で苦しむ医療専門職者（当事者）の困難さを粘り強くほぐしていくことになった。紙幅の関係上その詳細をここで述べることはできないが，なかでも，太田医師が発言された〈逃げる〉という言葉の意味内容について吟味しようとする以下のような興味深いやりとりもあり，対話の動きに新たな切り口と深まりを与えた。

参加者A　何か，〈逃げる〉という言葉遣いそれ自体に，あたかもそれが悪いもの，好ましくないものであるかのような前提があるように感じます。そして，ここで使われている〈逃げる（逃げた）〉という言葉が，実際のところご本人が誰に対して，また何に対して使われた言葉なのかというのが気になっています。おそらく，その看護師さんは患者さんに対して，つまり患者さんから〈逃げる〉という意味で使われたのかなとは思うのですが，またそれによって何かしらの強い〈負い目〉を今も感じ続けておられるのはとても辛いことだと思いますが，ご家族のもとに戻れたという意味ではよかったのではないかとも思います。むしろその一方で病院にとどまり続けた医療スタッフの方々にも，何かこう，それとは違った〈負い目〉のようなものがあったのではないでしょうか。そして，それらの〈負い目〉は，相反する出どころをもつものとはいえ，じつはそれらのいずれもが〈専門職〉がもつ独自の特性に由来するものなのかもしれない。なんとなくですが，その辺りが少し

気になります。

参加者B　先ほどの方が発言されていた〈逃げる〉ということに関してですが，た
しかに，誰から逃げるのか，またそこから生じてくる〈負い目〉の感情について
も，それがいったい何に由来した〈負い目〉なのかという違いがいろいろあるよう
な気がします。先ほどの方は「患者さんから〈逃げる〉という意味ではないか」と
ご自身のお考えを話しておられましたが，私個人としては，今回の哲学対話のテー
マに据えられている「専門職」という切り口に引き寄せて考えれば，あのとき南相
馬市立総合病院を離れることを最終的に選択なさった看護師さんの気持ちとして
は，「患者さんから〈逃げる〉」という気持ちのさらにその奥深くで，他の看護師や
医師などの同僚の医療スタッフさんたちから自分は〈逃げる（逃げた）〉という意
識が強く燻っていたのではないかと感じます。より的確な言い方をすれば，その
看護師の方は，自分は「専門職」から〈逃げる（逃げた）〉，とどこかで感じておら
れたのかもしれない。というのも，これはあくまで私個人の印象でしかないので
すが，先ほどの太田先生のお話は，放射能の脅威のなかでやむをえず病院を離れた
看護師さんたちが，そのまま病院にとどまって過酷な状況のなか医療行為を継続
した看護師さんたちに対していまだに抱き続ける〈負い目〉，といった文脈での発
言として捉えていました。さらに自分でもまだよくわからないのですが，その「専
門職」から逃げたという〈負い目〉と，患者さんを残して〈逃げた〉という表現で
なされる〈負い目〉とははたして同じものなのかどうか，あるいは，同じでないと
するならば，両者の違いはどこにあり，またそれらはどのような関係性をもつもの
なのか，個人的にはその辺りに非常に関心があります。

　そして，先ほどの方が最初におっしゃっておられた，〈逃げる〉という言葉それ
自体に負のイメージというか，その前提として「悪いイメージ」があるといったご
発言についても非常に興味深く聴いていました。たしかに〈逃げる〉という言葉に
はそういったイメージがあることは否めません。だからこそこの場では，そのイ
メージそれ自体によって余計な苦しみや〈負い目〉を感じている医療従事者の方々
がおられるのであるならば，なおさらそういった善悪のイメージが場合によって
は恣意的なものでしかない可能性があることについても徹底的に問い直していく
べきだと感じています。私的には，この看護師さんの〈逃げる（逃げた）〉という選
択については，それがよかったのか悪かったのかといった価値判断とは別の基準
で測るべきではないかと考えています。そういった切り口からこの問題を丁寧に

問い直していくと，もしかしたら，この看護師さんがこれまでずっと感じ続けておられる〈負い目〉——これこそが善悪の価値基準に関わる言葉遣いではないでしょうか——をほぐすことができるように思います。

太田医師　じつは，僕自身もその選択，つまり〈逃げる〉か〈とどまる〉かの選択について自分なりに一度ちゃんと向き合って考えなければいけないと思い，今日ここに来させてもらったようなところがあります。先ほどお話しさせていただいたとおり，まさに自分も〈逃げる〉か〈とどまる〉かを選択する側にいました。そして，これまでみなさんの対話を聴きながらいろいろと当時の状況を思い起こしていたのですが，あの「自主退避」の指示が出たとき，僕が最終的に何を天秤に掛けていたかというと，変に誤解を与えてしまいそうですが，おそらくそれは〈患者さん〉ではなかったように思います。むしろ僕がそこで天秤にかけていたものは，もしかすると，これまで長年にわたって医学教育などを通して擦り込まれてきた医師としてのあるべき姿というか，聖職者としてのイメージ，理想像，行動規範だったような気がします。自分としては，それらが病院に〈とどまる〉という選択に向かわせた。ただ僕の気持としては，最後まで迷いに迷って，結局は，僕のというか，自分の，自己満足の，医療者としての理想像に突っ走っていったという感じだったように記憶しています。おそらく，他の医療者さんたちもそうだったのではないでしょうか。あの状況のなかで，自分の選択や行為が医療専門職者としての理想像やイメージに適ったものなのかどうか，周囲からの，社会からの，あるいは自分自身からの過度な問い直しを迫られていた〔自らにも迫っていた〕ように思います。変なことだとは思うのですが，〈専門職〉という独特の職種に由来したこのような過剰な問い直しは，自分も家族と共に〈逃げる〉という当然の選択を思いとどまらせるほどの重いものだと，これまでの対話を聴いていて，あらためて実感しました。

西村　太田先生，ご発言ありがとうございます。先生の場合は患者さんから〈逃げる／逃げない〉ということよりも，むしろ「聖職者」（専門職者）としての理想像・イメージから〈逃げる〉か〈とどまる〉かといった選択として立ちはだかってきた，という理解でよろしいでしょうか。たしかに，それが「聖職者」と呼ばれるかどうかは別にしても，医師や看護師，弁護士，あるいは教員などの「専門職」と呼ばれる職業には「献身的」などといった独特のイメージがまとわりついていて，逆にそ

のイメージから自分自身の首を余計に自分で絞めつけてしまうような厄介さ，息苦しさがありますよね。

太田　たしかにそうですね。一般の方は，あのような原発災害時下の過酷な状況においても，医療専門職者は何をおいても患者さんを一番に考えて病院に残るという選択をするに違いない，あるいは選択するべきであるとすら思っておられるかもしれません。もちろん，先ほどの発言と矛盾するようですが，やはり，僕自身も，これだけの患者さんを院内に残して他の医療スタッフが自主退避してしまったので，第一に患者さんを守らなければという気持ちも当然ありました。ですが，その気持ちの内訳をより詳細にたどり直してみると，厳密には，聖職者というか医療専門職者としての自分であり続けるのか，あるいは，身につけたその専門職性を解いて，家族と共にあるプライベートな自分を選ぶのかというような，その両者のあいだですごく葛藤していたのではないかと思います。おそらく，病院から〈逃げる〉ことでいま感じ続けている医療スタッフの〈負い目〉も，この専門職性に関わっているのではないでしょうか。

　そして，このような「専門職」にまとわりつくイメージに関する対話のやりとりを受けて，ご自身も発災直後から宮城県石巻市などの沿岸地域の医療支援に赴かれたある看護師の方（参加者 C）が，太田先生が提示された〈専門職〉としての自分と〈プライベート〉な自分との葛藤の狭間で生じる〈負い目〉の根っこを職業上の理由，とくに職業倫理の観点から読み解かれる発言をされた。

参加者 C　これまでみなさんが議論されていた「専門職のイメージ」についてですが，いわゆる医師や看護師などの専門職と呼ばれる人たちは，誰にでもできるわけではない特別な知識や技能をもっているからこそ，一般の人よりも余計に，何をさしおいても他人のために行動することが求められているような気がします。被災時などではとくにそうだと思います。そこには，専門職であるがゆえに課せられる高い倫理性，職業倫理というか，その特定の職業にまとわりついている「忠誠心」などといった厄介な〈美徳〉のようなものが過剰に顔を出しているような気がします。私たちも，実際のところ，震災直後は医師や看護師さんたちにそのような献身的な行動を当たり前のように求めてはいなかったでしょうか。職場を離れて避難する，〈逃げる〉ことを選択したこの看護師さんたちは，そういった高い倫理

性に応えたかった／応えられなかったという気持ちが余計に強かったのではないでしょうか。それが，いまもタチの悪い〈負い目〉として体の深部でうずきつづけている。このような職業的な立場によって余計に苦しんでいる人たちについても，私たちは考えていくべきではないでしょうか。

　「震災と専門職」という緩やかなテーマを掲げて始めた第1回目の哲学対話では，上記のような「専門職のイメージ」とそれに伴って生じる〈負い目〉の問題を軸に対話が展開していった。その後，さらに，災害支援に関わる個々人の具体的な経験や考えなどを共有しながら，それらの根底に常に控えている，私たちが根本的に問い直し吟味すべき哲学的な〈問い〉を丁寧にたぐり寄せる作業へと着手した。ちなみに，上記の対話を受けて，当日の参加者のあいだで提出された自分なりの問いは，①緊急時に専門職性をもつ個人は自由に意思決定してもよいのか，②「専門職」の覚悟とは何か，③社会が求める役割はどこまで個人の自由意思を束縛できるのか，④社会での役割は個人よりも重いか，などであった。

　そして，時間の許す限り，これらの問いを導き出した個々人の意図やそこで使用されている言葉遣いの意味内容を参加者同士で濃やかに調整し，そこから，個々それぞれの問いを貫いている一つの哲学的な〈問い〉を抽出する対話へと舵を切る。とくにこの回の参加者のあいだでは，先ほど触れた参加者Bさんが述べられた考え——この看護師さんの〈逃げる〉という選択については，それがよかったのか悪かったのかといった善悪の価値判断とは別の基準で測るべきではないか，そういった切り口からこの問題を丁寧に問い直していくと，もしかしたら，この看護師さんがこれまでずっと感じ続けておられる〈負い目〉をほぐすことができるのではないか——を重要視する意見が多かった。そこで，〈逃げる〉という選択を善い／悪いといった価値判断の問題としてではなく，むしろそれを〈専門職〉性の度合い，すなわち〈専門職〉性の重さ／軽さから捉え返すべきではないかとして，最終的に問うべき哲学的な〈問い〉を「〈専門職〉としての役割は〈個人〉より重いか」といった表現へと組み替えた。そして，当日の哲学対話の最後では，参加者同士で導き出したこの〈問い〉を次回の哲学対話（「震災と専門職2」，2014年11月8日に日本赤十字看護大学にて開催）においてさらに深く考察・吟味していくことを約束し，その場を解いた。

4 看護師のつくるたこ焼きの味：あいまいな専門職の私

　「〈専門職〉としての役割は〈個人〉より重いか」。2014年11月8日に日本赤十字看護大学広尾キャンパスにて行った2回目の哲学対話では，前回の哲学対話において参加者同士で導き出したこの〈問い〉をもとにさらに対話が深められていく。この回の哲学対話では看護師の方々の参加が多かったこともあり，とくに〈専門職〉としての看護の役割，看護職のイメージに関する切り口から対話が展開していった。たとえ同様のテーマであったとしても，当日集まった参加者の顔ぶれによって対話の切り口や流れが大きく変わっていくこのライブ感は，哲学対話の重要な魅力の一つとして数え入れても差し支えない。

　さて，前節で述べた参加者C（看護師）の方も発言しておられたように，〈専門職〉としての看護の役割もしくは看護職のイメージについて考える際にとくに気にかかるのが，医師などの他の医療専門職者に比べて，看護職には「使命感」や「忠誠心」，さらには「献身的な態度」などといった〈美徳〉や〈倫理〉に関連したイメージがことさらにまとわりついてくる，という印象である[3]。看護という専門職に特別まとわりつくそれらのイメージが，原発災害時下で医療行為を行っていた看護師に対して，素直に自分の〈私〉的な生活を優先することを許さない，何か別の大きな力として働いていたことは疑いえない。すなわち，自らの生活を差し出し，何をさしおいても他人のために行動することをよしとする，これまで社会のうちで，あるいは自分自身のうちでも知らず識らずに育て上げてきた厄介な美徳のイメージが，〈逃げる〉ことを選んだ看護師にいつまでもボディブローのように〈負い目〉の感覚を与え続ける。

　2回目の哲学対話では，前回のこのような参加者間でのやりとりをさらに展開させ，〈逃げる〉ことを選択した看護師が背負いこんでしまうあの〈負い目〉の根っこには，看護師という職業にまとわりつく厄介な美徳に関連した問題に加えて，そもそも看護職の専門性の度合いの問題，言い方をかえれば，その専門性のあいまいさに由来する問題も深く関わっているのではないか，といった議論へと軸足が移されていった。当日の参加者の発言のなかには，被災地支援に赴いたにもかかわらず，看護師としての自らの専門性をほとんど発揮できなかったと自分自身で勝手に思い

---

3) 看護職にまとわりつく〈美徳〉の問題については，ネルソン＆ゴードン（2007b），モーランド（2007）などの論文で取り上げられている。いずれの論文もネルソン＆ゴードン（2007a）所収。

悩んだり，またそのことについて妙な〈負い目〉や戸惑いを感じた，という声が思いのほか多かった。ある参加者は，同じく被災地支援に赴いた知人の看護師の話などを例にしながら，看護師の専門職性に関して被災地で感じた戸惑いや違和感について，以下のような印象深い発言をされた。

参加者D　震災のとき，すごく切羽詰まって，自分も何かしなきゃって考えて，ご自分の仕事を辞められて，わざわざ東京から被災地の医療支援に来られた看護師さんがおられたんです。それで，その方が，沿岸地域の医療支援に回られた後で，「私は看護師ではありませんでした」っておっしゃるんです。私，もうびっくりして。よくよく聞いてみると，「私は被災地に行っても，何か専門的なケアをするわけでもなく，ただ被災地の方々のお話しを聞いていただけで，そのとき自分は看護師ではなかったのではないか」とずっと疑問を抱いていた，とのことでした。「私，被災地の現状を見て何かしなきゃと思ってここに来たんですけど，じっさいは，何もしてないんです」っておっしゃるんです。

　　　　自分の仕事を投げうって，そのことで周囲の目とかいろいろと思い悩み，気にかけながらも被災地に来たにもかかわらず，結局，「自分が被災地でやっていることは看護じゃない」みたいなことを言い出すってこと自体，逆に，そういう看護とか専門職，看護における専門性みたいなものの定義が被災地に赴いた看護師個々人のあいだで，きっと，ちょっとずつ違っていたりして，あいまいで，そしてさらにそのことで逆にまた苦しむみたいな，それもすごく今回の対話では大事な問題のように思うんですよね。

　　　　それで私，その方に「それも看護なんじゃないですか」，「看護師として大事なことじゃないんですか」みたいな話をしたんです。でも，その方のお話を聴くうちに，「それって看護師じゃなくても誰にでも，なんて言ったらいいか，隣の近所の奥さんにでもできるじゃないですか」みたいな話になって，「それは別に，看護師としての私じゃなくったってできるんですよね」みたいにきり返されちゃって，それ以上，私，何も言えなくなってしまって。

　　　　こんなことを言うとみなさん驚かれるかもしれませんが，これまで被災地に医療支援に赴かれた看護師の多くの方から，こういった戸惑いの声をたびたび耳にしてきました。たとえば先ほどの方とは別の例を挙げれば，大阪から福島県の南相馬のほうに支援に行ったある看護師さんがおられたんですけど，その方が，「被災地に行っても私はとくに専門的に何かができたわけではなくて，ただ被災者の

方や周りのスタッフを笑かすことしかできなくて，ただ笑わせるために何をしようかと考えて，大阪のたこ焼きを一生懸命焼いて笑わせてた」っておっしゃったんです。「でも，私はそのとき，はたして看護師をやっていたのかどうか……。いや，看護師じゃなかったのかな」って，その方は，大阪人気質でしょうか，笑いを交えて話されておられましたけど，とても戸惑われておられたようにも感じました。「たこ焼きを焼いて笑わせることぐらいしかできませんでした」みたいな言い方で……。それで私は，「それは看護師としても大事なことなんじゃないですか」みたいな話をその方にもしたのですが，最終的には，先ほどの東京から来られた看護師の方と同様に，「いや，でも私が思っていたのはそうではなくて」みたいに呟かれて，そのまま押し黙ってしまわれた。やはり，ここでも専門職としての看護のイメージというか，確固とした看護の専門性についての理想やイメージが一方にはあって，それといま自分がおかれている現状との間のズレが問題になっているのかなって思っていました。

　この発言は，前回の哲学対話で議論した内容と比較して捉え返すと，思いのほか示唆に富むものといえる。前回の対話では，原発災害状況下のなか患者を残して〈逃げる〉ことを選んだ看護師の〈負い目〉の根っこが，実は患者から〈逃げた〉というよりも自分自身の専門職から〈逃げた〉という点にこそ潜んでいるのではないか，という点があぶり出された。それに対して，今回の対話では，先ほどの発言がまさにそうであるように，自身の専門職から〈逃げた〉ことへの〈負い目〉とは逆に，むしろ被災地においてその理想の〈専門職〉へとたどり着くことすらできずにいた自分自身に対して抱く，これまでとは別の〈負い目〉の根が明らかにされたのである。そして，さらに難儀なことは，当の看護における〈専門性〉なるものが実際のところはたして何を意味するのかがきわめてあいまいだ，という点である。

　そもそも，先ほどの参加者Ｄの看護師が述べておられたような「確固とした看護の専門性」などありうるものなのであろうか。この問題意識を軸にさまざまな観点から対話がさらに展開し，最終的に，ある参加者の次のような指摘をきっかけに，「看護の専門性」に関する対話がいっそう深まっていく。

　参加者Ｅ　いま，Ｄさんはご自身の発言のなかで，被災地支援において被災者の話を聞くばかりで自身の専門性がまったく発揮できずにいたことに思い悩んでいた看護師に接する際にも，あるいは自分はただ被災者の方々にたこ焼きを焼いて笑わ

せ続けていただけだとして自身の専門性に戸惑いを抱いておられた看護師に接する際にも，いずれの場合においても「それは看護師として大事なことなんじゃないですか」と声をかけられておられました。私は，個人的にこの「看護師として大事なこと」というのがとても気になりました。もちろん「看護師として大事なこと」がそのまま「看護の専門性」の内容になるわけではないでしょうが，いま問題になっている「あいまいな看護の専門性」を読み解くための一つの取っ掛かりとして，Dさんが言っておられた「看護師として大事なこと」について考えてみることも必要な気がします。

　この発言に対して，前回の哲学対話にも参加してくださった参加者Bさんが次のように応えられる。

　参加者B　とくに「看護師として大事なこと」をいきなり指摘するのはなかなか難しそうですね。ただ，それが「看護師として大事なこと」につながるかどうかはわかりませんが，専門職者としての看護師のうちに見出せる特徴的な要素みたいなものなら少しは探っていけるかもしれません。私はいわゆる医療専門職者ではないのでとくにそう感じるのかもしれませんが，やはり，医師と同様に看護師は人間の命や健康に直接的に関わることができるというところにその専門職としての特徴が一番あるように思います。私自身は非医療系の大学教員なので専門職といえなくもないのですが，直接的にだれかの，私の場合でいえば学生の命に関わることができるという能力や資格が与えられているわけではありません。専門職としての看護師や医師は，長期にわたる教育訓練などを通じて，高度に体系化もしくは理論化された特殊で専門的な知識や技能を備えた存在といえます。またそれらは，私のように自分なりのやり方で培ってきた専門的な知識と技能とは決定的に異なり，いわゆる国家試験などによってお墨付きを与えられた，制度化された専門的知識や技術でもなければなりません。まず，看護師の専門性は一番にそこに見定められるべきだと思います。

　　ただ，私は医師でも看護師でもないのであくまで外部から見ての印象でしかありませんが，医師と看護師はある程度までは同じような専門職意識をもっているんじゃないかなとは想像するんですが，でもお医者さんと看護師さんって話を聞くと，やはり両者の専門職性は完全には同じではないような気がします。その違いが，むしろ専門職としての看護の特徴的な要素だと考えることもできるでしょ

うし，またそこに「看護師として大事なこと」が関わってくるのかもしれません。個人的に思うのは，人の命や健康に同じく関わるといっても，医師はやはり〈治療〉の方に軸足が置かれているのに対して，看護師はさらにその背後にある患者さん本人の〈生活〉や〈暮らし〉の方にも軸足が移って行くような感じがしています。

参加者F　今のお話をうかがって，なるほどそういった側面はたしかにあるなと思いながら，自分自身が被災地支援に関わっていたときのことをいろいろと思い返していました。私の勤務している職場ではとくに被災地の仮設住宅の訪問に行っていたのですが，そのとき実際に自分が何をやっていたかを振り返ってみると，たとえば，仮設に住んでおられる方に猫を飼っておられる方がいて，この苦しい状況のなかでその人にとって猫の存在がとても大きく重要な位置を占めていることがわかっていたので，その猫の餌やりを一緒にやったりとか，またあるときは仮設の方の話をおうかがいするなかでお金の問題や引越しの相談を受けたりだとか，ときには代わりに買い物に行くなど，結構多岐にわたって活動していたことを記憶しています。もちろん，仮設住宅には他の職種の人と一緒に訪問することもあるので，たとえば肩が凝っている方がおられたら「じゃあマッサージしますよ」って言っても，「来週リハビリの先生が来るから，その人にちょっといろいろやってもらったらいいよ」みたいなそういったアドバイスをしたりして一応棲み分けはしています。お金の相談でも，「ここまでだったらわかるけど，あとはワーカーさんのほうが詳しいかもしれないから，その話はじゃあ来週ね」みたいな感じで。ですが，その仮設エリアだけの話ではなくて，どのエリアにおいても相談の範囲っていうのがやっぱりグーっと生活全般にまで食い込んできて，いっそう幅広く，しかも多様になってくるので，それをいちいちこれは看護師の仕事じゃないとかこれはそうだとかいった線引きをすることもまた違うように感じていました。私なりの感覚でいえば，もちろんそれは病院内ではなくあくまで被災地支援という文脈での話なのかもしれませんが，「看護師として大事なこと」は，むしろそういった生活に関わるような切り口から結ばれた被災者や患者さんとの間がらを土台としながら，逆にそこからその人に合った医療や支援の内容を組み替えてみたり，また介入の強さみたいなもののさじ加減を柔軟に調整できるところにこそあるような気がします。そして，これが私の一番言いたいことなんですが，一見，そういった何でも屋みたいに立ち回っているかのようにみえる看護の仕事の背後には，やはり，先ほどの方が医療専門職としての特徴的な要素として一番に挙げておられた

「命や健康に直接的に関わることができる能力や資格が看護師にはある」という点を忘れてはならないということです。何と言ったらいいのかよくわかりませんが，看護師は，被災者の生活にまつわるすべてのことに関わる単なる何でも屋なんかではけっしてなくて，被災者や患者さんの命や健康が損なわれそうなときには，つまり，いざというときはその専門的な知識や技能を的確に発揮してくれる，頼りになる何でも屋さんだということです。

参加者B　命や健康に関して「いざというときに頼りになる何でも屋さん」ですか，とても面白い。だから同じ専門職であったとしても大学教員の私なんかじゃやっぱりダメなんだ。仮に被災者の方々のいろんな相談に乗れたとしても，「そういえばなんかここのところ眠れないんですよね」とか，あるいは「ここが痛いんですよね」っていうふうになったときに，私にはまったくわからないし，対応できない。もちろん，最初からあまり期待されてもいないような。だけど看護師さんだったら，最終的にはそういったところにもしっかりと対応してもらえるという頼りがいみたいなものがたしかにあって，だから，生活全般に関わる「何でも屋さん」なんだけれども，やっぱり看護師さんが一番いいっていうふうにおっしゃる方がおられるとすると，きっとそこには，やっぱりこの人は体や心の健康のことがわかる，あるいは病気のことがわかってるっていう見積もりというか，安心感があるんだろうと思います。

参加者G　私も看護師なんですが，単に生活全般に関わる「何でも屋さん」ではなくて，その一つひとつの行為の背後に常に命や健康に関する確かな知識や技能が控えている支援っていう感じ，すごく同感します。そういった意味からすれば，さっきのたこ焼きの話なんか，私に言わせればもっとも看護師の専門的な仕事じゃんって思います。たこ焼きを焼いてみんなを笑わせたりしてね。だって，そうすることで被災者の健康に関してものすごい重要な行為をなさってるわけですし。
　たしかに，歴史的にみれば，やはり看護の仕事の中核には医学的な知識やケアに関する専門的な知識，技術の蓄積っていうのがあることは間違いないことだと思います。ただ，みなさんのお話をお聞きしながら，問題というか，これからの課題かなと感じたのは，やはり看護の専門性を支えるもう一つの側面，つまり幅広く患者さんの生活や暮らし全般へと関わりを広げていく際の看護師としての作法というか手順，またそれを支える専門的な知識や技能に関する学問的な蓄積ってい

うのがまだまだ追いついていないような気がします。もちろんそれは，これから私たちがつくっていかないといけないのかなとも思っています。そして，その際にさらに厄介な問題になりそうかなと思うのが，命や健康に関わる看護の医学的な側面と，患者さんの生活や暮らし全般にも関わっていくような看護の側面との境界が思いのほかあいまいに留め置かれたままで，両者の関係性についての議論があまり活発に行われてはこなかったということです。あいまいさというかファジーというか，もちろんそれはそれで悪くはないのかもしれませんが，やはり看護師の専門性を語るうえでは，これからはその両者の関係性について，あるいは看護師として両者にどう関わっていくべきかに関する議論も丁寧に進めていくべきなんじゃないかなって思いました。

参加者H　命や健康に直接的に関わっていくような看護の動きと，患者さんの生活や暮らし全般に関わっていこうとする看護の動き。そう考えると，むしろ看護の専門性っていうのは，そのいずれかを揺れ動くようなものとして捉えればよいのでしょうか。あるいは，看護の専門性というのはその状況が変わると同じように変わってしまうようなものなのでしょうか。たとえば被災地支援のように，いくぶん生活の方に軸足が置かれているような状況と，平時での，病棟内における看護のように医療の側面が強い場合とでは看護の専門性は変化するのでしょうか，その辺りが，少し疑問に思いました。

参加者B　おそらく，これまでのみなさんの対話の流れに沿って考えると，看護の専門性はそのいずれとも若干異なっているように思います。単なる言葉のニュアンスの問題なのかもしれませんが，やはり，看護の専門性は，単に命や健康の領域もしくは生活の領域のいずれかを「揺れ動く」ような，状況まかせの受け身的なものではなくて，むしろ，いま自分がどのような状況に看護師として置かれているのかを瞬時に感じとり，目の前にいる相手のニーズなどもしっかりと考慮しながら，その状況にあわせて的確に応答できるという一つの〈能力〉のように思いますが，どうでしょう。そして，これに付け加えてもう一つ言えば，私は先ほど，「医師と同様に看護師は人間の命や健康に直接的に関わることができるというところにその専門職としての特徴がある」と発言しました。それに対して別の参加者の方が，看護師とは，目の前にいる患者さんや被災者の方々のそれぞれの生活や暮らしにいくら広範囲に関わったとしても，やはりその背後には命や健康に直接的に関わる

ことができる能力や資格が与えられた存在として，「いざとなったら頼りになる何でも屋さん」だと言い添えてくださいました。そう考えると，先ほどの言い換えになるかもしれませんが，看護の専門性それ自体が「状況によって変化する」のではなく，むしろその状況の変化に臨機応変に対応し，自分のもっている専門的な知識や技能の手数を増やしたり減らしたり，さらには，ときには医療的な面を前面に押し出したり，またときにはそれを背後に隠したりと，その対応のさじ加減をうまく調整すること，それこそがいつも変わらずある看護の専門性だと思うんです。だとすれば，先ほどの方がおっしゃっておられたように「看護の専門性が変わる」という表現は，少し具合が悪いように感じます。

　こうして，2回目の哲学対話では，「看護の専門性」を問う際にとくに見受けられるその〈あいまいさ〉を，むしろ命や健康，さらには患者の生活や暮らしに幅広く関わる看護師特有の柔軟な応答能力に因るものとして積極的に捉え返した。具体的に言えばそれは，目の前にいる患者や被災者のおかれている状況やニーズにそのつど的確に対応し，医療やケアに関わる自身の知識や技能を臨機応変に調整・提示できる資質や能力と理解される。そう考えると，看護師は自身の専門性の〈あいまいさ〉に翻弄されるどころか，むしろその〈あいまいさ〉のなかに積極的に分け入り，状況に合わせてそのつど自身の身のこなし方や力の込め方までも柔軟に変化させていくような，きわめて〈やわらかい〉専門職者といえるのではないだろうか。〈あいまいさ〉ではなく，むしろその身のこなしの〈やわらかさ〉にこそ専門職としての看護の特徴がある。もしそうだとするならば，この回の哲学対話の最初で問題にされていた「看護師として大事なこと」の内容もあわせて透けてみえてくることになる。なぜなら，その〈やわらか〉な身のこなしには，何にもまして，今自分がおかれている状況のなかで発揮すべき専門的な知識・技能は何なのか，またそれにどれほどの力を込めるべきなのか，あるいはむしろ専門的な技能を脇において，患者の生活のレベルに沿ったケアのあり方に軸足を移すべきなのではないかなど，多くの選択肢を瞬時に比較・検討できるようにするための遠近法的な視点こそが「看護師として大事なこと」として求められてくるからである。

　関西風のたこ焼きを焼き，ただただ被災者を笑わせるばかりだったとして専門職者としての自身の立ち位置に戸惑いを感じていたあの看護師は，本人も気がつかないところで，まさに今この状況で何が必要なのかを的確に感じとり，先に述べた「看護師として大事なこと」をしっかりとこなしていたのではないか。もしそうで

あるなら，あの看護師が，「私，看護師ではありませんでした」としてタチの悪い〈負い目〉をいつまでも感じ続ける必要などまったくないのである。それどころか，むしろ看護の専門性を存分に発揮していたとさえいえる。そう考えると，あのとき，あの看護師がつくったたこ焼きの味は，〈あいまい〉でぼやけた味ではけっしてなく，震災で過酷な状況におかれている被災者の方々に間違いなくしっかりとした確かな旨味を感じさせていたのではないだろうか。哲学対話を通して，凝り固まった専門職者観を根本的に問い直すこのような営みが，遠回しにではあれ当事者の〈負い目〉をほぐすことにつながっていく。そして，ここではもう触れる余裕はないが，さらにこの対話は，当初の〈問い〉であった「〈専門職〉としての役割は〈個人〉より重いか」へと再接続され，3回目の哲学対話「震災と専門職3」（2015年3月21日に日本赤十字看護大学にて開催）においていっそう吟味されていくことになるのである。

【引用・参考文献】

カフェフィロ［編］／鷲田清一［監修］(2014).『哲学カフェのつくりかた』大阪大学出版会

太田圭祐 (2011).『南相馬10日間の救命医療――津波・原発災害と闘った医師の記録』時事通信社

ネルソン, S., & ゴードン, S.／阿部里美［訳］井部俊子［監修］(2007a).『ケアの複雑性――看護を再考する』エルゼビア・ジャパン

ネルソン, S., & ゴードン, S.／阿部里美［訳］(2007b).「看護における美徳の強調を超えて――看護は知識を要する仕事であるという認識を作る」ネルソン, S., & ゴードン, S.／阿部里美［訳］井部俊子［監修］『ケアの複雑性――看護を再考する』エルゼビア・ジャパン, pp. 22-43.

モーランド, L. L.／阿部里美［訳］(2007).「看護における倫理の強調と失望」ネルソン, S., & ゴードン, S.／阿部里美［訳］井部俊子［監修］『ケアの複雑性――看護を再考する』エルゼビア・ジャパン, pp. 70-93.

第 8 章

「ケアの意味を見つめる事例研究」のなかでの現象学との出会い

看護のマインドと技を記述する試み

山本則子

1 はじめに

1-1 「看護のマインドと技」を他の人にも伝える方法を求めて

　看護は不思議な仕事だ。外見上やっていることは注射などの診療の補助や食事や排せつなど日常生活に不可欠な活動の援助であり，法律でも看護師を「療養上の世話又は診療の補助を行うことを業とする者」と説明している[1]。それを個別の患者にどのように提供してゆくべきかを考える道筋として「看護過程」と呼ばれるPDCA サイクルのような思考モデルもある（古橋 2017）。しかし単にこれらをやっていても，「看護」にはならない。そこには魔法の隠し味「看護のマインドと技」とでも呼びたい何かが必要で，この隠し味がないと，どうもうまくいかない。「看護のマインドと技」をもっているらしい看護師がこれらの行為をすると，不思議と患者の生活に目に見えてよい変化が生まれる。

　たとえば，食事制限の厳しさに負けて自暴自棄になっていた糖尿病患者が，なんとか血糖のコントロールをつけていく。ナースコールを一日中押し，困った患者のイメージをもたれていた患者が自立してにこやかに退院していく。あれこれと対立していた家族が折り合って療養生活を送る。死にゆく妻を目の前にして自宅では不安で仕方なかった年老いた夫が，点滴を管理し息を引き取る妻を一人で看取っていけるようになる。がんの宣告に絶望し将来を悲観して自殺すら考えていた人が，「わしは幸せだった，ありがとう！」という言葉を家族に残して旅立ってゆく。これらは実例だが，すべての看護師がこのように実践できるわけではなく，実現には「看護のマインドと技」という魔法の隠し味が求められる。

1）保健師助産師看護師法第五条（1948 年）〈https://elaws.e-gov.go.jp/document?lawid=323
　AC0000000203_20220617_504AC0000000068（最終確認日：2022 年 9 月 9 日）〉

　経験とともに，どの看護師も少しずつ「看護のマインドと技」を獲得してゆくし，おそらくほとんどの看護師は，患者とその生活が望ましい方向に動くように願って支援を続け，それが実現できると「看護ができた」と感じて自分の仕事に満足した経験があるのではないかと思う。しかし，どの程度の頻度でそれが実現できるようになるかは個人差がある。「看護のマインドと技」をたくさんもっている看護師は，このように看護できる件数が多いが，そうでもない看護師もいる。この魔法の隠し味「看護のマインドと技」とはどのようなものか。看護師としてどのように働きかければ，望ましい変化を患者が経験できるのか。現場で働いていた頃，なかなかうまくいかない経験が多かった私は，「看護のマインドと技」が知りたかった。

　しかし，魔法の隠し味「看護のマインドと技」は，そうやすやすと捕まえることができなかった。偶然でなくこのような変化を高確率で起こせる，まるで魔法が使えるかのような看護師はいる。私は自分でも少しでも真似できるようになりたかったけれど，どこがちがうのかよくわからない。結局私には看護の「センスがない」のか，人生経験が足りないのか，人格が未熟なのか，だから私には無理なのか，そんなことを考えていた。「看護のマインド」はどうしたら形にできて，人に伝えて，「看護のマインドと技」をもつ看護師を新しく育てていけるのか。「看護のマインドと技」という魔法の隠し味を，みなが共有できるようにするにはどうしたらいいか，というのが，その後の私の積年の関心になった。

1-2　捕まえきれない「看護のマインドと技」

　「看護のマインドと技」という魔法の隠し味は，研究のトレーニングを受けてからも，なかなか捕まえることができなかった。「看護のマインドと技」は雲のようにつかみとりにくく，事例ごとに大きく姿を変えたり多様性をみせたりするもので，標準化された尺度などできそうになく，何らかの方法で尺度を作ったとしても，個別の実践において正確に測定できるとは到底思われなかった。インタビューの手法を学んで実践者の話をじっくりと聞くようになると「看護のマインド」のようなものが見え隠れする感じがしたが，大学院で学んだグラウンデッド・セオリー法の手法を使ってそれを取り上げようとしても，何か腑に落ちない，どこかで霞んでしまうような感覚をもった。グラウンデッド・セオリー法は複数の事例に関するデータを統合して概念とその間の関連を見出す手法であるが，分析を重ねるうち，うまく捕まえられないと感じる場合とその理由がみえてきた。

　複数の看護実践事例を集めて概念化する質的研究の知見は，看護についてほと

んど何も知らない学生や一般の方には喜ばれた。看護師ってこんなことをするのか，と知ってもらえる感じがうれしかった。一方，そのように複数事例をまとめてしまうと，ある程度類似の領域で経験を積んだ看護実践者には，目新しい知見として感じられないようだった。そのような概念のレベルで説明できるところを，実践者は求めていないようなのだった。複数事例をまとめてしまうと，質的研究といえどもどうしても抜け落ちる個別の文脈があり，いくばくかの文脈を残しつつも宙に浮いてしまった状態の看護実践の概念は，実践を積んだ看護師にはアピールしないようだった。「看護のマインドと技」は，どうも文脈ごと掘り起こし，丁寧に他所の土に植えこんでやらないと伝達できないもののようだった。ある人の看護実践について，単に認識のレベルで学ぶだけでなく，自分でも活用し身体を動かすことができるようなところにまで「わかる」ためには，文脈を（全部ではないにせよ）そぎ落としてしまってはならないようだった。そのようなことを考え，事例研究に焦点を当てるようになってからしばらく経つ。

　「看護のマインド」という魔法の隠し味に到達するには，しかし，さらにひねりが必要だった。看護師の実践を基礎づける「看護のマインド」や絶妙の「技」はしばしば個人のなかに深く埋めこまれていて，エキスパートであるほど意識化しないで行っていることが多い。そのような，個別の人に深く埋めこまれてしまって意識化されず，その人がその場にあたって初めて自然に発現し実施される，というような技は，「実践知（phronesis）」と呼ばれ（池川 1991：2；楠見 2012：11），意識化されない傾向から「暗黙知（tacit knowledge）」ともいわれる（Polanyi 1966：26）。「看護のマインドと技」は大きくこの暗黙知に属するもののようで，それでなかなか引っ張り出すのが難しいようだ。「看護のマインドと技」は，暗黙知のなかでもかなり複雑な部類に入るように思われ，とても注意深く引き出すことが求められた。

　さらに看護は，「包丁で千切りする」「正確に駐車場に車を停める」といった比較的単純な実践知とはさらに異なる側面をもつ。看護は対人援助の実践であり，他者を思いやる情動（これを「ケアリング」と呼ぶことが多い）とその人の身体活動とが一体化して実際に発動し，意識の一歩手前のようなところで具体的に提供される。あるエキスパートの看護師は自分の実践を「私，いつも脊髄反射のように（実践）してるから」という言葉で表した。このような「脊髄反射」の実践を，他の人が活用可能なものにするには，当事者の目線をありのままに記述するだけでは足りず，そこで起きていることにかなり丁寧な意味づけをしなければならないし，そこに通底するケアリングの情動を含めて表現しなければ通じない。そのような意味づけや情

動を伴う記述がなされて初めて，他の人はその実践を深く腹に落とし，自分の身に移して活用することができるようだった。

　私は，看護学の同僚である野口麻衣子，吉田滋子，山花令子，池田真理，齋藤凡，柄澤清美と共に，哲学研究者の榊原哲也，家高洋，望月由紀各氏の助言を得ながら，このような複雑な暗黙知であるすぐれた看護実践の知を，他者にも共有可能な形に可視化し，さらに普遍を目指す取り組みを進めている（山本ほか 2018）。実際に看護実践の事例研究を行いながら検討してゆくうちに，自分たちが行おうとしていることに，現象学で扱われる概念や，他の研究者が現象学的アプローチと称して行っている分析と重なる部分が多くあることに気づき，そのような意図で事例研究を行っていなかったので驚くことが多かった。そこで本章では，そのような気づきを振り返りながら，私たちの「ケアの意味を見つめる事例研究」方法開発の取り組みのなかでみえてきた，私たちの事例研究と現象学との近接性について検討したい。

2 「ケアの意味を見つめる事例研究」の方法を開拓したい

　私が研究代表者を務める「「卓越したケアの伝播／継承を可能にする事例研究」の方法の確立」（平成 30 年度～令和 3 年度 JSPS 科学研究費基盤研究（B））では，看護の暗黙知「看護のマインドと技」を，他者にも共有してみなで成長する方法を探している。ある人のもつ暗黙知を可視化・共有化して他の人が自分の実践を発展させられるようになる道筋を作ろうというわけである。これを実現するために，現在大きく分けて三つの検討課題があると考えている。

1. どのようにすれば「看護のマインドと技」がうまく取り出せるか（暗黙知の掘り起こし）
2. 取り出された「看護のマインドと技」を参考にして他の看護師も成長できるようにするには，取り出された「看護のマインドと技」をどのような形で紹介すればよいか（暗黙知の表現方法）
3. 「看護のマインドと技」を，他の人が取り入れて自分の実践を発展させる際のメカニズムはどのようなものか（暗黙知の普遍化）

　これらについて，事例研究に実際に取り組みながら「看護のマインドと技」を継承可能にする事例研究を試行錯誤してきた。

3　看護の人間観と現象学の類似

3-1　看護の人間観と現象学の類似

　まず，検討課題の 1. どのようにすれば「看護のマインドと技」がうまく取り出せるか（暗黙知の掘り起こし）に関する私たちの取り組みの経過と，その途上での現象学との出会いを説明したい。看護実践の事例研究に取り組んでみると，現象学の主張と「似ている！」と思わず感じる看護師の姿勢や実践が多く見つかり，その類似性に驚くことがたびたびあった。客観的なデータや表面的な言葉などからのみ患者を理解するのではなく，その人に憑依したようになりきって，その実感から患者をわかろうとする姿勢，そのような患者理解をもとに実践を繰り出してゆく様子は多くの「すぐれた」看護実践に共通してみられた。私自身，現象学には以前から関心をもっていた。質的研究の一種としての歴史があることを知ったのは，カリフォルニア大学サンフランシスコ校で過ごした大学院生の頃だ。その頃勉強した現象学的看護研究は，患者の理解を主眼とした論文であり，当時の私は一つの質的研究方法の基盤としての現象学を浅く学んだだけであって，哲学としての現象学はあまりにも難しく近づきがたかった。

　それでも，「看護のマインドと技」を，他の人にも活用可能な形で掘り起こし表現したいという目的を前にすると，私に訴えてくるものがあったのは現象学なのだった。まず，看護という対人のケア実践を扱うためには，人間や人間の活動に関する特定の観点が必要だった。看護実践は，看護師・患者の多様な文脈に依存して提供され，認知と身体，および他者を思いやる情動が統合化されて提供される全人的な活動であり，個別性が高く文脈や状況により同じ看護実践は二つとない，一回性を特徴とする。そのような看護実践を探究するためには，このような実践になじむ人間観をもつ必要があった。

　パトリシア・ベナーの『現象学的人間論と看護』（ベナー＆ルーベル 1999）を読むと，全人性，文脈依存性など看護師が患者をみるときには必然的に要求される人間観が述べられており，恥ずかしながら基礎看護学教育で看護理論をほとんど学んでこなかった私は，卒業後何十年も経ってからこれを知って驚かされた。看護は，自力では必ずしも変えることのできない形で病や障がいに苦しむ人をケアする職業である。そのような人が，自らの人生の文脈に否応なしに埋め込まれつつ生身の人間として苦しみながらも日々を生きていることや，そのような人びとをケアするためには看護師自身もまた生身の人として全身で患者に対峙するよりないことなどは，

看護師として働きはじめてすぐにわかってきた。ベナーも，そのような看護観のもとで人間をみてきた経験から，ハイデッガーなどの述べる現象学的な人間観と看護の人間観との類似を感じたのではないかと，看護実践に身を置いてきた私には思われてならない。それほど，看護師がどのように人間とその健康を見つめているかについての記述は現象学の考え方と似通っているように感じられた。

　現象学はフッサールらが既存の心理学，社会学など「特定の立場を起点として人間を分析する方法を排除」（澤田 2012：11）したこともあり，実証主義をもとにしたさまざまな学問に，そのあり方を問い直し，影響を与えてきた。とくに，対人援助に関連する学問には影響が大きいように思う。看護学も，一方で実証主義的な学問的追求を必要としながらも，健康問題をめぐり苦しみや悲しみを経験し，思い通りにならない状況に時に絶望しながら生きてゆく人間の主観に思いを至らせ，そのような人の存在をそのまま受け止めるような人間観をもとにしなければ実践できない。さらに，このような人間観を前提にしなければ看護実践の知を創造することもできないのだと感じる。

　このような人間観が看護にとって必須なのだと明確に理解できるようになったのは，しかし，いくつかの看護実践事例をじっくりと検討するようになってからだった。その昔私が憧れたような，不思議なほど患者さんの状況がその後うまく進んでいった事例について，是非にと実践者をお誘いし，共に解明してみると，どの看護実践事例においても，ベナーが述べる現象学的な人間観に近いまなざしで目の前の患者と対峙している看護師の姿勢が特徴的に出てきていた。たとえば，一見すると「困った患者」に思われてしまう行動特性をもつ患者へのケアを考える場合にも，その患者がこれまでにどのような人生を歩み，どのようななかでこれまでを過ごしてきた人なのか，という観点から理解しようとすることで，その患者の「問題行動」は単に直してもらうべき「問題行動」ではなくなり，そのように行動しなければならない必然性，その人にしてみればどのようによんどころなくそのような状況に立ち至ったのかということがわかってくる。そのような理解は，人が生きるということにおける時間性や文脈依存性，人の生活の全体性など，現象学のキーワードと不思議なほど類似している。不思議なほど，という理由は，私が事例研究を一緒に行った看護職のなかで，ベナーや現象学全般についてあらかじめ詳しく勉強したことのある人はほとんどいないと思われたからだ。哲学の難しい世界で述べられていることと，普通の看護師が「当たり前のことをしただけ」と謙遜してなかなか語りもしなかったような看護実践に，ここまでの類似点があることを，私はとても不思議で

興味深いと感じた。

3-2　実践の基盤にある，意識していない意味づけ

　このように，看護の人間観は現象学的人間観との類似性をもつが，そのような人間観をもった看護実践をうまく取り出すために私たちが考えた事例研究方法のなかでの工夫も，期せずして現象学的なアプローチとの類似性をもつようだった。これは，エキスパートの看護実践が「脊髄反射」と自称されるように，必ずしもロジカルな認識のプロセスを経ないで実施されることに関係している。以下の例で説明したい。

◆看護の実践事例①：訪問看護師が実践する家族介護者への代理意思決定支援　（安塚ほか 2015）

　これは，誤嚥性肺炎を繰り返す寝たきりの高齢男性とその家族への訪問看護の事例研究論文である。各種の医療処置が必要で，退院後の家族は医療処置方法の習得や，男性の日常生活の支援に追われていた。男性は退院後も誤嚥性肺炎を繰り返し，医師からは胃にチューブを通して直接栄養を摂取できる「胃ろう」の造設を打診された。男性は認知症が進行し意思の確認が難しく，家族は胃ろうを入れるか否かの代理の意思決定に迫られていた。

　ここで，意思決定の支援のために行われた看護で目を引くものに「排便ケア」があった。寝たきりの男性の排便処置は，介護家族にとって非常に負担になることが多いため，それに追われる家族は心身ともに消耗しつくし，意思決定どころではなくなってしまっていた。そのことをみてとった看護師は，家族に排便ケアの方法を指導するのではなく，排便ケアを肩代わりし負担を軽減することを優先した。看護師には，家族の意思決定を支援するためにその瞬間に自分に求められているのは，なにはともあれ，排便ケアを行うことであると思われた。

　また，家族への意思決定支援は，意思を決定した段階で終わる訳ではなかった。訪問看護師は胃ろう手術を終えて家に戻ってきた男性に，誤嚥しないように腕によりをかけて，楽しみのための少量のアイスクリームを食べさせた。「食事介助」である。アイスクリームを口にして笑顔で喜ぶ男性をみて，家族は，自分たちの意思決定が間違っていなかったと安堵し納得した。悩みに悩んで決定したから，看護師は家族に自分たちの決定を後悔して欲しくなかった。患者自身の笑顔を家族に見せることが，もっとも説得力のある支援なのだと，その看護師には思われた。

　この事例においては，「排便ケア」「食事介助」という，看護師にとって日常的な生活援助の看護が，このケアの文脈で「意思決定支援」としての重要な意味をもつ，という点がもっとも興味深い知見だった。このような意味づけは，当初看護師自身が書いた文章のなかでは行われていなかった。語り合うなかで，この看護実践を一緒に経験していなかった看護師らの問いかけに，「「なぜここで排便ケア？」って聞かれても，そりゃあなた看護師ならそのときはそうするしかないでしょ……」というような口調で応答する過程から明らかになってきた。そうやって語り合ううちに，排便ケアが意思決定支援の一部として位置づけられること（実践の意味づけ）に，実践した本人自身が気づいていった。このような，「なぜって聞かれても困るけど」というような語りとその後の実践の意味づけは，その後の語り合いのなかでも繰り返し起こった。「排便ケアをね」「食事介助をしただけ」という当初の看護実践の語りがあり，その後他者から問われて語り続けるうちに，それらの看護実践に意思決定支援としての意義が宿っていたことに，実践者自身が気づいてゆく。そして，この部分を結びつけて実践を掘り起こしてゆかないと，他者には，排便ケアや食事介助をしたことの意味が伝わりにくい。暗黙知である看護実践はしばしばエキスパートの身体と心の奥深くに根ざしており，その意味づけがしばしば意識化されず，それを意識化するには，状況をあまり知らない他者から問われ，その問いを受けて自分の実践を新たに振り返り，なぜ自分がそのようなことをしたのか，とあらためて考えて意味づけを意識し，語りにする過程が必要だった。

　看護実践の事例研究に取り組みはじめたとき，私たちから事例提供者への問いは，この事例についてより詳細に深く理解したい，という単純な動機から行われていた。どのようにしてこの実践が展開したかを他の人にもわかるような形にしたい，と思う気持ちだけから，無心に問いかけていた。しかし，事例研究を繰り返すうちに，この「問われ語り」が，実践の意味に関する気づきを得るうえでいかに重要な作業であるかがわかってきて，私たちの事例研究の初期における中心的な活動に位置づけられるようになった。そのような「問われ語り」の重視は，現象学的アプローチによる分析を行っている西村が，看護実践に関する研究において対話を重視していたことと同様の取り組みと思われるし（西村 2016：14），メルロ＝ポンティが「私の諸経験の交叉点で，また私の経験と他者の経験との交叉点で，それら諸経験の絡み合いによって現れてくる意味なのである」（メルロー＝ポンティ 1967：23）と述べている現象学的世界にも類似しているように感じられた。一人の看護師のある看護実践についてグループの仲間が問い，それに応じて語りを重ねることによって，

過去と現在の自分の経験や，私と他者の経験のアナロジーを引き出し，「ああ，そうだよね，私も似た経験があるよ，そんなときって，……だよね」「そうそう，それって……っていう意味があるのかな」などと丹念に言葉を紡ぐことが，とても大事なのだった。

4　看護と間主観性

4-1　看護実践の前提としての「間主観性」

　引き続き検討課題の 1. どのようにすれば「看護のマインドと技」がうまく取り出せるか（暗黙知の掘り起こし）に関する検討を続ける。看護実践において「成功事例」を定義することは難しいが，比較的嬉しい気持ちで振り返ることのできる事例と後悔の念とともに思い出す事例はある。それらのうちで「成功」の範疇と思われる看護事例をいくつか一緒に分析するなかで，看護師たちがいかに――看護教育的な言い方をすると――「患者さんに共感して」相手を理解しようとしているか，ということに驚かされた。単に対象として合理性をもって理解するという種類の理解ではなく，共感的理解，すなわちその人の身になりきって，その人の目から世界がどのように見えているのかを自分の身に感じながら理解しようとしているようにみえた。そして，思い通りにならない状況に困惑しどうしてよいかわからず途方に暮れている患者の経験をありありとわが身のうちにも経験しながら，支援の方途を探るようであった。この場合，看護師が想像する患者の経験世界と，患者が実際に経験している世界がどの程度本当に一致しているかはわからない。それでも，少しでもその人の経験そのものに近づこうと努力すること自体が，すでに看護の始まりを意味するように思われ，看護実践の前提としての「間主観性」と呼べるように思う。

　このことも，事例研究を何度も試みているうちにわかってきた。看護実践の暗黙知を可視化することを求めるうえで，看護師には自分が何をしたかを語ってもらいたい，そこから「問われ語り」を始めたいという意図が私たちにはあった。ところが，看護実践の事例について実践者たちが語りはじめると，その人たちの語りは，いつのまにかしばしば主語が「看護師である私」ではなく「患者である A さん」になってしまうのである。私ははじめそのことは，看護教育の 1 年目から始まる実習記録において「看護目標は患者さんを主語にして書きなさい。私たちが看護することによって実現したいのは，患者さんが○○になる，ということだから」と念仏のように教えられるために習慣化されたものだと考えていた。この点も否定はできな

いように思うが，それ以上に，実践者たちは，あまりにも患者さんに共感し，その肌のうちに入り込むようにして理解しようとし，その立場になりきってしまうために，主語がすり替わるようなのである。

この看護師に特有の語りかたは，現象学者の村上（2013：346）も指摘している。そこからうかがわれる看護師に特徴的な患者との一体化は，看護経験のもつ「主体と客体を分けて主体を主語に置いて表現するのでは，事実を言い当て難い」（西村2016：176）という西村の記述とも類似するし，メルロ＝ポンティの指摘する「間身体性」，すなわち，「ちょうど私の身体の諸部分が相寄って一つの系をなしているように，他者の身体と私の身体もただ一つの全体をなし，ただ一つの現象の表裏となる。そして，私の身体がその時々のその痕跡でしかない無記名の実存が，以後同時にこれら二つの身体に住みつくことになる」（メルロー＝ポンティ 1974：218-219）にあたるもののように思われた。つまり，主客未分化の「間主観性」が看護実践の前提になっているように考えられる。看護教育で「主語は患者さん」と繰り返し教わるのは偶然ではなく，患者を現象学的に理解することが看護師としてのトレーニングの一環に（看護教員の多くは現象学を学んでいないにもかかわらず）位置づけられていることの現れのようにも思われる。

4-2 「間主観性」を成立させる看護実践の技

このような現象学的な人間理解は，その看護師が，その患者に向かって，どのような支援を構築するかに大きな影響を与える。私には，看護と現象学がその人間観において類似しているだけでなく，さらに一歩進んで，看護師の支援そのものが，現象学のいくつかの主張と類似しているように思われる点も，とても興味深かった。たとえば，次の例では，ある患者家族に関し，文脈依存性，時間性，全人性を踏まえた理解をした看護師が，その共感的理解の姿勢を当事者と共有することによって当事者への接近を許され，支援の糸口が身近に探せるようになってゆく点が興味深い。

◆事例②：医療的ケアが必要になった重症心身障害児の在宅復帰を可能にした看護（岩戸ほか 2017）

これは，重症心身障害をもち入院していた子どもとその母親への看護実践の事例研究論文である。重症心身障害をもつ子どもの自宅退院は近年多くの医療機関で課題となっているが，実際には実現がなかなか難しいことが多いなかで，家庭復帰が実

現した事例であり，家庭復帰成功の秘訣を明示化することが論文執筆の目的だった。

　看護師は，家庭復帰の実現に向けて，今後についてどのように希望しているのか，母親の考えを得ることを心がけていたが，母親は非常に無口で考えていることを上手く引き出すことが困難だった。看護師は，無口な患者の母親が言葉を口にするきっかけを辛抱強く待ち，様子を確かめながら注意深く話しかけた。母親の話し方や身振りに看護師自身の話し方や身振りを同調（シンクロナイズ）させて語る看護師に，それまでどの医療者にも心を開こうとしなかった母親は，突然口を開いて自分から希望を訴えるようになった。看護師はその言葉に迅速に対応し，医療チームを動員してサポート体制を組み，準備態勢を整えて退院を実現した。

　この事例の看護師は，母親が自分の本当の願いを口にできるときが訪れることを信じて待ちながら，母親と息を合わせるように同調し，そのような形で同じ土俵に立って母親とのコミュニケーションの道を開くように努めていた。その結果看護師は，母親とのつながりを構築することができたようだった。私には，このような意図的な待つ姿勢や同調は，発達心理学者の鯨岡峻が述べる「間主観性」を成立させる技に類似するように思われた。鯨岡は「この intersubjectivity（原文ママ）という概念は，間主観性，相互主観性，共同主観性，間主体性，相互主体性などと，多様に訳出されていることからも分かるように，多面多肢的な――ある意味では曖昧な――概念である」（鯨岡 2006：12）と，その多義性に言及し，そのうえで心理専門職等が意図的に創出する対象者とのコミュニケーションのあり方としての「間主観的把握」（鯨岡 2006：121-122）について考察した。事例②の看護師も，注意深い語りかけや，口調や動作を母親と同調させること，待つことを通して，間主観的なコミュニケーションを母親との間に成立させることができたからこそ，母親がこの看護師に対して重い口を開いたことがうかがわれた。

　このように，間主観性に基づくコミュニケーションを成立させたケア提供者が，患者から本当の願いを引き出し，行動の変化を生み出してゆくという事例は，その後もいくつものケア提供者の語りにみられた。たとえば，せん妄で誰とも意思の疎通が図れなくなったと思われた患者に，その気持ちを代弁するような歌を歌った看護師がいた。患者はその歌に応答するように「やっぱり待てないよー！」と反応した。焦って叫びだしそうな苦しみを抱えた家族に，同じようにじりじりとした調子で語りかけてつながりを作り，支援の端緒にした看護師がいた。このような技のある働きかけで「間主観性」を成立させ，患者の本当の願いを引き出し，変化を生み出すというような説明は，これまでの看護の教科書には出ていないように思う。そのよ

うなことを基礎教育等で学んでいない複数のケア提供者が，非常に類似した実践行動をとるということ，そしてこれらの実践行動が成立させようとしている患者とのつながり方が「間主観性」という現象学のキーワードが指す内容にとても類似していると感じられることは，私には非常に興味深いものだった。ヴァン・デン・ベルクが「看護は現象学なのであり，看護婦は行動する現象学者なのだ」（ベルク & 早川 1982：77）と繰り返したように，看護師は現象学的に患者を理解し，現象学的に患者と同じ土俵に乗り，現象学的に行動して望ましい患者変化を開くように思われた。

4-3　事例からの学びを可能にする「間主観性」

　検討課題の 2.「看護のマインドと技」を参考にして他の看護師も成長できるようにするには，取り出された「看護のマインドと技」をどのような形で紹介すればよいか（暗黙知の表現方法），3.「看護のマインドと技」を，他の人が取り入れて自分の実践を発展させる際のメカニズムはどのようなものか（暗黙知の普遍化）について，あわせて考えたい。以上に述べてきたように，現象学の要素がそこここに散見される看護実践であるが，その看護実践を次なる実践の参考にできるよう他の人と共有するためにも，現象学の要素が求められるという経験を，私たちはしている。看護の人間観は全人性，身体性，文脈依存性，時間性といった現象学に通じる特徴をもち，看護師は間主観性を看護の技の基盤に置くのであり，そのような「看護のマインドと技」を他の人が学ぶときにも，現象学があちこちで発動するようである。以下にもう少し説明したい。

　これまでの事例で紹介してきたような，めだたない形で展開されているすぐれた看護実践を他者が学ぶにはどうしたらよいか。それには，すぐれた実践を実現した看護師が，どのように患者と患者を取り巻く世界を見て，状況をどのようにまるごと理解したのか，そして看護実践の主体として患者と間主観性を確立してつながり，そこからどのように一つひとつの行動を選び取って動いていったのか，という詳細な経過を，それを経験した看護師の主観をなぞるようにして追体験できることが求められるようだった。そのような追体験があって初めて，その事例からの学びが可能になり，読者が自分の実践を変革してゆくことが可能になるように思われた。これは，概念を中心に複数事例を統合して語る質的研究には反応しない看護実践者がこのような事例研究の取り組みにならば反応してゆくさまをみて，実感を得てきた。

　これまでに私は，訪問看護師による終末期ケアや認知症ケアのプロセスについて 30 名程度から聞き取ってまとめたり，看護師が家族と関係を作っていく経過をまとめた

りしてきた (Hirano et al. 2011；奥村ほか 2011；Iwasaki et al. 2017)。英語論文の他，日本語でも説明してきたのだが，これらは看護についてあまり知らない学生や一般の読者には「看護師ってこんなことをしているんですね！」と関心をもって受け取られた一方で，看護実践者からは「当たり前のこと」などと冷ややかな反応を受け取ることも多かった。しかし，看護実践の事例研究（安塚ほか 2015；岩戸ほか 2017；大竹ほか 2017；佐藤ほか 2018）には，多くの看護師が「そうなんですよね！　看護ってこんなことが実現できるんですよね！」と生き生きと反応されるのだった。

　そのような反応を引き出すためには，とおり一遍の経過と実践に関する記述では不十分である。当事者である看護師の見たものを，その人自身がその経験をしている当時には必ずしも意識していない（意識の手前にある）ものも含めて見せなければならない。前述のように，エキスパートであればあるほど実践は無意識的になりやすく，本人が自覚していない場合が多いので，この点は注意を要する。私たちは，当事者とその他の人びととの間の語り合いを十分に行い，必ずしも意識化していなかった全体的な状況の把握，文脈性の理解，行動の選択理由などについて，なるべく意識化し言葉にして人に伝えることができるような記述を心がけたいと思っている。時にはそのときに経験した感情についても記述に含めることにより，追体験をより可能にする場合もある。そして，そのような感情を思い出すにもやはり親密な「語り合い」がとても大切になる。そのうえで言語化された実践のエッセンスを，詳細な実際の経過とともに伝えることが，「看護のマインドと技」の継承につながるように思われた。

　野中らの提唱した知識創出の SECI モデル（野中・竹内 1996：93）は，暗黙知を形式知（Formal knowledge：形式的・論理的言語によって伝達できる知識（野中・竹内 1996：88））化し他者と共有するプロセスであるが，野中らは，暗黙知が何らかの形で表出化（＝形式知化）され，他者と連結化し，さらにその知が他者のなかで内面化する際の「追体験」の重要性を述べており，この点は，私たちの以上のような事例研究の経験と相同する。野中らは，「暗黙知と形式知は完全に別々なものではなく，相互補完的なものである。人間の創造的活動に置いて，両者は相互に作用しあい，互いに成り変わる」（野中・竹内 1996：90）として，その暗黙知から形式知へ，形式知から暗黙知への循環により新たな知識創造が可能になることを述べた。私たちが開発している事例研究方法では，グラウンデッド・セオリー法の技術から着想を得て実践のキモ・コツと思われる部分に「見出し」をつけ，それらの「見出し」のもとに，その意味するところを詳細に記述するという論文形態をとるが，「見

出し」だけでは伝わらない実践の個別な詳細を本文に記載するところが「追体験」を可能にするように思われる。

　また，現象学的研究が「……経験の内側に視点をおき，そこで用いられている言葉で，その経験を表現していくことを通して，その経験の構造（特徴）を浮かび上がらせること」（松葉・西村 2014：94）を重視していることにも相同する。繰り返すようだが，現象学について知らないまま事例研究のあり方について検討したにもかかわらず，「看護のマインドと技」を他の人が取り入れて自らの実践を発展させることができるように，という目的で事例研究方法を追求していった結果，そのような詳細な記述を必要としていることに気づいたことと，現象学的アプローチの近接性に驚きを感じる。

　また，野中は暗黙知を形式知化して他者も理解が可能になるようにするための有効なツールとして「メタファー（暗喩）（あるものをシンボルとして思い描くことによって，別のものを知覚したり直感的に理解したりする方法。思い切ったコンセプトを創りだすための発想法的・非分析的思考法に良く使われる）」（野中・竹内 1996：98）を挙げている。メタファーは，野中も述べている通り論理性よりも直観性を重視し，感覚的・全体的にイメージを伝える意味合いが強い。グラウンデッド・セオリー法でも sensitizing concept（感受概念）（Glaser 1978：39）が強調されており，類似点と思われる。私たちの事例研究でも，「これが看護実践のキモ！」と感じられる部分に「キャッチコピー」「見出し」をつけよう，と称してメタファーを作ることを勧めている。現象学的アプローチでも「テーマ分析（例：ベナー 2006：105；コーエンほか 2005：113）」「エッセンス（例：Beck 2006：384）」などと称して，とくにそれと明記されないものの，メタファーの要素をもつ言葉が選ばれ，本の章立てなどに用いられることが多い。しかし，メタファーだけが宙ぶらりんに浮いていても「追体験」からの「看護のマインドと技」の継承には足りず，上述のような主観をなぞるような記述が必要である。この点は，野中らが主として商品開発を題材にしてきたことと，私たちが看護という対人援助の実践を題材にしてきたこととの違いかもしれない。

　さらに，ある看護師の実践が他の看護師に伝わるには，読者が自分の経験と照らし合わせ，その相違を検討できることが大切であるように思われた。この相違の検討は，野中らによって「アナロジー（類比）」として紹介されており（野中・竹内 1996：99），知識創出の大切な方法であるように思われた。一方，この点を実現するには，ある程度の準備性が読者の方にも求められるのではないかと考えている。読

者がまったく経験のない内容は，いくら詳細な記述とメタファーで読者を触発するように努めても，アナロジーを形成できず，読者の新たな学び（洞察）には至りにくいことが懸念された。

　以上のような，「詳細な記述」「メタファー」「アナロジー」という三つのメカニズムを通じて，読者が筆者の経験をなめるように追体験するということは，再び，論文の発表者と読者との間に何らかの「間主観性」が発生することを意味するように考えられる。また，このようにして，事例研究論文の記述から新たな認識の更新と次なる実践の変容が拡がってゆく様子は，メルロ＝ポンティが述べて西村が紹介する「側面的普遍」（西村 2016：208）の考え方にも近接性があるように思われた。これが，現象学に裏打ちされた看護研究が活用する一般化（普遍化）のあり方なのかもしれない。量的研究で活用される「統計的一般化」とも，グラウンデッド・セオリー法など他の質的研究で活用される「理論的一般化」とも異なるやり方で，普遍性の追求が可能になるように思われた。出版された論文の著者と読者は直接語り合うことはできないが，事例研究論文を読むことで読者は論文と語り合い，そこに展開される詳細な記述とメタファーとから，自分の経験とのアナロジーが始まり，「ああ！　そうだったのか！」という認識の更新が起きるようになる。これは看護実践に関するすぐれた事例研究や現象学的アプローチによる記述を読むときにわれわれが実感し，次なる実践で試みたいことができることからもうかがわれた。このような「ああ！　そうだったのか！」と腑に落ちるような事例研究論文を，私たちは目指しているともいえる。このような事例研究が起こしうる一般化（普遍化）のありようは，とくに看護学をはじめとする対人援助実践が研究の題材となる場合には，もっと理解されてよいことなのかもしれないと思う。

　これに関連して，私たちはやや残念な経験もした。ある看護実践の事例研究論文で，「公園の築山の大きな土管の中で，外から友だちが来てくれるのを待つの。そして，来てくれたら，声が反響しすぎないようにそっと話すの。そのときのような感じ」といった語りをそのままに近い形で記述に使った。この「土管で待ち，そっと話す」という表現は，当事者による貴重なメタファーであるように思われた。しかし，この表現を記述に盛り込んだ私たちの事例研究論文は，査読者から「客観性がない」というコメントを受け，この部分の表現を変えるように，という指摘をされた。私たちは「土管」の表現を削除したが，それはメタファーを通じて生き生きとした経験を読者に伝え，追体験により間主観性を成立させるという目的には，反することになったのかもしれない。私たちは，その点を査読者とより深く議論する必

要があったのかもしれないと思う。

5 おわりに

　看護実践の暗黙知を他の人に伝えることを可能にすることを目的とした私たちの事例研究方法開発の取り組みにおいて，私たちがどのように現象学に「出会って」きたか述べてきた。本章の内容を3点にまとめると，以下のようになる。①現象学は，全体性・文脈依存性・時間性といったキーワードが看護の基本的人間観と一致する。現象学の諸概念や人間観を学ぶことから，看護学においてなかなか意識化・言語化されにくい自分たちの実践に関する理解を深めることができる。②間主観性という現象学の考え方も看護のスタンスや技の前提と一致することから，同様のことがいえる。間主観性の創出は，看護技術そのものとして理解し，今後さらに詳細に検討することですぐれた看護実践に関するさらなる理解が進む可能性があるように思われる。③事例研究論文の読者が事例から学ぶためには，「詳細な記述」「メタファー」「アナロジー」を通じた読者による筆者の経験の追体験，そこから生じる筆者と読者間の間主観性の成立が必要と思われ，それらを考慮した論文のあり方を今後探索したい。今後も現象学から多くを学びながら，看護実践者が自ら「ケアの知」を創造することを目指した事例研究方法の確立に努めたい。

　このような看護の事例研究と現象学の近接性は，看護という実践には「真の人間性」が求められ，「真の人間性にとって大切なことを近代科学が失った」（フッサール 1974：17）反省としての現象学の視点が必然的に求められるということの証左なのではないかと感じる。であれば，現象学という哲学に基づけられた知の創造は今後の看護学にとって非常に重要なものになると思われる。私たちの事例研究も含め，現象学的アプローチによる研究論文は，医療系の雑誌にはまだなじみが薄く，評価の枠組みなども定まっていない。看護にとって現象学が必須である以上，そのような哲学的前提に立った看護研究のあり方に関する議論が，今後より求められるように思われる。

【謝　辞】
本章の執筆にあたり，家高洋さん，池田真理さん，齋藤凡さん，野口麻衣子さん，吉田滋子さんから貴重なコメントを得ました。感謝いたします。

【引用・参考文献】

池川清子（1991）.『看護——生きられる世界の実践知^{フロネーシス}』ゆみる出版

岩戸さゆき・池田真理・吉田滋子・吉岡大晶・山本則子（2017）.「医療的ケアが必要になった重症心身障害児の在宅復帰を可能にした看護——母の本当の願いを引き出し実現した事例から」『家族看護学研究』*23*(1)：52-63.

大竹泰子・野口麻衣子・野原良江・山本則子（2017）.「最期の療養場所に関する意向の相違を抱えた家族に対する訪問看護師による意思決定支援」『家族看護学研究』*23*(1)：64-74.

奥村朱美・山本則子・小林小百合・岡本有子・深堀浩樹（2011）.「訪問看護における認知症ケアの構造化」『日本在宅ケア学会誌』*14*(2)：26-33.

鯨岡　峻（2006）.『ひとがひとをわかるということ——間主観性と相互主体性』ミネルヴァ書房

楠見　孝（2012）.「実践知と熟達者とは」金井壽宏・楠見　孝［編］『実践知——エキスパートの知性』有斐閣, pp. 3-32.

コーエン, M. Z., カーン, D. L., & スティーブス, R. H. ／大久保功子［訳］（2005）.「データをどのように分析するのか」『解釈学的現象学による看護研究——インタビュー事例を用いた実践ガイド』日本看護協会出版会, pp. 105-122.

佐藤美雪・野口麻衣子・阿部智子・德江幸代・山本則子（2018）.「家族主導で在宅看取りの意思決定が進む中で訪問看護師が行った看取りまでの看護実践——慢性呼吸不全高齢者の在宅看取り事例を通して」『日本在宅看護学会誌』*7*(1)：225-233.

澤田哲生（2012）.『メルロ＝ポンティと病理の現象学』人文書院

西村ユミ（2016）.『看護実践の語り——言葉にならない営みを言葉にする』新曜社

野中郁次郎・竹内弘高／梅本勝博［訳］（1996）.『知識創造企業』東洋経済新報社

フッサール, E. ／細谷恒夫・木田　元［訳］（1974）.『ヨーロッパ諸学の危機と超越論的現象学』中央公論社

古橋洋子［編］（2017）.『はじめて学ぶ看護過程』医学書院

ベナー, P. & ルーベル, J. ／難波卓志［訳］（1999）.『現象学的人間論と看護』医学書院

ベナー, P. ／相良 - ローゼマイヤーみはる［監訳］（2006）.「健康・病気・ケアリング実践についての研究における解釈的現象学の流儀と技能」P. ベナー［編］／田中美恵子・丹木博一［訳］『ベナー 解釈的現象学——健康と病気における身体性・ケアリング・倫理』医歯薬出版, pp. 92-118.

ベルク, J. H. van den & 早坂泰次郎（1982）.「Ⅲ　現象学としての看護」『現象学への招待——〈見ること〉をめぐる断章』川島書店, pp. 77-132.

松葉祥一・西村ユミ（2014）.『現象学的看護研究——理論と分析の実際』医学書院

村上靖彦（2013）.『摘便とお花見——看護の語りの現象学』医学書院

村上靖彦（2018）.『在宅無限大——訪問看護師がみた生と死』医学書院

メルロー＝ポンティ, M. ／竹内芳郎・小木貞孝［訳］（1967）.『知覚の現象学 1』みすず書房

メルロー＝ポンティ, M. ／竹内芳郎［監訳］（1969）.『シーニュ 1』みすず書房

メルロー＝ポンティ, M. ／竹内芳郎・木田　元・宮本忠雄［訳］（1974）.『知覚の現象学 2』みすず書房

安塚則子・森元陽子・和智理恵・野口麻衣子・山本則子（2015）.「訪問看護師が実践する家族介護者への代理意思決定支援——胃瘻造設の決定を支援した訪問看護の事例」『家族看護学研究』*20*(2)：68-78.

山本則子ほか（2018）.「特集　ケアの意味を見つめる事例研究」『看護研究』*51*(5).

Beck, C. T. (2006). The anniversary of birth trauma: Failure to rescue. *Nursing Research, 55* (6)：381-390.

Glaser, B. (1978). *Theoretical sensitivity: Advances in the methodology of grounded theory.* Mill Valley, CA: Sociology Press.

Hirano, Y., Yamamoto-Mitani, N., Ueno, M., Takemori, S., Kashiwagi, M., Sato, I., Miyata, N.,

Kimata, M., Fukahori, H., & Yamada, M. (2011). Home care nurses' provision of support to families of the elderly at the end of life. *Qualitative Health Research, 21*(2) :199–213.

Iwasaki, T., Yamamoto-Mitani, N., Sato, K., Yumoto, Y., Noguchi-Watanabe, M., & Ogata, Y. (2017). A purposeful yet nonimposing approach: How Japanese home care nurses establish relationships with older clients and their families. *Journal of Family Nursing, 23*(4) :534–561.

Polanyi, M. (1966). *The tacit dimension.* Garden City, NY: Doubleday.

Yamamoto-Mitani, N., Noguchi-Watanabe, M., & Fukahori, H. (2016). Caring for clients and families with anxiety: Home care nurses' practice narratives. *Global Qualitative Nursing Research*, 2016 Aug. doi: 10.1177/2333393616665503

第3部

対人援助職の視点から

第9章

ソーシャルワーカーの「忘れられない臨床体験」

「巻き込まれ続けること」によって生成される専門職者としての基軸

福田俊子

1 はじめに

1-1 A氏の「忘れられない体験」

ここ10数年，精神保健福祉領域のソーシャルワーカー（以下，ワーカー）の方々にインタビュー調査をさせていただき，どのような臨床体験（以下，体験）を経て専門家になっていくのか，そのプロセスを研究してきた。多くの方々からさまざまなエピソードを聴かせていただいたなかで，研究に一区切りつけた今でも，筆者が引きつけられ続けている体験がある。それは，臨床経験40年以上を有するワーカーであるA氏が，その臨床経験年数と同等の期間，ほとんど口外してこなかった「私宅監置」にまつわる体験である。筆者ら[1]の調査で，A氏はもっとも長い時間をかけ，そしてもっともたくさんのエピソードを語ってくださった。インタビューは，計6回，640分にも及んだ。

筆者らが初めてインタビューさせていただいたとき，A氏は「私宅監置」のエピソードを「引きずらないけど，消えない体験」であると語り，A氏にとって本体験は「忘れられない」出来事であり，ワーカーとしての自己変容の重要な契機になっていたことが明らかになった。そこで本章では，A氏の本体験に関わる語りを取り上げ，ワーカーとしての専門家になるプロセスにおいて，「忘れられない」体験がど

---

1) 2006年より，筆者は所属機関の同僚と共に本研究に着手した。当時の社会福祉分野では，社会福祉専門職の自己生成にかかわる実証的な研究はほとんどなかったのに対し，看護や教育分野では，多くの研究の蓄積があった。とくに，「初心者，新人，一人前，中堅，達人」という技能習得の5段階モデルを示した看護分野におけるP. ベナーの研究を基盤とした研究が積極的に取り組まれていた。そこで，筆者らは本モデルのワーカーへの適用を目的に，2006-2008年に第一次調査を実施した。その後，筆者が単独で研究を継続し，2010-2015年に第二次調査を実施し，A氏には両調査に協力いただいた。

のような意味や構造をもつのかについて考察する。

1-2 「忘れられない」体験の概要

　その体験は，A氏が入職して2-3年が経過しようとしていた昭和40年代における出来事であった。統合失調症のために10年以上私宅監置状態にあったBさん（40歳代）のケースが地区の症例検討にて保健師より報告され，A氏ともう一人のワーカーが訪問支援を開始し，約半年間に5回の訪問がなされた。初回訪問における家族の対応は丁重で穏やかなものであったが，訪問を重ねるにしたがいその態度は徐々に硬化し，入院当日の訪問では強く入院を拒絶されてしまう。同行していた役所の職員のとりなしによって何とか事は収まり，Bさんは入院となるが，A氏はその後に主治医から，自分たちによる支援のあり方の問題を強く指摘されるも，それに対して何も返答することができないままに支援は終結となった。

2 「事例」として記述される体験

2-1 研究誌に掲載された体験

　本体験から約1年後，A氏は，ワーカー仲間と自主的に発刊していた研究誌に，本体験を「症例発表」として報告している。その冒頭は，次のような記述で始まっている。

　　　精神障害者をもつ家族の医療への不信，絶望から，過去10数年のながきにわたり私宅監置されていた放置患者を，家族の並々ならぬ努力と，諸関係機関との協力により，一人の精神障害者を適正な医療のルートにのせた症例である。
　　　我々はこの患者の発見から入院させるまでの過程の中で種々の事を学び，又おしえられたわけです。この紆余曲折をたどった一連の流れをこの場でふりかえり，〔…〕今一度考えてゆきたいと思うわけであります。(p. 1)

　A氏の報告によれば，初回訪問で家族は意外にも好意的な態度でA氏らを迎え入れ，Bさんに会う機会も設けてくれた。母屋の外壁を利用した木造りの粗末な3畳ほどの広さの小屋に案内されるも，採光は板壁からもれ入る光のみであり，床は土間の上にベニヤと毛布が敷かれ，排尿便はその場で行っているようで，ひどい悪臭がしていた。二言三言声をかけると，Bさんはびっくりするようなダミ声で

「……馬鹿野郎」「……俺を馬鹿にしやがって」とがなるばかりだった。この状況を
みたA氏らが思ったことは「何とかしなきゃ」であった。

　その後，訪問を継続するも，徐々に家族の態度は硬化し，なかなか入院の同意が
得られない状況が続いた。そこで4回目の訪問でA氏らは家族を説得し，半ば強
引ではあったものの，同意を取りつけることに成功する。ところが入院当日の5回
目の訪問になると，A氏らは突然，家族から語気荒々しく「アンタは本人を入院さ
せるといくら懐に入るんだ！　ウサギに罠を掛けるような真似をして！」と，なじ
られてしまう。さらに，本人入院後に主治医からは「お前は一体何をしようとして
行ってきたんだ？　入院させるだけなら私が行った方が手っ取り早い。ワーカーと
して何をしてきた？」と問われ，自分が専門職としての役割がまったく果たせてい
なかったことを指摘されたのだった。

　以上のような初回訪問から入院にいたる支援の過程が詳細に報告されたうえで，
考察は「反省」と表記され，①すべての問題を整理して段階的な目的設定をしな
かったこと，②家族の入院に対する多くの葛藤を一方的に受け取り，家族と本人の
入院という関係が，その結果としてA氏らへの感情転移に結びついていたこと，③
A氏らがケースワークにおけるケースワーカーという役割認識に疎かったこと（p.
9），が問題としてまとめられている。

　当時のA氏は「何とかしてあげたい」との正義感で，「すぐにBさんを入院させ
ること」という支援目標しか持ち合わせていなかった。なぜなら，それまでに関与
してきた私宅監置事例のなかで，入院を希望しない家族はいなかったからだという。
つまり，「私宅監置をせざるをえない家族＝本人の入院を希望している」という図式
がA氏のなかに出来上がっていたことに加え，初回訪問でBさんの悲惨な生活状
況に触れることによって，本人をできるだけ速やかに「適正な医療のルートにのせ
る」いう支援目標以外の選択肢は持ち得なかった。そしてこの目標に従った「入院
説得作業」の結果，家族が納得して同意するプロセスを経ないままに支援が終結し
たことに対する「ワーカーとしての役割の問題」が，本事例の失敗の原因だったと，
A氏は結論づけるのであった。

2-2　対象化される体験

　ワーカーのみならず対人援助職は，支援のプロセスを記述しまとめた「事例」を
検討することによって自らの支援を振り返り，「専門職者」として「どうすべきで
あったのか」について，一定の結論を導き出す。同様にA氏も，Bさんを「何とか

したい」との思いから進めてきた支援が，最終場面で家族からも主治医からも否定された経験を詳細に振り返り，研究誌に記述した。すなわち体験を「精神障害者」の「事例」として対象化し，自らの問題を客観的に分析することで，結論としての「反省」を導き出したのである。

3 「語り」によって記述される体験

　本体験から約40年の月日が経過しようとしたとき，偶然にも筆者らの調査を受けることになったA氏は，「もう思い出すのも嫌だという感じ」だった本体験を「そろそろ文章にしてもよいかもしれない」と思い，調査に臨んだという。インタビューを実施する前に記入いただいた調査票には，実に簡潔に，しかし鮮明に当時の状況が想像できるよう，体験が記述されていた。ところが，筆者らが，調査で今一度当時の状況を話していただくよう依頼すると，理路整然とまとめられていた調査票の記述とは異なり，A氏は時間を交錯させながら初回訪問の様子を以下のように語った。

3-1　A氏の語り①
「ずっと後になって」「ずっと考えてる」

　A氏　最初の日はすっごい話してくれ，ましたよ。で，やっぱり，うーんと，あのときはね……。お母さんは姿を見せなかったと思うんだけど，昔話からやっぱり始まるわけで，私はもう，ここ〔調査票〕にも書いてありますけど，淡々とですよね。もう，そういうさまざまなエピソードは超越したっていう感じでごきょうだいは。それで，いや，私はそれは，①後になって考えたのは，まあ，先に話しますけど，そのときは，その，あの子は，小さいときから歌がうまくって，〔…〕いつも村のお祭りとかで優勝してて，みたいな話になって。〔…〕とっても和やかなあれで。で，そんな昔話がたくさん出て，で，まあ，お母さん今はそういうことで〔Bさんの世話〕生きがいにしているし。で，帰り，野菜を車に，まあ，積んでもらって，で，帰ってきたんですよね。で，その日は，まあ，2時間ぐらいだと思いますけど，すごい和やかに私らを，私らをっていうか私を迎え入れてくれて，そのときにもう，はなから私は勘違いしてましたよね。だから，②後でわかったのは，「もう来てくれなくってもいい」っていうサインだったんだと思います，あれは。うん，その，快く迎えたという装いですよね，これは。

で，はなから帰れとはいかないので，「丁寧にお迎えをするけども，今日で最後
にしてくれよ」っていうサインが多分どっかで出てたんだなって，③ずっと後に
なって，これは入院した後ですよね。〔…〕

で，④ずっと考えてるうちにそういうことを思いましたね。だけども，それを上
回る正義感だとか，優しさとか，偽物のそういうものっていうのが勝るわけですよ。
だから，まったくそんなこと，もう思いもしなくって，ああ，話に，を聞いてくれ
るっていうか，のってくれる家族だなっていうふうに，私はそのとき，１回目は思
いましたからね。(30)

　当時の場面一つひとつを思い出しながらの語りは，調査票の記述とは異なり，状
況が簡潔にかつ客観的に説明されるのではなく，「それで，いや，私はそれは」「う
ん，その」と，まるでもう一人の自分に語りかけたり，自分自身を納得させたりす
るような言葉を織り込みながら進む。そして，初回訪問後に生じてくる「反転する
状況」の展開を無意識のうちに対比させながら，Ａ氏は「すっごい」「超越した」
「たくさん」「すごい」といった強調する言葉を多用しながら語る。

　なかでも特徴的なのは，「考えた」り「わかった」りしたことを示す表現が４回繰
り返されている記述である。これらの表現に「後になって」という言葉が加えられ
た下線部①〜③は，初回訪問における家族による和やかで丁重な対応が「もう来て
くれなくってもいい」とのサインであったことに，Ａ氏が気づいたことにまつわる
語りである。一方，下線部④は「後になって考えた」ではなく，「ずっと考えてるう
ちに」と表現を変化させ，その後には，自分たちが内包していた「偽物の正義感」
(30) にも問題のあったことが触れられている。

　Ａ氏は，初回訪問の様子を語りはじめるも，情景描写の間に「語っている現在」
における体験の意味づけを思わず挟み込んでいる。その意味づけとは，本体験が抱
えるＡ氏らによる関与の問題に関することである。一つは，家族に対する理解不
足が原因でサインを読み取れなかったことであり，もう一つは，本人の悲惨な生
活状況を目の当たりにした初回訪問時に抱いた「何とかしなきゃ」という正義感が
「ケースワークから逸脱したある種の感情」であったこと，すなわち専門職者として
の「感情転移」の問題である。

　しかしながら，これらの「語っている現在」における意味づけは，本体験の１年
後に発刊された研究誌にすでに記載されている内容である。一連の語りに象徴され
るように，Ａ氏はおそらく，幾度となく「後になって考え」たり「ずっと考え」た

りしているうちに，その時々の「現在」における意味づけを積み重ねることで，意味づけを徐々に深化させていったのである。つまりインタビューでは，「過去」の出来事が単純に語られていたのではなく，「後になって考えた」ときの「現在」が幾重にも重なりながら意味づけがなされてきたプロセス自体が語られていたのではないだろうか。

3-2 A氏の語り②

調査では，研究誌には記述されていない場面が語られた。それは5回目の訪問時の出来事である。不承不承入院を受け入れた家族が，本人と別れる最後の場面であった。

本人と家族の別れ：テールランプ

A氏　本人がバスに乗って，そして，出発しはじめると，これまた映画のシーンと同じですよ。テールランプだけがすっと遠くなるわけですよ。私は，ちょっと間を置いて一緒に，こう，走ろうとしたときに，お母さんが，玄関から飛び出してきて，名前を叫ぶんです，そのテールランプに向かって。もう，どう，どう思っていたのかなと思ったですよね。うん，そのシーンがね，もう，今でも，あの，テールランプの明かりがね，目に浮かびますもんね，やっぱり。まあ，あの後，お母さん，どんな思いでいたのかなと思ったり。で，以前入院させたときも，家族はきっとつらかったと思うわけ。あんな縛り……，まあ，縛りつけるって私たちの時代にはけっこうやりましたからね。しかも車なんかないから，リアカーに乗せてでしょう。みんな見ているなかで……。そんなことを考えたらね，自分の子どもがそう，そうしなきゃならんと思ったら，まあ，一緒に死んだ方がいいかなとかって思うかもしれないよね。でも，そんなことだって，私たち，若いからわかんないんですよ，やっぱり。わかんないとはいえ，イメージぐらいはできますけど，実感としてね，親の心情なんてのは，全然理解してない，んだと思うなぁ，あの頃。

だから，そういう歴史を重ねてきた家族の，まあ，最後の場面ではないにしろねぇ，一つのなんか，幕を引いた場面なわけでしょう。で，あの家族の声とかね，テールランプの明かりとかね，もう，映画のシーンみたいですよね，あれは。〔…〕(31)

A氏は「ずっと考えてる」[2]うちに，「今でも目に浮かぶ」シーンが前景化してくるなかで，Bさんの入院が家族に与える影響の意味づけをさらに変化させていく。

研究誌では，「入院が本人を世話するという生きがいを母親から奪うことになるのを心配した」と述べているのであるが，インタビューでは，入院を家族の歴史と関連づけ，その意味づけを深化させている。

　また，初回訪問の語りと同様に，A氏は当時の場面を詳細に語る際に，自分なりの意味づけを加えながら語りを進行させている。「映画のシーンと同じ」だったと語られる場面のなかで，「お母さんはどんな思いでいたのか」を考え続けていたことが示され，本来であれば「親の心情」を理解しておく必要があったと結論づけている。

　精神医療は社会防衛的な施策の影響を強く受けていたため，精神障害者とその家族は非常に過酷で根深い社会からの差別・偏見・排除を受けてきた歴史がある。こうした歴史と関連づけて家族からの拒絶の意味を捉え直したり，自らが親になることによって家族の心情を理解したりすることで，A氏は「以前の入院」が家族に与えた影響の重大さを実感するようになっている。入院が「縛られて」「リアカーに乗せられて」「みんなの見ているなかで」連れ去られていったことなどを想像することで，入院に対する家族の頑なな姿勢を理解していくのである。

　後のインタビューで再度この場面について触れたA氏は「家族とか本人もそうでしょうが，つらさ，やるせなさ，惨めさ，そういう歴史って私たちの想像をはるかに超えたような堆積がきっとあって」(40)と語り，家族にとって入院は，流れていく時間のなかの一つの出来事なのではなく，「堆積」をもった歴史となっていると捉えるようになる。また，こうした家族の心情を体験当時は「イメージする」ことはできたとしても，「実感として」理解することはできていなかったと語り，理解の深化には時間が必要であったことが示唆されるのであった。

3-3　A氏の語り③

　そして，A氏はこの体験全体を振り返り，今だったら「相当ゆっくりやるでしょうね」と語り，「3年くらい」の時間をかけて取り組むと言う。そして，こうした対応が可能になったのは「50歳代」であり，30年以上の時間が必要であったと認識し，本体験に自分がこだわり続けてきた理由を，A氏は次のように語った。

---

2) 以下，鍵括弧中の本文の文言はトランスクリプト通りではなく筆者が一部変更，整理したものが含まれている。

「人として」尊厳に欠けた態度

A氏　そうですね。だから，どうしてそんなにこだわるのかなと思うんですけど。やっぱり，ちょっと，ぶ，ぶん，文章に，後のやつに書いたかもしれんけど，その家族に対して尊敬する気持ちがないね，<u>このケースには。尊厳に欠けてる，私の態度は。それがね，一番</u>。〔…〕そこがね，もう最大の問題でしたね。だからずっとこだわってんだと思う。人間に対してやることじゃないだろう，おまえ，そのやり方は，みたいな。あるいは，家族に対してね。これが，きっと一番あるんじゃないですか，私のなかには。その，<u>ソーシャルワークの議論</u>，まあ，何て言うか，その<u>技術だとかね，さまざまなファクターがこのケースのなかには含まれてるのは事実だけど，その前に，その，人として彼らを尊敬したかどうかっていう。そこへの欠落感が</u>，きっと，ずっとあるんだと思う。だから，最後までっていうか，今まで，<u>多分死ぬまで忘れはしないよね，これはね</u>。だから，そう，何だろう，そういう意味では，まあ，人間の……。若いからっていう理由にはならないので，若気の至りとか。だって，か，彼らの気持ち，考えたら，やっぱり，さっき言ったように，どやどやって来たわけでしょう。どやどやって土足のままで上がり込んできたわけでしょう。で，そこに，やっぱり，何だろう，ちゃんとした償いをしたのかっていうね。おまえ，足跡ついたまま，おまえ，何，大人になってんだよって。人の家に足跡つけて，土足の足跡，つけたまんまで私は終わってるわけですよ。っていう思いが，まあ，勝手な思いかもしれんけど，それが私のなかにはあるっていう感じ。だから，だから，忘れられないんだなって。

　どっかで，<u>和解できるきっかけがもしあったとしたらね</u>。その，まあ，入院した後に後に，家族ともう1回，やっぱり，1回でも，2回でも，3回でも，私自身のふるまいをもう1回振り返って，ああ，本当にちゃんとしたことやってなかったのかもしれないっていう思いを，家族に伝えれるような機会を，もし，私，つくって，で，家族のほうから「いや，あのときは私たちも，こうでしたけど，もういいでしょう」っていう和解……，まあ，和解っていうかどうかわからんけどね。そういう機会がもしあったとしたら，こんなにいつまでもぐだぐだ，お，お，思っていないと思う。うん。で，それは，<u>もうそういう機会はないですけど</u>，あのー，やっぱり人の家に上がり込んで，荒らしたまま，それで筋が通るのかっていう思いかな。<u>「汚したところは，ちゃんと自分の手で拭いてけよ」って親にはいつも言われてたのに，ねえ，そうはいかない，いかないまま終わったっていうかね</u>。(75)

　A氏は，「ソーシャルワークの技術とか，さまざまなファクターがこのケースのなかに含まれているのは事実だけど，"その前に""人として"彼らを尊敬したかどうか。そこへの欠落感がずっとあるんだと思う」と語る。

　まずはこの語りのなかで，「その前に」という表現が挟み込まれている点に注目してみたい。A氏が言う「ソーシャルワークの技術」とは，具体的には「ゆっくりと時間をかけ」て計画をたてたうえで関わるべきであったことを指し，それを「スキル」とも表現する。こうした「ワーカーとしてどうすべきだったか」という医師からの問いかけは，まさにワーカーとしての「やり方」に対する問いである。しかし，A氏は医師の問いかけに応答しつづけていくなかで，「やり方」も大切ではあるが，「それ以前に重要なこと」があり，それが「尊厳を守ること」であることに気づくようになっていく。そして，本体験をきっかけとし，A氏は技術以前に「尊厳」という価値の重要性を自覚すると同時に，ワーカーとして「どうすべきか」という「やり方」よりも「あり方」が優先されるべきであるとの考え方を形成していくのである。

　次に「人として」という表現についてである。本体験は，文字通り「ケース」としてではなく，本人および家族を「人として」尊敬できていたかを，A氏が「ワーカー」として問われた体験である。ところが，インタビューでA氏は「「汚したところは，ちゃんと自分の手で拭いてけよ」って親にはいつも言われてた」のに，そうならないままに終わっていると，医師や同僚といったワーカーではなく，自身の親の言葉を引用して語っている。ワーカーとして問われた体験であるはずなのに，いつのまにか「専門職者になる以前」の自分に深く関与してきた親の言葉と関連づけて本体験を語るのである。つまりA氏は，本人や家族を患者とその家族といった「ケース」として対象化するのではなく「人として」理解する必要性を導き出している。それとともに，ワーカー自らも「専門職者」としてのスキルの問題ではなく，A氏にとっては非常に大きな「欠落感」を伴う，専門職者である以前の「人として」の「あり方」に目が向けられていく。だからこそ，A氏はワーカーを退職した後に「人として」生きていくことになっても，「死ぬまで」忘れないのである。

　また本来であれば，Bさんの入院後に家族と関わる機会をつくることができていたらよかったのだが，入院の時点で関わりは終結してしまった。こうした中途半端な関与で終わったことも，A氏の「欠落感」へとつながっているように思える。しかしその後，「欠落感」を抱え続けるなかで，A氏は自らの実践の基軸を生成していくのであった。

やらないこと・やっちゃいけないことを見つけること，尊厳を守ること

A 氏　〔…〕いかにも自分たちの専売特許みたいにして言っているけど，実はそうではなくて，世の中の人たちそんな，日常の生活のなかでみんなやっていることだと思うよ。自己決定なんか盛んに言うけど，あんなのは，どうやったってそうじゃない。そうでしょう。障害者の問題でも何でもないんだ。〔…〕でも，こういうことは，障害をもっている，もっていないに関わりなく，すべての人がやれたほうがいいということが，あたかも私たちの専門職業の使命みたいにして捉えてしまっているというところが実はたくさんあるんです。〔…〕そうやって削っていっちゃうと，最後に残るものって，本当にこんなものなんですよ，専門職として残るものって。

── 何ですか。

A 氏　何だろうね。やっぱり，すべてが当たり前のものだということになりかねないというのもあるんだけど，やはり，私はね，文章にも書いたけど，やらないことを見つける。

── やらないことを見つける？

A 氏　はい，はい，はい。やっちゃいけないことを見つける。これも専門性の条件の一つですよ。やることばかりではなくて。

── ああ，そう，うーん，なるほど。

A 氏　やることはみんな考えるんだけどやらないことも必要なわけで，そうやって削除していくと，最後に残るのは尊厳とか本当に根底的なものじゃないですか。人としての尊厳とか，お互いをかばい合うとか。

── 尊厳……。

A 氏　うん。最後に残るものだから，相当でかくて，重いんですよ。

　医師の「問い」に対し 40 年以上の時間をかけて考え続けた A 氏は，自分たちが「当たり前」に考えてきた「専門性」をつきつめていくと残るものは，「やらないこと」や「やっちゃいけないこと」を見つけることであり，それは「尊厳」だと言う。そして，自分にはそれが欠如していたことを，時間をかけて自覚することによって，A 氏は新たに専門職者としてもっとも大切にすべき「尊厳を守る」という基軸を生成したのである。

4　考　察

4-1　消えない体験と時間

　ここでは「引きずる」ことを，過去の体験が現在の自己にネガティブな影響を及ぼすことであると暫定的に定義づけしたうえで，これを調査に協力いただいた他のワーカーのインタビューと照らし合わせてみると，「利用者に振りまわされ，誰にも相談できず，夜も眠れないくらいに悩んだ」といった体験が該当する。このような「引きずる」体験は，その出来事しか考えられない状況へとワーカーを追い込むために，ワーカーは「現在」に閉じ込められる。さらに，自分一人で悩み続けるために他者との関係が遮断されるため，自己は「閉じられた状態」となる。この状態が深刻でかつ長く続けば，体験に自己が支配され，バーンアウトにつながってしまう。

　しかし，A氏はそうはならなかった。本体験を「引きずる」ことにはならなかった理由について筆者が問うと，A氏は自身の性格もあるのだがそれだけではなく，自主勉強会を通じたワーカー同士の関係が重要であったとし，「何かあると人〔他のワーカー〕を見ながら方向性を自分で決めていけるっていう，そういう鏡が身近にあった，「ワーカー仲間」の存在が大きかった」(27-28)と語っている。「仲間」という装置があったからこそ，A氏は「自己を閉じること」はなく，「引きずる」体験にはならなかったのである。

　さらに，A氏が本体験のようなケースに対して「3年くらいの時間」をかけてじっくりと関わるような支援が可能となったのは「50歳代」であったと語っている。つまり，A氏は30年以上にわたり本体験を「ずっと考えてた」ことになる。思い出したくもないから，本体験の記憶を消そうとしても消えず，普段はそれほど意識することはなくても，ふいに思い出してしまう出来事として，A氏は本体験を「ずっと考えてた」のであろう。

　以上のようなA氏が本体験を「ずっと考えてた」「過去」は，「後になって考えた」ときの「現在」の積み重ねによってつくられていた。本体験は考えたり語ったりする「現在」と常に結びつき，想起されるたびに，現在の自己を体験当時の過去に連れ去ったり，現在に連れ戻したりしながら，時間をかけてA氏に体験を意味づけることを促していた。意味づけがなされるたびに想起も繰り返される。そうすることで，意味づけ自体がさらに複層的になり，本人・家族の関係，あるいは家族と病いとの関係だけでなく，病いと社会との関係の歴史をも視野に入れられるようになっ

ていった。木村がいうように，記憶とは単に過去の蓄積なのではなく，「これまでの
人生途上で起こったさまざまな出来事に，現在の時点で見たその歴史的な意味を与
えるところの，潜在的 virtual な場である」（木村 2005：126）のかもしれない。

4-2　体験を対象化せずに，巻き込まれ続けること

本人や家族によかれと思って行った実践が，家族のみならず他職種からも否定さ
れたという状況に「巻き込まれること」から始まる A 氏の体験は，時を経た現在に
おいても「ワーカーとして何をしてきたのか」と「問われ」，それに「応答」し続け
るなかで，「尊厳を守る」というワーカーとしての基軸を生成している。

そして「専門職者として」ばかりでなく，「人として」のあり方の根底を支える
「尊厳」を冒してしまったことへの「欠落感」を抱き続けることが，本体験を「事例」
として「対象化」しなくなることにつながっている。換言すれば A 氏は，本体験を
「客観的・対象的なもの」（木村 1982：8）とみなし，解決済みの問題として「自己の
外」へと投げ出すことは決してしなかった。それは，B さんの入院を機に，家族と
の関係を修復するという「外在化した応答」としての機会を失っていたため，「ワー
カーとして何をしてきたのか」という「問い」に応答する手段としては，「考え続け
る」という「内在化した応答」だけしか，A 氏には残されていなかったからである。

「内在化した応答」とは，本体験を意図して「自己の内」に「とどめておくもの
にした」わけではなく，あくまでも「とどまっている出来事」であり，「主観と客観
の〈あいだ〉にある」こと（木村 1982：10，傍点及び括弧は筆者）である。本体験
が「モノ」としてではなく「コト」として，A 氏の内にとどまり続けたのは，A 氏
が意思をもってなしたことではない。体験の意味を問われ続け，それに応答すると
いう往還構造に A 氏が「巻き込まれ続けた」からなのである。

4-3　巻き込まれ続けることによって生成されるもの

「巻き込まれ続けること」は，体験を対象化せずに「自己の内」で問い，そして応
答するという往還を伴うプロセスである。往還構造があるから，体験の意味づけは
固定化されず，「棚上げ」の状態となる。こうした状況のなかで，A 氏は「仲間」と
いう装置に守られながら，かつて土居（1992：36-37）が自著で紹介した，'negative
capability' を身につけたのであろう。'negative capability' とは，J. キーツによって
「不確かさ，不思議さ，疑いの中にあって，早く事実や理由を掴もうとせず，そこ
に居続けられる能力」と定義づけられた概念である。A 氏が本体験の意味を「早く

掴もうとせず」に、「わからない自己」のままで 30 年以上もの間「居続け」ること，すなわち本体験に「巻き込まれ続けること」によって，「尊厳を守る」というワーカーとしての基軸を生成してきたのである。

　松嶋は，「近代には「強い主体であろうとすることの病い」があり，この病いから治癒するためには，主体か客体か，能動か受動か，という二元論ではなく，その間にどちらともいえないようなグレーゾーンが広がっていることを見出し，そこに向かって自己を開き，それを探索していくしかない」（松嶋 2014：289–346）という。ワーカーとして A 氏が本体験を対象化して分析した研究誌上の結論は，「専門職者」という「強い主体」によってなされたものであったのかもしれない。しかしその後，A 氏は本体験に「巻き込まれ続けること」によって「強い主体」から降り，一人の「人として」本体験を反芻し考え続けることによって，その意味づけを深化させていった。

　A 氏にとって，「専門職者として」の鎧を脱いで体験を見つめ直すことは，「人として」の自分が否定をされるという，きわめて厳しい結論と結びついた。だからこそ，本体験は A 氏にとって死ぬまで「忘れられない」出来事となった。体験が臨床の場における出来事であるから，「専門職者として」としてのあり方だけが問われるのではない。「専門職者」という固定した枠組みだけで体験を捉えるのではなく，「人として」体験を見つめ直すこと，すなわちフッサールのいう「事象そのものへ」という現象学のまなざしの重要性を，A 氏の体験は筆者に教えてくれたのである。

5　おわりに

　A 氏から初めて本体験の話を聞かせていただいてから，10 年の時が過ぎようとしている。筆者が調査票に初めて目を通したとき，A 氏と同様に筆者も本体験に巻き込まれたのだと思う。そして，インタビューを重ねるたびに，本体験の重さや奥深さを感じるようになり，体験そのものに引きつけられ続けてきたのだった。また，おそらく積極的に話したくはなかっただろう本体験を，A 氏が「人として」実に率直に語ってくださる姿勢にも引きつけられた。A 氏自身の人間としての度量の大きさに助けられることで，インタビューは成立することができたし，筆者と現象学とをつないでくれたのも，A 氏の語りだった。筆者が何とかここまでたどり着くことができたのは A 氏のおかげである。

　あらためて調査にご協力いただいた A 氏に厚くお礼申し上げます。本当にありがとうございました。

第1部
第2部
第3部
第4部

【付　記】

本章は，法政大学大学院人間社会研究科人間福祉専攻博士論文の一部を再構成して掲載している。

【引用・参考文献】

稲沢公一（2013）.「当事者活動へのかかわり──「倫理」から「受動性の自覚」へ」『精神保健福祉』 *44*（1）:8-11.

尾崎　新［編］（2002）.『「現場」のちから──社会福祉実践における現場とは何か』誠信書房

木村　敏（1982）.『時間と自己』中央公論社

木村　敏（2005）.『関係としての自己』みすず書房

土居健郎（1992）.『〈新訂〉方法としての面接──臨床家のために』医学書院

西村ユミ（2016）.『看護実践の語り──言葉にならない営みを言葉にする』新曜社

福田俊子（2017）.「ソーシャルワーカーの自己生成過程における専門的自己の構築と解体──中動態から生起する臨床体験」法政大学大学院人間社会研究科人間福祉専攻博士論文

松嶋　健（2014）.『プシコ ナウティカ──イタリア精神医療の人類学』世界思想社

村上靖彦（2013）.『摘便とお花見──看護の語りの現象学』医学書院

第 10 章

「心配だから会いたい」

重度の精神障がい者への
多職種アウトリーチ支援における現象学的研究

近田真美子

1 はじめに

1-1 研究の背景

日本では，世界的にも高水準である精神入院患者数を減らし，地域生活への促進を図るため，地域包括ケアシステムの構築をはじめさまざまな政策が展開されている。しかし，その実現には，地域で暮らすための社会資源の確保や住民の偏見の解消，支援に携わる専門家の力量を高めていくといった具体的な取り組みが欠かせないだろう。

そんななか，とくに「地域生活中心」の切り札として注目を集めてきたのが「ACT」（Assertive Community Treatment, 包括型地域生活支援プログラム，以下ACT と略す）である。ACT とは，重い精神障がいを抱えた人たちが住み慣れた地域で安心して生活できるよう 24 時間 365 日にわたって支援を行うプログラムであり，生活の質や精神症状の改善，満足度などに一定の効果があることが多くの先行研究で示されている[1]。日本では，2003 年に国立精神・神経センター国府台地区において本格的な日本版 ACT が導入されたのを皮切りに，全国各地でチームが立ち上がっている[2]。

ACT の対象者は，重度であることから精神症状が強く医療の介入を拒否したり，そもそも治療の必要性を認識していなかったり，未治療の方が多い。そういった点

---

1) 詳しくは西尾（2004）を参照。
2) ACT に関する情報は，一般社団法人コミュニティ・メンタルヘルス・アウトリーチ協会（通称：アウトリーチネット）〈https://www.outreach-net.or.jp（最終確認日：2022年 8 月 8 日）〉を参照されたい。2022 年 8 月現在，アウトリーチネットに登録されている ACT は国内で 38 チームである。

からすると，ACT で働く専門職は，利用者との関係性を構築するために，これまで病院という場で身につけた医学モデルに基づいた支援とは異なる専門性を身につける必要があると考える。

ACT 実践に関する研究は，国の研究事業（伊藤ほか 2006）をはじめ，プログラムの効果を示すために介入研究など量的アプローチをとるもの（伊藤ほか 2007；2015）が多い。日本における ACT スタッフのスキルに着目した唯一の研究（三品 2013；福山 2011）をみても，実践者に共通してみられる事象を概念化し一般可能性を目指す方法論にとどまっており，当事者一人ひとりの豊かな経験や実践の構造がみえにくいのが現状である。

しかし，幻覚や妄想に彩られたモノローグの世界に住まい，医療と距離を置く利用者と関係性を構築していくといった ACT 実践のありようは，量的データのような自然科学的なものの見方では，とうてい捉えられない事象を含んでいると推察される。実践という行為の背景には，彼ら一人ひとりの経験や世界への意味づけが存在している。そうした，一人ひとりの実践や経験をその内側から記述する（村上 2019）現象学的手法を用いることで，実践の構造を可視化し，他者と共有することが可能になるだろう。また，別の世界の見え方をもたらす可能性のある実践の構造に触れるという経験そのものが，今後の ACT 実践に影響を与え，ひいては，精神医療が地域生活中心へと方向転換をしていくための重要な鍵になるのではないかと考えた。

1-2　研究の目的と方法

1）研究目的

本研究の目的は，重度の精神障がい者への多職種アウトリーチ支援における実践の構造を，現象学的手法を用いて記述的に明らかにすることである。

2）研究方法

本研究は，ACT チームで働くスタッフ（看護師，精神科医，精神保健福祉士など職種ならびに経験年数は問わない）を対象としている[3]。ACT ではすべてのチームスタッフが利用者に関わるが，個々の利用者には個別処遇チーム（Individual Treatment Team，略して ITT）という通常 3 人前後のスタッフで構成される担当

3）本研究は，大阪大学人間科学研究科社会学・人間学系調査倫理委員会の承認を得て行った。

のサブチームによる支援が展開されることがある。そのため，これまで看護師を
はじめ，精神保健福祉士などにもインタビューを行ってきた。本章では，インタ
ビューを行うなかで，その実践内容のユニークさに魅せられ，実践の構造を探求し
たいと強く感じた男性看護師 O さんの語りを紹介する。

　看護師 O さんへは，訪問終了後，ACT オフィス内の個室で個別インタビューを
2 回実施した。インタビューは，現象学的手法（村上 2013：349–357）に則り「ACT
でどのような実践を行っているか，お聞かせ下さい」のように，ACT での実践内
容について自由に語っていただく非構造化面接の形をとった。インタビュー時間は
1 回につき 1 時間程度であった。

　分析方法は，インタビューの内容を逐語録におこし，データを繰り返し読みなが
ら，語り手の口調，言い回し，言い淀み，頻出する単語といった「固有の言葉使い」
に着目することで，実践者の実践の構造を明らかにしていく現象学的手法を用いて
分析を行った。なお，本文中，対象者の語りをそのまま引用している箇所は「　」
で，意味を通じやすくするために筆者が補足した部分は〔　〕で示した。音声が明
瞭に聞き取れなかった箇所については，（＃＃＃＃ @ 00:24:41）のように，その時間
を挿入した。語りの文末には，インタビューの回数と逐語録のページを挿入した。

2　看護師 O さんの実践

　看護師 O さん（以下，O さんとする）は，精神科病院に X 年勤めた後，ACT に
移動し，現在 Y 年目になる男性看護師である。インタビューを実施したのは，ちょ
うど，ACT で働くようになって 9 年目に差し掛かるときであった。O さんは，精
神科病院勤務時代，看護実践自体は面白かったが，病院の質を評価する病院機能評
価が取り入れられ，患者とじっくり関わる時間が少なくなってきたことで不全感を
抱くようになり，病院を退職し ACT へ移動してきたという経緯がある。O さんは，
ACT の立ち上げ初期から関わっているメンバーであり，実務経験は長い方である。

　O さんには，2 回のインタビューを行いさまざまなお話をうかがった。O さんの
実践には，「どういう支援ができるんかっていうのをいろいろ実験した」（1 回目，p.
55），「缶コーヒー差し入れしてみたりねっていう実験はいろいろ自分でもしてい
る」（1 回目，p. 22）と語っているとおり，まさに「実験」という表現がぴたりとく
るほどユニークな内容が多く，重度の精神障がい者を対象にしているということを
感じさせないほど軽やかで柔軟な印象を受けた。なかでも，印象的だったのは「関

係」や「安心」といった言葉が頻繁に登場することである（全インタビュー中，「関係」という言葉は 49 回，「安心」は 33 回登場する）。この「関係」や「安心」というキーワードをみていくと，複雑そうにみえた O さんの実践は，基本的にはいたってシンプルなモチーフで構成されていることがわかってきた。

　さて，議論に入る前に，看護師 O さんが訪問している重度の精神疾患を抱えた対象者とはどのような状態なのかイメージできるよう，インタビュー冒頭の語りを記す。ACT 利用の対象となる重度とは，独力では日常生活，安全管理，危機回避など社会生活が営めない状態が 6 ヵ月以上続いていること，精神科医療との関係が 1 年に 2 回以上の入院または年 100 日以上の入院となっていること，GAF（機能の全体的評定尺度）[4] が過去 1 年間継続して 50 点以下であることといった指標があるが，O さんの語りでは「大変レベル」「A クラス」「なんで入院してへんのレベル」「ウルトラ問題児」などと表現される。

　以下は，ACT 初期の頃から関与している利用者についての語りである（ACT 実践においては，支援の対象者のことを「利用者」と称す）。インタビューの冒頭で語られたこの箇所は，O さんの実践全体が凝縮された形で語られた部分でもある。

　O さん　その人は，もうお母さんぶん殴って，お金要求とたばこ要求ずっとして一晩中大声出しとった人で，もうお母さんも一緒に住めへん言うから，今，一人暮らしさせて，はや今，3 年目か。で，吐かん吐かない，あの，尿失禁も垂れないっていうぐらいまで，今，回復したぐらいですかね。時々，畑一緒に行ったり，魚釣り一緒に行ったりできる程度の方ですね。

　私　ああ，なるほど。

　O さん　激しいよ。

　私　ああ，まあ，ほんとにそれだと入院レベル。

　O さん　入院レベルです。間違いないと思います。ようやってんなと思いますわ，行ってて（笑）。ようあんたここで，一人で頑張ってんなって思う。

　私　思う（笑）。一人で暮らして。

　O さん　うん。一人でずっと空笑とか独語とかしながら，「寂しゅうないの」言うたら，「まあ，O さん来たらうれしい」って言うてくれるんで，ねえ，一緒にジュー

───────────────

4) GAF とは，精神保健従事者や医師が，成人の社会的・職業的・心理的機能を評価するのに用いられている評価スケールである。

ス飲もう言うて，ジュースとたばこ吸うて過ごしてきましたけど（笑）。ようやってるわ，ほんとに。（1回目，p. 4）

　Oさんが利用者と出会うのは，重度であるがゆえに精神運動興奮状態を呈している最中のことが多い。そのため，言語的なコミュニケーションはもちろん，食事や排泄といった日常生活を営めない状況にある場合がほとんどだという。Oさんの実践は，こうした，幻覚や妄想といった病いの世界に「一人」でいる利用者の孤独や寂しさに関心を寄せ，「安心」と「普通」という感覚を重視しながら（☞本章6-2）3年という「時間」をかけ「一緒」に苦楽を共にするプロセスである。このプロセスには，「Oさん来たらうれしい」とあるように，特定の他者に対する利用者の信頼を基盤とした関係性が含まれる。また，家族関係の状況に応じて一人暮らしを勧めるなど自立を目指した支援も含まれる。

　では，こうしたOさんの実践がどのように成り立っているのか，以下にみていこう。

3 「この世界」への応答

　Oさんが訪問する利用者は，幻聴や妄想といった陽性症状が活発な統合失調症患者の場合が多い。加えて，これまでの経験から医療への不信感があったり，未治療で治療の必要性を認識していない方もいることから，接触すること自体，困難であることが多い。

　Oさんは，こうした利用者に対して，どのような構えを見せているのだろうか。以下の語りは，統合失調症で水中毒状態にあった利用者の家を訪問したときに，「なんかいつもと違う」と感じつつ「自分が納得いかんような話しぶり」で訪問が終了したときの場面である。Oさんは，幻覚や妄想がある利用者の世界を「この世界」（1回目，p. 25）や「自分の世界」（1回目，p. 17），「病気のほう」（2回目，p. 103）と称し，世界の意味内容はよく理解できないが「何かある」「何かメッセージがあるんや」と前のめりなまなざしを含む能動的な姿勢で応答しようとする。

　　Oさん　僕も何かわからん。寂しいとか，なんかあるんやろうね。そういうのを上手にアウトプットできないから。こっちもわかってあげられないでね。インプットは正常やけど。

アウトプットぐちゃぐちゃじゃないですか。

私　うん。こうなんかうまく出せない。

Ｏさん　出せない。で，それを拾ってあげられへんかったなっていう，なんか，もん
　　もんとしたもんがあって，訪問を，まあ，次の訪問があるからで終了したんですよ。
　　でも，気になったんで，夜もう１回見に行ったら，やっぱ，家におらんくって。（2
　　回目，p. 9）

　「アウトプットぐちゃぐちゃ」と語るように，幻聴や妄想といった現実との境界
がきわめてあいまいな世界に棲む利用者は，自らの感情や思考を適切に表出するこ
とが難しい。「何か分からん」とあるように，現実の世界で生活しているＯさんに
とっても，利用者の世界を明確に理解することは難しい。しかし，「寂しいとか，な
んかあるんやろうね」と語るように，幻聴や妄想の世界と向き合うしかないその背
景には，孤独や寂しさ，自信の無さといったネガティブな感情が存在している可能
性があり，「夜，もう１回見に行〔く〕」など，それを能動的に捕まえようとする姿勢
がみてとれる。Ｏさんは，なぜこのように能動的な姿勢で応答するのだろうか。Ｏ
さんは，利用者からの連絡が途絶えたり，上手く会うことができなかったとき，利
用者が自宅で亡くなっていた話など，さまざまなケースについて語っていた（2回
目，p. 2）。Ｏさんにとって，利用者と接触できなくなるということは，死に直結す
る可能性をはらんでいるのだろう。ACT の対象である重度の精神疾患を抱える利
用者とは，そういった可能性をはらむ人びとなのだ。

　Ｏさんは，利用者の「この世界」を「何かある」と能動的な姿勢で応答しようと
するが，「この世界」が，幻覚や妄想といった病いの意味に彩られていたとしても，
あくまで「あなたの世界」として受け止めようとする。他にも，「開かずの扉の人」
と称する当事者に関して語った部分を引用しよう。

　Ｏさん　１センチも開かなくて，中から僕ら[5]の様子を見てる人とかがおったときに，

5）Ｏさんの語りには「僕ら」のように複数形で語られることがある。これは，個々の利用
　者に対して3-5人のスタッフで構成されるサブチーム（ITT：Individual Treatment
　Team，通常，個別処遇チーム）を構成して支援にあたることが多いことと関係してい
　る。ACT スタッフはすべての利用者に関わるが，基本的にはこの ITT チームが支援の
　責任を担っている。ITT は，この主マネージャーを中心に利用者のニーズに応じて多
　職種メンバーで構成されている。（ITT については p. 180 も参照）

もう何年か，２年，３年かかったけど，徐々に話ができるようになるんですよ，この
世界でも．で，本人，彼女冗談がとっても好きな人で，薬を駄洒落にしてね，メン
ドンロンドンワシントンとか，こう，訳分からん連合弛緩の妄想を僕らにして，僕
はもうすっごい，その５センチのとこから見える[6]とこで大笑いしてて，なんか関
係がドッと取れていったような人ですけど，それがある日，１センチになり，ある
日いきなりガッて開いて「採血して」っていうのがありましたね．「入って」って
いう．

私　へえ．

Ｏさん　それ，３年ぐらいかかったんちゃうかな．やっぱりＦ看護師さんと二人で
　一緒に行ってこの世界からガバッて開けて「採血」って言うまで３年ぐらいかかっ
　てると思います．（１回目，p.24）

　この語りは，利用者の自宅へ訪問した当初，玄関の扉を１センチも開けてもらえ
ず，利用者が扉の向こう側５センチという離れた場所からＯさん側を見ていると
いう位置関係であったが，３年という月日をかけるなかで距離が縮まり，ようやく
玄関の扉が開いたという場面である．先ほどと同じように，ここでも利用者の「妄
想」は「訳分からん」のであるが，冗談が「好き」という興味，関心に焦点を当て
て，そこを手がかりに「大笑い」という形で応答し続けている．妄想を非現実的な
ものとして否定したり，薬物を用いて症状を緩和させようといった医療モデル的な
まなざしはみられない．あくまで妄想も含めた「この世界」全体を視野に入れて応
答しようとしている．また，ここでＯさんが，利用者の「好き」なことに焦点を当
てていることにも注目しておこう．興味や関心に焦点を当てることは，利用者への
関心を示し，お互いの距離を縮めることにもつながるだろう．ひいては，幻聴や妄
想といった孤独な世界に彩られた利用者の世界に風穴をあける可能性もある．また，
この部分は，後半で登場する利用者の「ニーズ」の表出とも対応する部分なので覚
えておこう．

---

6) 岡本かおりさんより，ここでは，利用者から「見える〔見えている〕」という視点の取
　り方が重要であるとの指摘をいただいた．たしかに，Ｏさんは，利用者との関係を構築
　する際に，妄想を手がかりに働きかけているが，現実世界の空間という位置から「見え
　る」ようにすることで，妄想の世界（この世界）から現実の世界へと志向性を誘う実践
　形式となっている．

4 「普通」の感覚

4-1 「心配だから会いたい」：「安心」を軸にした「実験」

　Ｏさんが，幻聴や妄想の世界に棲む利用者の背景にあるネガティブな感情を積極的に汲み取っていこうとする姿勢があることは先ほど確認した。この際に，Ｏさんの実践で重要な軸となるのが「人として当たり前」という感覚である。Ｏさんの語りをみていくと，ここでいう「人として当たり前」の感覚とは，「心配」「安心」という感情や，意志，希望，欲望，プライドといった社会的存在としての人間であれば獲得しているはずの「普通」の感覚のことを指すようだ。この部分の語りを4箇所続けて引用しよう。

　Ｏさん　（＃＃＃＃＠00:24:41）的にばかみたいにアセスメントしながら行くより，感覚で人として当たり前に接していっとったら変わるんですって。（1回目，p. 21）

　Ｏさん　うん。会いたいからやるみたいな。ハハハ。あなたが心配やから，うん，行ってるみたいな（1回目，p. 31）

　Ｏさん　僕は看護師っていうことを忘れて行ってますからね。心配してる人間として訪問してますね。（1回目，p. 44）

　Ｏさん　とりあえず，安心できるような声かけ，かかわりを意識してて，なんかね，安心したら本人動くんですよね，やっぱりね。（1回目，p. 32）

　Ｏさんの実践が，幻聴や妄想の世界に「一人」でいる利用者に対して「心配」だから「会いたい」というきわめてシンプルな感情に動機づけられていることがわかる。また，「看護師っていうことを忘れて行ってます」とあるように，「人間として」の感覚が前面に出るとき，「看護師」としての意識は背景に沈む。背景に沈むのは，これまでの経験から医療への不信感がある利用者が多いことも一因だろう。医療的な雰囲気を消し「心配している人間」として訪問することで関係性をつくろうとしている。ここには，Ｏさんという固有の他者を通じて「人間」への信頼を再び取り戻してもらうという意図も含まれているだろう。よって，この「人として当たり前」という「普通」の感覚が，Ｏさんの実践の布置を形づくる重要なポイントとなるのだ。

　そして，Oさんは，「心配」と対比関係にある「安心」という感覚を重視しながら，利用者の関係性を構築できるよう「実験」や「工夫」と称する実践を展開していく。この部分の語りをみてみよう。

　ここでの利用者は，40代で未治療の統合失調症患者である。年中雨がっぱを着用し「自然が大好きな人」である。実家の敷地内に一人で暮らしていたが，訪問時間になるとわざと姿を隠したり鍵をかけたり衣装ケースを投げてくるような関係にあったという。

Oさん　あの，シイタ，植物が大好きって言うけどね，庭に生えてるドクダミ一緒に引こうとか言っても別に出てくるわけでもなく，僕が行ったら。なら，もう置いといて勝手に生えてくるやつなんかなとかいろいろ考えてて，ホームセンターに僕が個人的に行ったときに，シイタケ，これやって思ったことはありますね（笑）。これ，置いといたら見えるよな，すぐ生えてくるしとか思って，本人の部屋の見えるとこに3本置いたんですよ。

私　あ，初めは置いただけなんでしたっけ。

Oさん　うん。

私　こっそり。

Oさん　こっそり。お母さんに許可取って。

私　あ，お母さんには言って。

Oさん　お母さん，置いてみるわ言うて置いたんですけどね。そしたら水やってくれてはったんです，いつの間にか。やっぱ好きなんやね。ストレングスやね。

私　なるほど。それで，こう，シイタケが生えてきて。

Oさん　生えてきて，生えたぜみたいな感じで，本人の部屋にうまく上がれたときに，ちょうどストーブがたいてあったんですよ，灯油のストーブがね。で，あの上に，銀紙お母さんにもらってきて，置いて，銀紙の上でシイタケそのまま焼いて，一緒に，はいって食べたら「おいしいね」って言うてくれはった（笑）。それから関係ようなりましたね，ほんとに。（1回目，p. 11）

　ここでの実践は，「置いてみるわ」とあるようにまさに「実験」的である。Oさんは初め，利用者が「植物」が「大好き」だということで「庭に生えてるドクダミ一緒に引こう」と声をかけている。先ほど確認したように，利用者が興味を抱いているものへ関心を向け，それを「実験」の際の道具として活用していることがわかる。

しかし，それでは「出て〔こない〕」ので，いろいろ考えた末に，無理に近づかず，いったん距離を置いて，利用者本人の視界に入る空間（利用者が気づく空間）に，関心のある「植物」（しかも，すぐ生える）を配置してみるのである。

　結果として，「いつの間にか」「水をやってくれ〔るようになり〕」，シイタケが生えてくるのであるが，そのシイタケを活用して「本人の部屋にうまく上がれた」ときに「一緒に，はいって食べ〔る〕」のである。利用者が育ててくれたシイタケを活用しながら，徐々に利用者との距離を近づけているのである。他にも，訪問しても会えない利用者に対して，たこ焼きが好きだという情報を入手しては，玄関先でたこ焼きを焼いて匂いで誘い出す実践など，看護師という気配を消しながら距離をとることで，利用者が「安心」して自ら動きだせるように「工夫」[7]されている。

4-2　実践の布置を変える「人として当たり前の感覚」

　Ｏさんの実践の基盤となる「人として当たり前」といった「普通」の感覚はインタビュー全体を通して随所に登場するが，こうした感覚に要請された「実験」という実践は，「居酒屋に一緒に行く」「病院内の保護室の入り口にお札を貼付する」など，医療制度の規範や枠組みすらも変容させていく。また，利用者の「安心」が第一優先となるので，従来の対象者の自立を目指した段階的な支援や目的や目標に沿った問題解決型思考のプロセス[8]が消失し，代わりに「時間」をかけて「待つ」という行為が登場する。

　まずは，精神症状が悪化して病院の保護室へ入院となった利用者の面会に行ったときの場面をみてみよう。

　　Ｏさん　あれはね，保護室に入ってて，保護室に幽霊が入ってくるっていうね，利用者さんがおったんで，入院してね。そのときに，なんかね，デイルームから本だけ入れ，取り込めるんですよ。そこにね，『安倍晴明』っていう漫画本だけを大事に。

---

7) こうした一連の「実験」や「工夫」という行為について，Ｏさんは別の箇所で「遊び感覚」や「遊び心」でやったと述べている。Ｏさんの実践には，関係性を構築する初期の段階から享楽が内包されている。

8) ここでいう問題解決型思考のプロセスとは，対象者を身体的，精神的，社会的な側面から捉え，主観的ならびに客観的な情報を科学的な根拠に基づいて分析し，看護上の問題を抽出したうえで，計画を立案し，実施，評価する看護実践の営みの思考プロセスのことを指している。その場合，対象者の残存機能の維持・向上を図るため，彼らの自立度の程度に合わせた介入方法を選択するのが通常である。

私　あ，そっか，漫画を。

Oさん　漫画を枕の下とかに。1巻，2巻とかあるわけですよ。先生が，安倍晴明好きなんちゃうかみたいな感じで言うたし，晴明神社で買って保護室のドアにパーンって（＊＊＊＊メンカイ@00:27:28）行ったときに貼ったら「消えました」って言わはりました（笑）。もう薬よりも安心感やっただろっていう感じ。

私　なるほど（笑）。いや，もうそれ，大爆笑しました，私，なんかその話聞いて。

Oさん　面白いっしょ？

私　面白い。

Oさん　ミラクルがいっぱいあるからね。

私　（笑）。お札でよかったんだみたいな。

Oさん　うん。薬よりもお札やったんや。

私　安上がり。

Oさん　うん，500円で済みましたよ。実費で言うたら1錠分ですよ（笑）。あー，おもしろ。（1回目，p. 23）

　Oさんは，「幽霊」という得体の知れない存在が部屋に侵入してくるという利用者を「安心」させるために，お札という道具を活用する。そもそも保護室とは，精神医療のなかでもっとも拘束力が高く，法に則って管理，運営がなされているきわめて強固な医療モデルに支配された空間である。しかし，Oさんの「実験」で登場するのは，「薬」ではなく「お札」なのである。

　もともと，利用者の枕元には，安倍晴明の漫画本がいつも置いてあったため「大事〔なのでは〕」「好きなんちゃうか」ということで話題にのぼっていたという。利用者の興味や関心へ視点を向けているのはここでも同じだ。そこで試しに晴明神社の札を活用したところ「幽霊」（という妄想）が消えたという。Oさんは，この件について「薬よりもお札やったんや」，「薬よりも安心感やった」と，薬物療法と安心という感覚を対比させて語っている。利用者さんの精神症状に対して「薬よりも」，「安心」に焦点を当てるという「実験」をした結果，効果が得られたという経験をしている。こうした，精神症状に対して薬物療法を施すという精神医療における規範からの逸脱が，驚きと喜びを含む「ミラクル」という表現に現れており，この経験の積み重ねが「実験」というOさんの実践を生み出す原動力になっている。

　続いて「安心」を第一優先とした場合，Oさんの実践がどのような展開をみせるのか，以下にみていこう。

Oさん　そうですね，うん。今日もさっき行ってきたんですけど，洗濯もできん，も
　　　う今まで全部お母さんが本人の身の回りのことすべてやっとってくれた人がおる
　　　んですけど，警察沙汰で入院して帰ってきたときに，お母さんが肺がんで亡くなっ
　　　とったっていう人，初めての一人暮らしが始まるんですよ，ここで。本人，ゼロか
　　　らの出発ですよ。

私　　はいはいはい，ですね。

Oさん　だから，毎日1日2回訪問ぐらいして，ご飯一緒に買いにいったり，お惣菜
　　　買いにいったりいろいろして，洗濯も僕らがやって，本人の干し方とかかたたみ方と
　　　か。で，もう本人に無理やりやれとか，僕，言わんかったですわ。そしたらね，あ
　　　る日突然ね，洗濯物，もう僕の訪問前に全部取り込んどって，「Oさん，こうやっ
　　　てたたんでましたよね」っていうのでたたんでたのを見せてくれたときとかは，も
　　　う涙が出そうなほどうれしかったことがありますね。(2回目，p. 34)

　通常，看護実践という営みは，対象者の情報を身体的，精神的，社会的な側面か
ら捉え，情報を科学的根拠に基づいて分析，問題を抽出し，計画を実施，評価する
というPDCAサイクルと同じ構造で進めていく。そのため，目標達成の時期を定
めたり，対象者の自立を損ねないよう自立度に沿った支援を実施するのが慣わしで
ある。

　しかし，ここでOさんは，利用者の自立度に合わせて洗濯を促すわけでも一緒
に行うわけでもなく，自ら進んで洗濯を行いその姿を利用者に「見せて」いる。利
用者にとって，これまで身の回りのことのすべてを行ってきてくれた母親という存
在が消失し，初めての一人暮らしという「ゼロ」からの出発であることを踏まえて，
自我の成長に必要な保護的で発達促進的な環境を作り出す母親の役割を担うホール
ディング機能（ウィニコット 1977：2005）を補完する形で実践を展開しているのだ。
つまり「安心」できるような空間を作ることが最優先となっている。また，この実
践では，目標が達成できる明確な時期が不明瞭であることも特徴的だ。「ある日突
然」「いつ来るか分からん」(1回目，p. 33) と語っている箇所があるように，利用者
の変化はいつ訪れるかわからないのである。だからこそ，Oさんの実践は「待つ」
ことが重要な意味をもつのだ。

5 「孤独」から「一緒」に

5-1 「一緒」という空間を育む

　こうした「安心」に焦点を当てて「時間」をかけて「待つ」といった「実験」を重ねるなかで，Oさんと利用者の関係は少しずつ変化していく。関係性の変化とは，たとえば利用者が自分（Oさん自身）を頼ってくれるようになったり，煙草を交換してくれるようになったり，「Oさんが言うなら」と自分の助言を聞き入れてくれるようになるといった信頼を含む内容であるが，「孤独」から「一緒」にという空間の変化が大きなモチーフとなる。

Oさん　この人，1日3回ぐらい訪問してたな。退院した後は。

私　1日3回。

Oさん　うん。もう向こう，（＊＊＊＊ホウシン＠00:39:24）訪問してんで。で，もう，今減らして1日1回なんですけど。

私　はい。その3回は，やっぱり3回行かないと。

Oさん　間がもたんです。

私　間，間がもたない。

Oさん　何していいんかわからんです。一人で。

私　うーん。そうなるとどうなるんですか。間がもたなくなると。

Oさん　病気に入るしかないですよね。ゲーって言ったり。

私　あー。病気の世界に入っていったり。

Oさん　うん。大声出したり。

私　大声出したり。

Oさん　もう壁ボンボコ，ボンボコたたいとったり。あと，隣近所のおじさんたち，おばさんたちに，ワーって言うてみたり。

私　はい。はい（笑）。なんかすごい今想像が。

Oさん　ね。ワーって言ったりね。いろいろ忙しいことしてはりましたよね。

私　あーん。で，まあ，行くと，ちょっと，少し話をしたり。

Oさん　話。話したり，けんかしたり。

私　けんかしたり。

Oさん　一緒に外出して，ドライブしたり，ラーメン食いに行ったり。ちゅうことをやりましたね。ただね，やっぱやっとけば落ち着くもんですよね。

　私　一緒に出かけたりすれば。

　Oさん　安心感が，支えてくれるって，本人が思った段階で落ち着いてきますよね。
　　　　安心感。

　Oさんは，利用者の「間」をもたせるために1日3回訪問し「話したり」「けん
かしたり」「ドライブしたり」「ラーメン食いに行ったり」「一緒に外出」したりした
という。ここでの「間がもた（て）ない」とは，文字通り時間を持て余すことであ
るが，この背景に，利用者が「一人で」「寂しい」し，「何していいかわからん」状
態にあるという認識がある。「寂しい」という感情に焦点を当てて言動の背景を読
み解いていくのは，冒頭で登場した利用者への実践と同じである。そして，ここで
は「間がもたな〔くなると〕」，「病気に入るしかない」と限定した形で語っている。
おそらく「一人」という孤独な状態にあるからこそ「何していいかわから〔なくな
り〕」，「大声出したり」「壁ボンボコ叩〔く〕」といった状態に陥るしかないと捉えて
いるのだろう。

　そのためOさんは，利用者を「一人」にはせずに「一緒に外出」することで「間」
をもたせようとしている。食事を一緒に取るだけではなく「けんか」もすることか
ら，病気の世界と対比して現実的な時間を保持しているようにみえる（Oさんは
「お互い言いたいことを言う」ことを「けんか」と表現しているが，これは信頼関係
の度合いも示している）。また，単に「外出」して持て余した時間を埋めるのではな
く，「大声出したり」「壁ボンボコ叩〔く〕」ような状態にあっても，現実世界にお
いて対応してくれる他者が存在していることが重要なのだろう。だからこそ，Oさ
んは「やっとけば」，「支えてくれる」という「安心感」が出てくると「落ち着いて
〔いく〕」と語ったのであろう。

　他にも，利用者との関係性を量るものとして，缶コーヒーや煙草といった道具
を活用することも多いという。この部分の語りをみていくと，煙草や缶コーヒーは
「一緒」に吸ったり「交換してみたり」することで，互いの関係性を推し量るため
の「実験」的な道具として用いられていることがわかる。たしかに，煙草のように
身体の延長線上にある道具を「交換」できるか否かは，利用者との関係性を確認し，
距離の縮め方を推し量る目安となるだろう。また，「一緒」に煙草を吸うことで，家
の心配事など「普段言わないような話をしてくれたり」もするということから，次
の展開へとつながる可能性をはらむ契機ともなっている。

　このように，関係性の変化はさまざまな内容を含むが，その変化が如実にみえる

のは，Oさんという特定の他者への信頼の度合いが，Oさんにみえたときである。

> Oさん　うん。僕が一番しめたと思うときは，もう薬勧めて，まあ，「もうあんた
> が飲むならもらって飲んだろう」っていうような関係性ができたときには，「よ
> し」って思いますね。一歩クリアって思います。(1回目，p. 31)

「あんたが飲むなら」というのは「あんたが言うなら」という意味であると思われ
るが，ここでは，Oさんという特定の他者に対する信頼を基盤とした関係性が確立
しつつあることがみてとれる。「よし」「一歩クリア」という表現からしても，Oさ
んにとって利用者からのこうした発言が，関係性構築の程度を示す目印となってい
ることがわかる。Oさんは，基本的には「安心」を軸にして医療モデル以外のさ
まざまな「実験」や「工夫」を凝らした実践を展開するのだが，急激な精神症状悪化
の際など「時間」が切迫しているときには，このように「薬」という医療を活用す
ることもある（ただし，「薬」を活用できるか否かは互いの関係性に左右されるため，
「僕からのお願い」といった形をとる）。

　他にも，利用者がOさんへ被害妄想を抱き，怒りをぶつけてきたときも「僕に怒
りをぶつける必要ないやろ」と，互いの関係性を取り上げながら返していた場面が
あった。多くの時間を幻聴や妄想といった「孤独」な世界で過ごしてきた利用者に
とって，現実の世界に生きるOさんへの信頼は，症状と距離をおき「この世界」が
変容する可能性を秘めているだろう。「孤独」から「一緒」にというモチーフは，こ
うした世界の意味内容の変化を含む。また，この「一緒」には，単に時間や空間を
共有するだけではなく，地域で生活するうえでつきまとうさまざまな苦楽といった
感情も含まれている。この部分の語りをみてみよう。

> Oさん　その，アパートを追ん出されたり，大声とかでね。それ，積み重ねていって
> 一緒に苦労してるうちに，やっぱ本人もわかっていくでしょう，そのうち。声出さ
> なくなったり，我慢できるような工夫できたり。多分そうなるんですよ。
> 私　うーん，なるほど。
> Oさん　一緒に苦労するんす，一緒に悩むんす，その辺をね。こうしたらよくなる魔
> 法のものないですよ。(1回目，p. 42)

利用者が抱える不安や孤独といった感情は，精神症状という形で表出する。これ

により住む場所を追われるなど「苦労」を共にすることで，利用者自身，症状を「我慢」したり「工夫」できるようになっていくという。「多分そうなるんですよ」とあるように，信頼関係を育みつつあるＯさんと「一緒」に「苦労」することで，自己を客観的に捉える健康的な視点が利用者のうちに育つことを，Ｏさんはこれまでの経験から知っているのであろう。「一緒」には，こうした感情が詰まった時間が含まれており，だからこそ「魔法」のように突如変化を遂げる方法はないと語るのであろう。関係性を構築するにあたって「安心」を軸に「実験」を展開するときの手段には「ミラクル」が登場するが，「信頼」構築を目指して「一緒」という空間を育むためには地道な時間が必要となる。また，インタビューの別の箇所で「僕と出会ったからには」「楽しいことも増やしたい」「自信をもってほしい」と述べている部分がある。「一緒」には「苦労」だけではなく，「楽しい」といった享楽や「自信」といった自己への信頼の回復も含まれているといえるだろう。

5-2　普通の姉さんへ

　ここまで，「孤独」から「一緒」にという関係性の変化を追ってきた。「普通」や「人として当たり前」という感覚を基盤としたＯさんの「実験」という実践を通して，大声をあげるなど「ウルトラ問題児」だった利用者は，「ニーズ」が出たり，Ｏさんと「一緒」に行動するなかで「よくなっていく」。このことをＯさんは「今は普通の姉さんですから」と語る。「普通」の感覚を基盤として実践してきたＯさんと利用者の「普通」がここで結実する。

> Ｏさん　まあ，本人が，まあ，安心していってね，次のニーズとか，本当に本人がやりたいニーズが出てきたり。目覚めたニーズが出てきたり。
> 私　目覚めたニーズ。うん。うん。うん。うん。
> Ｏさん　うーん。あの人こんなん服着てはったけど，私も欲しいわとかね。ちょっとした。とかね。そんなら，ちょっと，お小遣い頑張って貯めて，買いに行きましょうか，みたいな。(2回目，p. 93)

　ここでは，「私も〔洋服が〕欲しい」といった欲望の出現を「ニーズ」と表現している。そして，「ニーズ」を叶えるためにお金を貯めるという目標を提示することで次の実践につなげている。
　他にも，回復するにつれて自分よりも年下のＯさんに支援を受けることを拒む

ようになった利用者に対して「プライド」が出てきたと肯定的に評価する場面がある。他者の視線を介して自己を客観視できる距離を獲得できた点に回復の兆しが見えるのだろう。第3節で出てきた「アウトプットぐちゃぐちゃ」だった利用者は，希望や意志を明確に表現できるように変化を遂げる。つまり，Ｏさんにとって「ニーズ」の出現という変化は，利用者の回復を意味するのだ。

6　おわりに

6-1　まとめ：Ｏさんへのインタビューを通じて

以上をまとめよう。Ｏさんは，幻聴や妄想がある利用者の世界を「この世界」と称し，世界の意味内容はよく理解できないが，利用者には，孤独や寂しさといったネガティブな感情が存在しており，それを能動的に捕まえようとしていた。そして，Ｏさんは，「心配」と対比関係にある「安心」という「人として当たり前」の感覚を第一優先とし，利用者の興味・関心に焦点を当てながら「実験」や「工夫」を凝らした実践を展開していた。この「人として当たり前」の感覚がＯさんの実践の基盤となり，医療制度の規範や枠組みを変容させるような実践へとつながっていた。変容するなかで，あらかじめ目標を設定するという思考は消失し，代わりに「待つ」行為が重要な価値をもつようになった。こうした実践を経て「孤独」だった利用者はＯさんと「一緒」に苦楽を享受することで，現実世界に生きるＯさんへの信頼を得て，希望や意志といった「人として当たり前」の「ニーズ」を表出できるよう回復を遂げていった。

6-2　「一歩踏み出す支援」

最後に，「ニーズ」を表出したその先にある実践についてＯさんが語った部分を紹介して本章を締めくくろう。インタビューの最後にＯさんは「一歩先に踏み出す支援ちゅうのを，今探してるんです」「僕の挑戦でもあるんです」と語った。ここでいう「一歩先に踏み出す」とは，状態が「落ち着いており」ある程度「関係」が構築できた利用者に対する「その先」の支援のことである。

以下は，「霊界妄想」のなかに「機動戦士ガンダム」が登場するという利用者に対して，趣味や楽しいことを「探そう」と声をかけている場面である。

Ｏさん　今から，だから，今趣味を探そうよっていうふうに，目標出してね。

私　あー。はい。はい。あ，そうなんですか。はい。はい。

Oさん　うん。ガンダム以外に，なんかこう行き場所とか，楽しいこと探そうぜーっていう話は今していってますね。

私　本人はそれに対してはどんな感じですか。

Oさん　そうですけどねー。やる気が出ないんですよ，みたいな感じですね（笑）。

私　（笑）。

Oさん　あんまり現実感言い過ぎると，カーってまた，お祈りの世界に入られるんで。まあ，ほどよく。

私　そうですか。でも，お祈りの世界に入ってるとき，あんまり入り過ぎると，やっぱりちょっと。あの。

Oさん　つらそうですよ。

私　あ，つらそうですか。やっぱり。

Oさん　うん。そんな入り過ぎたら，ガーンガーンとこうしてはります。

私　あ，あー。自分に。

Oさん　そんなんもあるんすよ。うん。自傷もあるんで。（2回目，p. 76）

　関係が構築できるまでは，妄想に対しても「安心」を意識しながら対応していたOさんであったが，ここでは「趣味」や「行きたい場所」，「楽しいこと」といった「霊界妄想」以外の世界を「探そう」と能動的な姿勢を示している。ここでもやはり，可能性があることは取り組んでみようと「挑戦」するOさんの姿勢がみてとれるのだが，こうした声かけは，結果として「現実」的な時間を増やし，妄想とさらに距離を置くことにつながるだろう。

　しかし，「あまり現実感言い過ぎる」と「お祈りの世界に入られる」と語っているように，「現実」に意識を向けるような声かけをすると妄想という非現実的な世界に入り込んでしまうという。そして，入りすぎると「つらそう」に見えるため「ほどよく」状況を見きわめながら声かけしているという（この「バランス」が「難しい」と語る）。たしかに，筆者の経験でも，臨床では，回復によって「病気の世界」から抜け出すものの，「現実」がみえてくることで抑うつ的になる患者に時々出会う。まさに「現実」が見えてきたときにどう支援していくかが，今後の課題なのだろう。地域で「人として当たり前に接する」Oさんの実践が，今後どのような変化を遂げるのか，引き続き，注目していきたい。

【引用・参考文献】

伊藤順一郎・西尾雅明・大島　巌・塚田和美（2006）.「重度精神障害者に対する包括型地域生活支援プログラムの開発に関する研究」厚生労働科学研究費補助金 こころの健康科学事業 平成 17 年度 総括・分担研究報告書

伊藤順一郎・西尾雅明・大島　巌・塚田和美・鈴木友理子（2007）.「重度精神障害者に対する包括型地域生活支援プログラムの開発に関する研究」厚生労働科学研究費補助金 こころの健康科学事業 平成 17 年度 総括・分担研究報告書

伊藤順一郎・吉田光爾・坂田増弘・西尾雅明（2015）.「精神科多職種アウトリーチチームの効果——サービス内容やサービス量との関連について，6 か月追跡の報告」『日本社会精神医学会雑誌』*24*(1)：46-53.

ウィニコット, D. W. ／牛島定信［訳］（1977）.『情緒発達の精神分析理論——自我の芽ばえと母なるもの』岩崎学術出版

ウィニコット, D. W. ／北山　修［監訳］（2005）.『小児医学から精神分析へ——ウィニコット臨床論文集』岩崎学術出版

西尾雅明（2004）.『ACT 入門——精神障害者のための包括型地域生活支援プログラム』金剛出版

福山敦子（2011）.「重度の精神障害者を地域で支える看護実践——包括型地域生活支援プログラム（ACT）の実践から見た一考察」『病院・地域精神医学』*54*(1)：61-63.

三品桂子（2013）.『重い精神障害のある人への包括型地域生活支援——アウトリーチ活動の理念とスキル』学術出版会

村上靖彦（2013）.『摘便とお花見——看護の語りの現象学』医学書院

村上靖彦（2019）.「哲学と質的研究——現象学的な質的研究の役割と位置づけについて」『大阪大学大学院人間科学研究科紀要』*45*：1-18.

第
1
部

第
2
部

第
3
部

第
4
部

第 4 部

患者や家族の視点から

第11章

透析療法導入2年以内の患者の妻の経験

病いは夫婦でどのように分かち持たれるのか

守田美奈子

1 はじめに

　慢性腎不全の末期状態から透析療法が導入される時期は，患者や家族にとって大きなストレスを経験する時期である。病状の悪化に伴う身体の変化，治療法による身体的苦痛，生活の変化など，透析療法への移行は，患者はもちろんのこと家族にとってもさまざまな変化をもたらす。

　さらに腎不全の治療法は，血液透析，腹膜透析，腎移植と多様であり，家族には治療選択という課題も加わる。この移行期は，患者にとって危機的な状態となるが（ラブキン＆ラーセン 2007：252），家族にとっても心理的な危機や関係の変化などをもたらし，危機状態は家族構成や年齢などによってもその深刻さは異なる（ラブキン＆ラーセン 2007：181–188）。

　腎不全に限らず，病いをもつ患者の家族理解と支援は重要である。そのために，家族機能を類型化し悲嘆との関連を明らかにした研究（キセイン＆ブロック 2004：41–61）もある。これらの知見は，家族をアセスメントし，家族の機能不全を予防し，悲嘆からの回復等を促進する援助のために必要であろう。また，透析療法を受ける家族経験に関して，「家族役割の変更」や「透析導入に伴う新たな介護役割の追加」といった変化を経験し，自分たちが遭遇する状況への対処を繰り返しながら，生活を編み直していることが報告されている（大武 2018）。生活を編み直すということは，どのような営みなのか。家族の文脈や関係性に応じて，その経験も異なると思われる。

　実践の場ではさまざまな家族に出会い，個別の家族への援助が求められる。具体的な援助を考える際には，個々の家族の文脈に即してその経験を理解し探求していく必要がある。

　家族は構成メンバーや関係性が異なり，さらに病気の発症により生じる家族メン

バーの体験や関係の変化も異なる。それだけ家族の経験は複雑であり，また個別性
も大きいため事例研究は重要だと考える。一方で村上靖彦は，家族経験の理解は，そ
れが個別固有のものであっても，「個別の例こそが，他の無限の実践と共鳴する」（村
上 2018：9）と記している。斎藤清二も心理学領域の事例研究において，「個性探究
的な指向性と一般化への指向性は，量的研究とは異なった独特の仕方で密接に絡み
合っており，それぞれを分割して考えるよりは，両者の関係について議論を深めるこ
とが重要」（斎藤 2013：16）と述べている。このような事例研究の可能性を踏まえて，
個別の家族経験の探求は，他の家族経験とどのように共鳴するのか，さらに，他の家
族支援に関して，どのような手掛かりを示唆できるのかを検討したいと考える。

　本章は，透析療法への移行期の家族援助のあり方を検討するために，透析療法を
受けて 2 年以内の患者の妻の経験について記述することを試みたものである。

　今回の対象者の語りは，透析療法を受ける患者・家族の経験理解のために実施し
た研究の一部である。日本赤十字看護大学の倫理審査委員会の承認（2013-9）を経
て，研究協力への同意を得た 5 名の参加者（家族）のうち 2 名の妻の語りを分析対
象にした。

2 夫に生きてもらうための努力がもたらす自己への気づき：A さん

　A さんは 60 代の女性で，腎臓病を患う夫の妻である。A さんの夫は，在職中に受
けた健康診断で腎機能低下を指摘されていた。その後退職し，普通に生活していたが，
風邪を契機に腎機能が急激に悪化し，透析療法に至るという経過をたどっていた。

2-1　心の準備ができていなかった

　A さんは，夫の病状が悪化し，透析療法の導入を告げられたときのことを振り返
り，次のように語った。

> A　あっという間にこうトトンときてしまって，そんなに早くするっていうふうに思
> わなくって，担当した内科の先生も，こんなに早くと思わなかったって。だからな
> んか引き金っていうか，風邪をひくとか，体調を崩すことによって，こう，悪く
> なってしまうんだなと思って。うん，まだ心の準備がね，できていなかったの，そ
> のときまでこう。(1)

　夫は会社の健診で腎機能低下を指摘されていたのだが，Aさんも夫も腎機能低下に関しては，塩分制限が必要という程度の認識しかもっておらず，さほど深刻に捉えていなかったという。しかし，風邪を引き金に医師が想定した以上に腎機能は急激に悪化した。このときまでAさんのなかには夫の病状悪化への不安や懸念は生まれていなかった。

　Aさんにとっては，夫の病状悪化という事態は「心の準備」もなく「トトンときてしまっ」たという状況だったのだ。Aさんの言う「心の準備」とは，状況への具体的な行動を生み出すリスクへの気がかりや関心さえも，まだ十分に生まれていない状況を表現していた。

2-2　死なれては困る

　心の準備のない状況での透析療法の告知は，Aさんにどのような変化をもたらしたのか。次の語りからみてみる。

> A　うんまあ，それは，生きるためには仕方ないっていうか，まだ60ね，〔60〕代ですから，生きてもらわなきゃいけないし，やっぱり仕事終わって，年寄りの面倒をね，あの母が今，まだ生きてるんですけど，96才なんですね，主人の母。その面倒をみてたりとかしてたので，えー，死なれては困るわけですよ，まだ主人に。(2)

　「死なれては困る」の言葉に示されるように，急激な告知はAさんに夫の死を想像させていた。それは96歳の母を残して実の息子である夫が先に亡くなること，その母の世話を含めて夫と共にある今の生活を失うという想像をAさんにもたらした。夫を失うことと今の生活の喪失への予測は，それに伴う衝撃や悲しみの感情と同時に，「まだ主人に」「死なれては困る」「生きてもらわなきゃいけない」という切実なる思いを生み出している。透析療法はAさんにとって死を回避し，夫に「生きてもらう」ための方法として，「仕方ない」と容認せざるをえない方法であり，同時に夫に生きてもらうための積極的な手段となったのである。

2-3　後の人生にどう言うのがいいのか

　「生きてもらわなきゃいけない」というAさんの切実な思いは，次の行動へとつながった。

A　変だなと思ったらすぐね，こう。何を言っているんだろうというふうに，わから
　　ないと，答えられないと，選択迫られるじゃないですか，どうしますかって。どう
　　しますかって言われてもわかんないもの，ね，ちょっとなんかやっぱり利点とか欠
　　点とかっていうのはやっぱり調べて，どういうのが，うん，後の人生にね，いいの
　　かなとか思って。勉強したね，少し。(4)

　医師の説明でわからないことを調べ，質問するという行為にAさんは駆り立て
られた。医師から説明される内容や，「選択を迫られる」事がらは，Aさんにとっ
ては「何を言っているんだろう」というようにしか捉えられない。説明内容がわか
らないと，「選択〔を〕迫られている」ことに対しても，「どうしますかって言われ
てもわかんない」と，わからないことの連鎖となる。わからない状態で医師の話を
聞くことは，「嫌だった」とAさんは語った。だからAさんは「変だなって思った
ら」「すぐね」と表現するように，かなりのスピードと迅速さ，そして労力を費やし
情報を調べたようだ。急激な腎機能の悪化に対し，治療法の選択は時間の猶予がな
い。短時間で情報収集する行為は，Aさんにとって負担が大きかったと思われたが，
そこには次のような理由があった。

A　あの意味だけでもね，わかってると，随分違うなあって。で，意味わかってると
　　説明されたことが，「ああ，そういうことなんだ」ってのがわかるじゃないですか。
　　やっぱりそういうようなね，やっぱり，大事なんだなって思って，何も知らないで
　　〔いるより〕。(10)

　Aさんは，医師の言葉の意味がわかることが大事だと強調した。Aさんにとって
は，「ああ，そういうことなんだ」と，腑に落ちる感覚として医師の言葉の意味がわ
かることが必要だったのだ。「そういうようなね」「やっぱり」「大事なんだなって」
とつながり，言葉の意味をわかること，納得感を伴って医師の話を理解することの
大事さを，このときに強く感じたと語る。
　また「任されるほうも大変だ」と医療者にも配慮し，「100％お任せ」ではダメだ
と語った。ここでAさんは，患者，家族自身が医師の説明を理解し，自分たちで
主体的に治療を選択することの大事さを強調するのだが，その理由を「どういうの
が，うん，後の人生にね，いいのかなとか思って」と語った。自分たちの後の人生
にとって「何がよい」ことなのかを考える，つまり治療の先にある未来の生活や人

生，自分たちにとって「いい」と感じられる未来の生活の形，それが A さんの判断の基軸だったのだ。「いい」を決められるのは当事者である患者や家族しかいない。治療法の利点，欠点を調べたと A さんは語ったが，それは教科書的な意味での利点，欠点の理解だけではなく，「後の人生」にとって，「どういうのがいいのか」という A さんの価値を伴う思考の網を経て解釈されていた。それが A さんの言う意味がわかるということだったのだろう。つまり「夫に生きてもらうため」という A さんの切実なる思いは，自分たちで調べ考える行為を生み出し，それを通して未来の生活を先取りすることにつながっていた。未来の自分たちの生活を見通し，それを軸に今の選択がなされていたのである。

2-4　ゴルフができる自由と周囲から気遣われない生活

最終的には A さんは夫と共に腹膜透析療法を選んだのだが，そこには，次のような理由があった。

> A　もう機械で〔腹膜透析のこと〕，寝てる間にこうシュっとできるって。寝てるんだからいいじゃないかって，そのほうがね，そうすると日中は自由なわけ，毎日。で，顔色がね〔普通〕，その〔腎機能を〕温存しながら（4）

A さんにとって，「寝ている間にこうシュッとできる」「日中は自由」「顔色」「〔腎機能の〕温存」が腹膜透析の治療法の選択に際して重要な事がらだった。夫自身はゴルフが好きで，それができる生活を望んでいた。A さんにとっては，夫が希望する生活ができることが望みだった。それを可能にするのが腹膜透析療法だったのだが，それは腎機能を「温存しながら」普通の生活ができる方法でもあった。その意味を次のように語った。

> A　うん。なんかねやっぱり，その，主人の性格も考えて，自分で管理できるっていうふうに思ったので，あの，自分のことは自分でできる人だから，これ，あの，大丈夫だろうと思って，で，ゴルフもできて，あの，人から，「あー，具合悪い？」って言われる顔色じゃなくて，いられるかなって，何年間かでもね，うんやっぱり。（5）

腹膜療法は自己管理が基本となるが，夫は「自分でできる人」だから「大丈夫」と A さんは判断していた。さらに A さんは，夫の「顔色が普通」であることが重

要と考えていた。Aさんは，血液透析療法を受けている人は顔色が悪くなることを，周囲の状況から知っていた。周りから見て「すぐわかる」ほど，血液透析療法を受けている人の顔色は悪い。「それはだめだなと思っていた」とAさんは語る。夫の顔色が普通であるということは，夫が周囲の人びとから「具合悪い？」と気を使われずに，これまでの関係を維持させながら生活できるために大切なことだったのだ。Aさんにとっては，夫が日中，自由に行動できゴルフができること，腎機能が温存されることで顔色が普通でいられ，周囲の人たちとこれまで同様に関われることが，腹膜透析療法を選ぶ重要な基準になっていた。

　ただしAさんは「何年間かでもね，うん，やっぱり」と語るように，腹膜透析療法による生活は限られていることも理解していた。数年間だとしても，自分たちの望む生活が叶えられる方法として腹膜透析療法を選択していた。

2-5　夫はがんばっている

　腹膜透析療法を導入して1年半の時点でインタビューを行ったのだが，現在の生活について，Aさんは次のように語った。

　A　ええ，そうだね，私がほら手を出してして，〔夫は〕家のこと全部，何ひとつしないわけですね，ご飯作るわけでも，なんか買い物行くわけでも，なんにもしないけど，〔夫は〕それだけ〔腹膜透析〕は，やるので。それまで私までまたこんなんなってやったらね，頭きてしまう（笑）。それは，なんかやってくれって〔夫が言った〕ことは，今1年半経っても言わないから。うん。
　I　ああ。じゃあ本当にご自分でがんばっておられるんですね。
　A　がんばってる，がんばってますね，すごいなと思って。それはえらいですよね。
　　（7）

　夫は，家事など家のことは何もしない。しかし腹膜透析療法の管理はきちんと自分で行っていた。そのことで妻のAさんに頼ることも，1年半の間なかった。「自分のことは自分でできる人」というAさんの判断通りの生活を夫はしていた。
　Aさんは，腹膜透析の管理には「手を出して」いないという。家事は一切しない夫に対し，腹膜透析の管理まで妻である自分が必死に担うようになると「私までまた，こんんなってやっていたら，頭きてしまう」と苛立ちや怒りの感情がわくことを予想している。その状態にならないように，あえて夫の管理領域には「手出し

をしない」ようにしていた。夫の自己管理の領域には妻は立ち入らない。家事は妻が行うという暗黙の了解のうえで，家庭内のバランスが成り立っていた。Aさんは夫の取り組みを，「がんばっている」「すごい」と敬意を抱きながら賞賛していたが，そこには家族内でのバランスが夫の自己管理のうえで成り立っているという理解も含まれていたのだろう。

2-6　知るのが楽しい

　腹膜透析の導入後は，病院に定期的に通院しながら，Aさん夫婦が希望したゴルフができる生活を送っていることを語ってくれた。

　この間，Aさんは，食事のカロリーのことや尿の色のことなど，「ちょっとおかしいと思ったら」なんでも医療者に質問する行為を続けていた。「フォローしてくれる場があることはすごいこと」だと語るように，それに応えてくれる場があることで，腹膜療法を継続できていると捉えていた。この1年半の間の，医師や看護師，栄養士との一連のやりとりは，Aさんにとって次のような意味があった。

　A　〔透析のこと以外でも〕なんでも。あ，この年，60過ぎになってこのこと知らな
　　　かった，この世の中には知らないこといっぱいあるんだなと思って。そういうの
　　　は結構刺激になる。知るのが，知るのが楽しいよね。(9)

　腹膜透析療法を導入して1年半の間，Aさんは，腹膜透析療法を継続させるために，透析療法のこと，身体や尿の見方，食事療法のことなどを調べさまざまな知識を得ていった。Aさんにとっては，「60過ぎになってこのこと知らなかった」という経験になったが，それは「この世の中には知らないこといっぱいあるんだな」という自己の発見につながる経験でもあった。そのことがAさんにとっては「刺激」となり，「知る」ことの楽しさにつながる経験ともなっていた。

3　夫婦の関係性の変化の予感：Bさん

3-1　透析導入が遅いことを夫と喜ぶ

　80代のBさんは，夫と二人暮らしで子どものいない暮らしをしてきた。Bさんの夫は慢性腎不全を患っていたが，腎機能低下のスピードは緩く，8年位前から徐々にクレアチニンが上昇してきていた。しかし上昇の程度も緩かったという。透

析に至るまでのことをBさんは次のように語った。

> B　主人とあたしはなるっべく，遅くしたかったもので，あの，遅いのをすごく喜ん
> でいたんですね。で，そうしてたんですけど，主人に，あの，先生が，もうそろそ
> ろ我慢しないでやってほしいって言われたんで　(1)

　Bさんと夫は，透析導入の時期を遅くしたいと願い，それが叶えられていること
を喜んでいた。しかし最終的には腎機能の低下は避けられなかった。Bさん夫婦に
とって透析療法の導入は，それを遅らせる努力をしたうえで，医師との合意のうえ
で選択したものだった。

3-2　感染への不安と血液透析療法の選択

　療法選択に際して，Bさんは血液透析療法を選択した理由を次のように語った。

> B　先生はどちらでもいいっておっしゃったんですね。主人が，あのー，何ていうの，
> 消毒？〔腹膜透析は〕自分で消毒しなくちゃいけないって言われたんですね。で，
> 主人はすごく怖がりなもんで，ばい菌が入って何かあってもいやだから，きちっと
> 先生のとこ来て，血液透析で，先生にお任せしてやりたいって言ったんですね。(1)

　夫の関心は，消毒の手技を自分で行うことと感染への不安にあった。それを避け
るために夫は血液透析療法を選んだ。夫の意思に対し，Bさんは「主人はすごく怖
がりなもんで」と，夫の性格を理解し，それに同意した。「血液透析で，先生にお
任せしてやりたいって言ったんですね」と語るように，Bさんは夫婦の意思として，
医療者の管理下で行われる血液透析療法を選択していた。

3-3　夫の状態の目安のために食事記録をつける

　透析導入に至る時期は，大変だったのではないかとインタビュアーが質問すると，
「そうでもない」と答え，それよりも食事が大変だったと語った。Bさんは，夫の腎
不全が悪化する数年前から，導入後の現在に至るまで，夫の食事をずっと記録して
いると語った。そこには，次のような理由があった。

> B　体の状態がわからないので，体の状態がよければ，この今の食事でいいのかなと

　か，それから主人がどうも具合悪かった場合には，私の食事が悪いのかなとかって目安になる〔ん〕じゃないかなと思って（3）

　食事記録は夫の状態と食事との関連を把握するための「目安」になるのではないかとBさんは考えていた。「私の食事が悪いのかな」と語るように，食事の良し悪しで夫の病状が左右される可能性があることをBさんは十分認識していた。その認識は，次の語りにも現れていた。

　B　（記録の方法が）合ってるかどうかわからないですけど，自分がどのぐらい食べ
　　　させて，どのぐらいの塩分で，どのぐらいのでっていうんで，そういうような書き
　　　方であって，それが合ってるかどうかわからないですけど，ただ主人の数値が，あ
　　　まり先生が変わらないねって言ってくださるので，あ，いいのかなって，そのぐら
　　　いの使い方です。（3）

　「食べさせて」と表現するように，Bさんにとって食事作りは，夫の病状を安定させ，悪化を防ぐという責務を伴う行為だったことがわかる。Bさんは数年にわたって，食事記録をつけ続けた。塩分，たんぱく質の量を調整した食事を作り，それを記録し，記録内容と医師の判断（検査数値含む）を照らしながら食事内容を見直し，その妥当さを確かめる。「体の状態がわからないから」とBさんが語るように，夫の体の状態は外から見ただけではわからない。腎機能の指標となる血液検査の数値で判断するしかないのだ。少しでも透析の導入を「延ばす」ために，その数値を下げる試み，それがBさんにとっての夫に「食事を食べさせる」という行為の意味だったのである。Bさんのそうした努力があって，透析療法の導入を遅らせることができ，夫婦でそれを喜んでいたという経緯があった。

　食事記録を数年間継続する大変さを想像し，インタビュアーは思わず「日々記録をつけることは大変じゃないですか」と質問したのだが，それに対しBさんからは記録しないと「逆に不安になるんです」という答えが返ってきた。

　食事と夫の病状との関係を，記録を通して捉えてきたBさんにとって，記録は夫の状態を把握するための基盤であり，自分の食事作りの道しるべであったのだ。記録をしないことは，Bさんにとってはそれらを失うことになり，地図を失った状態で歩みを進めるような不安を生み出すのだろう。ゆえにBさんにとって食事を記録することは必然の行為になっていた。Bさんにとって，食事を通して夫のからだ

を支え続けた数年間は，自分の行為によって夫の病状が安定するという喜びと同時
に，食事に伴う責任や不安を感じ続ける生活でもあった。その生活は，血液透析療
法に移行した後も続いていた。

3-4　痩せていく夫の姿に死の気配を感じる

透析が始まってからBさんが抱いた不安は，もう一つあったという。もともと夫
は味にうるさい人だったが，病院食は口に合わないと言い，入院してから食が本当
に細くなったのだという。食べなくなり痩せていった夫の状態を見たとき，Bさん
は次のように思った。

> B　そう，驚きました。これでいいのか。もう，あの，食事が病院で食べられない，2
> 年間に，あの，2カ月，40日だったかな。胆のうも手術してるんですよね。だか
> ら，そんなのしたり何かしてる間に，食べなかったから，45キロまでいっちゃっ
> たんですよ。そんときに，鏡でちょっと，歯を，口磨くんでも体力がないから，こ
> う，行かれないんですね。ぱっと裸でちょっとふいてあげると，もう骸骨なんです
> よ。そのときに，あー，死ぬのかなー，これ栄養つけなくちゃと思って (8)

入院中に胆のうの手術が重なったこともあり，食べられない時期もあった。それ
もあって夫はひどく痩せて45kgまで体重が落ちた。洗面台に行って歯を磨く体力
もなくなり，Bさんの介助を要する状態となっていた。体を拭いてあげるときに夫
の裸をみたときの衝撃を，「あー，死ぬのかな」と思ったという。細くなった夫の体
は，「骸骨なんですよ」とBさんが強調するほどに骨と皮になっており，その姿が
Bさんに「死」を身近に感じさせた。夫の死を感じるほどの衝撃は，「これ栄養つけ
なくちゃ」という言葉につながっている。夫の死の気配は，夫に栄養をつけるため
の自らの食に対する取り組みにつながっていた。

> B　家からスープ持ってきたり，作ってね，スープを作って，あのー，いろんな種類
> の作って，それから先生に食べちゃいけないものはなかったら，これ食べさしても
> いいですかって持ってきて，それから，○○で何か買ってきて食べさしたり，病院
> じゃないもの，だいぶ食べさしたんですね。(8)

夫は入院中なので食事は提供されるのだが，Bさんは家で出汁をとってスープを

作った。食事の制約を医療者に確認しながら，何種類ものスープを作り病院に運んだという。そのような日々を過ごすなかで，あるとき「スープうまい」と夫が言った。Bさんはそのときのことを，「やっとその言葉がね」と語った。日々スープを作り病院に運びつづけたBさんの願いが，「やっと」叶えられた瞬間だったのだ。「スープうまい」の一言は，夫が食物を食べ，栄養をつけ回復していく兆しをBさんに感じさせたのだ。そのときのことをBさんは，「そのときは，もう自分もね，ほんとに，もう泣けてましたけどね」と笑いながら語った。不安な日々を送っていたBさんにとって，夫の死の気配が遠のく感覚と生への希望が感じられる言葉だったのだろう。夫に「食べさせる」ためのBさんの努力は，献身的とも感じられる行為だが，Bさんにとっては夫の生をつなぐための必死な行為だったのだ。

　その後，夫は徐々に食べられるようになった。塩分だけ気をつけて，あとはなんでも食べるようにという医師の助言を受け，病院に食べものを持参する日々を続け，夫は60kgまで体重を戻した。

3-5　すごい不安になる

　血液透析療法が始まって以来，夫の気分はよくなるなど状態は安定していた。しかし，透析療法によって，夫の状態が急変する出来事があり，このことがBさんに強い不安をもたらした。

> B　あの，ドライウエートっていうんですか，あれが合わないらしくて，もどしたり，それから血圧が，あの，起きて帰ろうとすると，だーんっと下がっちゃって，あの，気分悪くなって，ムカムカしたりとかがもう続いたんですね。それで透析したら，普通は気分良くなるものなのに，これでずーっと続いて，こ，これが透析かなっていうんで，すーごい不安になりましたね，そのときはね。(4)

　血液透析療法後に起こった吐き気や血圧低下，その出来事はそれまでBさんが抱いていた透析療法のイメージを覆した。「これが透析かなって」と，透析療法がもたらす身体への影響をあらためて感じる経験となった。それまでは，透析を受けると夫は回復し元気になっていた。

　しかし透析療法後の夫の状態悪化を経験し，Bさんは，血液透析療法には回復と急変という両側面が伴うことを痛感したのだ。透析療法による身体への負荷は，Bさんに「すーごい不安」と語らせるほど，強い不安を与えていた。

3-6 不安が，たまにすーって見える

その後，2年が経過したインタビューの時点では，夫の状態は安定していたのだが，そのときの出来事の影響を次のように語った。

> B　そう，そうと思うんですけど，落ち着いてると思うんですけど，ただ，いつも，あの，落ち着いてると思いながらも，不安はいつもあります。ふ，ふーっとたまに，いいのかな，落ち着いてるから，けど，いいのかなっていうような，こう，不安はたまーに浮いてきますよね。(5)

現状は「落ち着いている」からと思いつつも，それで安心はしきれない。その状態を「不安はいつもあります」と心の底に不安が停滞している状態として捉えられている。夫が安定している現在でも，病状の安定に逆行するように「これでいいのかな」と感じるような形で「不安はたまーに浮いてきます」と，不安が意識に浮き上がってくる様子が語られた。

Bさんは，血液透析療法の身体への影響を強い不安感とともに実感したのだが，それによって，透析療法がもつリスクを実感とともに理解した。そのリスクを理解するがゆえに，今の安定がいつ崩れるかもしれないことへの不安感から，Bさんは離れることができなかったのである。さらにBさんは，いつ起こるかもしれない事態への不安だけでなく，今後起こりうることに自分が対処できるかどうかに関する不安も抱いていた。

> B　ま，雪だの雨だのありますよね。〔…〕もし1日でもできない場合には，どんなふうな状態になって，どんなふうに病院に知らせたらいいのかなとか，そんな不安がたまにすーってみえるときはありますね。(6)

天候などにより1日でも透析ができないときは，夫はどのような状態になるのか。そのときに病院には，どのように「知らせたらいいのかなとか」に関する不安が，「すーってみえるとき」がある。さらに，災害時の対応に関する不安を語った。

> B　それで透析をしてるところを探して，地震の後ね。そこへ急いで，券〔透析を受けるためのカード〕がこうありますでしょう。それを持っていけば，どこでもやってくれるから，あの，そうしてくださいっていうふうに，用心したことはいろいろ

教えていただいているんですが，一度，〔そう〕なったらパニックなんじゃないか
と思ってはいます。(6)

　最近は災害が多発していることもあって，医療者から災害発生時の対応に関する
情報が患者・家族に伝えられる。災害発生時に使用できる透析「券」（災害時透析患
者カード）を持参すれば，他の病院でも透析を受けられる仕組みになっており，B
さんもその使い方を教えてもらっている。しかし，その対処ができるかどうか，B
さんは不安なのだ。きちんと対処できずに，自分は「パニック」になるのではない
かと，自分の対応への予想をして不安になっていた。Bさんには，今後の病状変化
への漠然とした不安を土台に，災害時の自分の対処行動への懸念など，具体的な不
安が重なっていた。

3-7　主人に黙って相談にそーっといけるといい

　透析療法が始まってから2年の間に，Bさんにはさまざまな不安が生まれてきた。
しかし，そのことを夫には相談できないという。

B　主人が自分でやる方なんです，どっちかっていうと。だから，主人にはね，大丈
　　夫？　大丈夫？　今日出かけるけど，気分大丈夫？　っていうふうに聞くぐらい
　　で，こうしたらどう？　ああしたらどう？　っていうのは聞かない方なんですね，
　　どっちかっていうと（笑）。
I　それは今までの，こう，関係性と。
B　もうすべてに対して。
I　はい。ねー，はい。
B　だから，相談したということは，あまりない。主人に付いてってるっていうか，
　　(5)

　Bさんの夫は，なんでも自分で対処する人だという。Bさんが相談すると「俺が
やるからいい」という返事を返す。「大丈夫？」と声をかけるが，こうしたらという
助言を妻の自分がすることはない。このような会話は，「もうすべてに対して」とB
さんが語るように，日常のなかで，80代の夫妻としての関係が形成されていたよう
だ。Bさんは夫に「付いてってるっていうか」と表現するような関係のもとで長い
年月を暮らしていた。しかし夫が血液透析療法を受けていると，自分が判断し対応

しなくてはならない事態が生じてくる。Bさんのなかには，これまで夫に従っていた関係性では解決できないような疑問や不安が生じてきたのである。

> B　透析は大変なことだから，やっぱり聞きたいなと思うのは，出てくると思いますね，これから，今んところは，まだ2年ぐらいですのでね，あれなんですけど，何年もたてば，今度お小水も出なく，うん，なかでも10年やってる方は，「もうお小水は出てないよ」なんておっしゃると，出なくていいのかしら？　今はちゃんと出てますけどね。だから，そうなると，それであんな元気で，ぬく，抜いてるだけでいいのかなーと思ったりしますけども。(6)

　透析療法のために通院するなかで，たとえば透析歴の長い患者から排尿がないことを聞くと，「尿が出なくなるとどうなるのか」と新たな疑問や不安がよぎる。今は，安定しているからよいが「透析は大変なことだから」「やっぱり聞きたいなと思うのは，出てくると思いますね」と，透析療法により起こる今後の出来事への疑問や不安に対し，自分で聞いてみたいという思いがこれからわいてくるだろうと推測している。

> B　ええ。〔相談する場が〕あったら，何か起きたときに，あ，そういう相談所に，主人に黙って，主人に言うと，主人が「僕がわかってるから大丈夫」って言われるから，そーっと行ってみて，「こんなのどうなんですか」って行けたらいいなっては思います。あたしはどっちかっていったら，物がわからない方なのでね。(5)

　Bさんには，病気の途上で起こることへの疑問や不安が生まれており，夫に相談したいという気持ちも抱いてはいる。しかし，これまでの夫との会話のパターンから，夫に相談したときの返事がBさんには予測できる。だから，悩みや不安を夫に相談したり，共有することは困難だと感じている。Bさんは，相談する人や場所が必要と感じているのだが，夫には言わないで「そーっと行ってみて」という相談方法で，自分の疑問や不安への対応を考えていた。

4　病いは夫婦でどのように分かち持たれるのか

　慢性の病いの経過のなかで，治療法が大きく変わる透析療法への移行時期は，家

族にどのような経験をもたらすのか。本章は，2名の妻の語りを記述してきた。妻たちは，夫の透析導入の経緯や家族関係，年齢も異なっており，病いの受け止めや対応に関して，それぞれ特徴があった。今回の語りを通して透析療法移行期の患者の妻の経験の特徴について考えてみたい。

4-1　食事と病いへの対処

慢性腎不全の場合は，塩分制限などの食事療法は治療の重要な柱となる。通常は患者だけでなく，家族も食事療法の説明を受け，その実際に関わることが多い。

食事作りは妻に課せられる場合が多いが，Bさんも栄養士から食事指導を受け夫の食事管理の責任を一身に担っていた。食事は毎日の生活で欠かせない営みなので，それが続く日々は妻にストレスをもたらす。水町（2016）も，血液透析を受ける患者の妻3名のインタビューから，妻は「食生活を守ることで透析者の命を守ろうとし，家族として不可避なケア役割を担う重責を負っていた」ことを報告している。ただ，Bさんはその大変さとともに，自分が作る食事によって夫の病状が安定することを喜んだこと，医師の承認によって，自分のやり方でよいという判断基準を得ていたことも語った。さらに夫が痩せ細ったときには，まさに命を支えるためのスープを作る行動をとっており，夫が回復する実感を得ていた。

Bさんにとって，食事作りは夫の病状安定を図り，命を守るために自らができる重要な対処方法であった。それはたしかに重い責任を伴う行為であったが，同時に妻の立場で夫と共に病いに対処する感覚を得られる方法でもあったのだと思われた。

4-2　死を遠ざけるための妻の必死な取り組み

Aさんは透析療法への移行期に突然，透析療法の導入の話を医師から聞き，夫を喪失する可能性を実感した。Bさんは透析療法による急激な血圧変動や食欲低下によるひどい痩せなどの身体変化を目の当たりにすることで，夫の死を間近に感じていた。

夫の死を間近に感じる経験は，妻に危機的状況をもたらす。Aさんは，「準備がなかった」と振り返り，そのとき「死なせるわけにはいかない」と決意のような思いを抱いたことを語った。そして，Aさんは医師の言葉の意味を理解するための情報収集にエネルギーを注いだ。危機的な状況だからこそ，人に任せるのではなく自分で考え判断するために情報を欲し，探索する行為に向かったのである。Bさんの場合は，夫の死を身近に感じたとき，「食べさせなきゃ」と決意し，命のスープとも

呼べるようなスープ作りに専念し，スープを夫に届けるという行為を続けた。

　夫の死を予感したとき，妻には予期悲嘆などの感情が起こっていたが，その感情と同時に，それを押しやる気持ちが強く生まれていた。「死なせない」という気持ちは，夫の死を否認するというよりも，死に至る状況を避けるための妻としての自らの責任と行動への思いが込められていた。

　死を予感すると同時に，それを遠ざける行為への思いは，家族としての愛着の現われとして理解することもできる。「病気は別離や喪失の脅威をもたらし，家族の中の愛着や世話といった行動を活性化する」（キセイン＆ブロック 2004：24-25）ともいわれる。ただ，その愛着という心理の背後には，食事や生活を共にする関係のなかで形成された経験が横たわっており，夫との長い生活時間の共有という夫婦としての歴史が存在していた。Ａさんが予想したように，夫の死の予感は，日々続くはずの生活の喪失，未来の時間性の喪失（ベナー＆ルーベル 1999：71-75）を意味している。これまで当たり前と感じてきた生活という強固な地盤を喪失することへの予感である。病気のことを調べ医師に熱心に質問する，あるいは食事を作る等の妻の行動は，夫への愛着や世話の活性化とみることもできるが，それだけではなく夫と共にある生活で成り立ってきた過去とそれにつながる自らの未来を拓くための必死の行動だと理解することができる。

4-3　夫婦としての選択

　透析療法への移行期は，急激な病状変化や治療選択など，その後の生活や人生を左右するための判断や行動を迫られる。それらは患者，家族にとって重い課題となる。

　Ａさんが，「選択〔を〕迫られる」と語ったように，家族にとっては何かを決めることに「迫られる」という経験となる。Ａさんは「迫られた」と感じる状況から，どのようにして主体的に治療法を選択していったのか。医師の説明の意味を理解するための情報を調べる行為から，医師とのやりとりを通して，治療法のメリット，デメリットを自分たちの生活と結びつけて考えていった。Ａさんは，「自分たちの人生にとって何がいいのか」を考えていたと語ったが，その問いは治療法と自分たちの未来の生活を照らし合わせるなかで，浮かび上がった問いだった。同時にその問い自体が，Ａさんの家族の生活や人生にとって治療法がどのような意味をもつかを考え続ける基軸となり，治療選択を迫られる経験から自ら考え判断する経験へと変化を起こした触媒，あるいは契機のようなものになったのだと思われる。

　結果的には，ゴルフができる生活が夫の主題として浮き上がり，それは夫が健康的に生活できるというAさんの希望とも重なり，腹膜透析療法の選択に至っている。

　Bさんの場合も，感染が怖いという夫の判断を妻として共有していた。夫に従うというこれまでの関係性もあったと思われるが，それに盲目的に従ったというよりは，「夫は怖がりだから」と夫のパーソナリティを妻の立場で見積もっており，そこにはBさん自身の判断と納得が伴っていた。Aさん，Bさんの共通するところは，夫自身の意思や価値が明確だったという点である。しかし妻がその夫の意思を支えるという一方向の構図ではなく，夫の選択に加え，その夫の意思を尊重しながらも，妻なりのその後の人生や生活への判断が重なり，夫婦としての選択として結びついていた。

4-4　分かち持たれない病いの経験

　病いは夫婦の生活を基盤に，食事など生活を介して分かち持たれていくことをみてきた。その一方で，病状や治療の移行期には夫婦の間でずれが生じていくことも示された。

　Bさんは，透析後の急変を目の当たりにして，何が起きるかわからないことを実感し，それ以降，急変への漠然とした不安感を抱くようになった。しかし，Bさんはそれらの不安や疑問を夫に伝えたり，話し合ったりするという考えは抱いていない。透析療法がもたらすさまざまな出来事は，長い年月を通して培ってきた夫への信頼と依存というこれまでの夫婦の関係性のままでは，自分の不安に対応できない予感をBさんに感じさせていた。これまで夫に頼っていた方法を変えていかざるをえない状況に陥っていたのである。

　病いは，それまで培ってきた夫婦の関係性を変えざるをえない経験を伴う。急激な透析導入の告知により衝撃を受けたり，夫の死を予感するときは，それに抗い夫に食事を作ったり，病気の情報を収集するといった妻の行為が生まれ，それにより夫婦間の経験の共有が強まることもある。

　一方でBさんのように新たな疑問や不安がわき，それを夫と共有できないなど，これまでの夫との関係性に変化が起こることもある。またAさんが，腹膜透析導入後の生活のなかで，腹膜透析の管理という夫の行動の範疇に立ち入りすぎない努力を行うことでストレスを回避し，それぞれの生活を維持する努力をしていたように，新たな対処が生まれる場合もある。さらにAさんが，透析導入前後の経験を経

て「60 過ぎになって〔…〕この世の中には知らないこといっぱいあるんだなと思って」と語ったように，夫の生をつなげるための妻の意志的な行動は，妻がもっていた対処方法をさらに強めるだけでなく，それにより新たな自己への気づきや発見を生み出していた。

　治療法が移行する時期の夫婦には，ストレスや危機が起こりやすく，それに対応するための夫婦間の新たな対処や関係性が生まれやすいことが今回の語りから示された。その時期における夫婦間での病いの経験の共有のされ方や経験のずれ，あるいは新たな経験の意味づけ方に注目し，それを理解することが個々の家族に適した支援を生み出す契機になると思われる。

【謝　　辞】
今回の研究は，学校法人日本赤十字学園の研究助成を受けて実施したインタビューの一部を，「医療現象学の新たな構築」研究の一環として，新たに分析し直し記述したものである。インタビューデータの収集にご協力いただいた本庄恵子先生，住谷ゆかり先生にこの場をお借りして感謝いたします。

【引用・参考文献】
大武久美子（2018）.「血液透析患者と共に生きる家族の生活の編み直し体験」『武蔵野大学看護学研究所紀要』*12*：11-19.
キセイン, D. & ブロック, S.／青木聡・新井信子［訳］（2004）.『家族指向グリーフセラピー──がん患者の家族をサポートする緩和ケア』コスモス・ライブラリー
斎藤清二（2013）.『事例研究というパラダイム──臨床心理学と医学をむすぶ』岩崎学術出版
ベナー, P. & ルーベル, J.／難波卓志［訳］（1999）.『現象学的人間論と看護』医学書院
水町淑美（2016）.「成人期に血液透析を受けている者の家族の生活の諸相──主支援者である家族員の視点から」『日本腎不全看護学会誌』*18*(1)：54-61.
村上靖彦（2018）.『在宅無限大──訪問看護師がみた生と死』医学書院
ラブキン, I. M. & ラーセン, P. D.／黒江ゆり子［監訳］（2007）.『クロニックイルネス──人と病いの新たなかかわり』医学書院

第 12 章

老いることと医療

現象学的老人存在論の一面

和田　渡

1 はじめに

　二つの記憶を思い起こすことから始めたい。一つめは，私ととりわけ親密な関係にあったミューという名の白猫の話である。ミューが病気になったとき妻が近くのT犬猫医院に連れていった。診療台にのせられたミューはひどく緊張しておびえた。真っ白な毛はみるみる抜け落ちて空中に舞い，診察の後の台には驚くほど大量の毛がこびりついていた。「こんなに汚してすみません」と恐縮する妻に，T医師は，「ストレスで毛穴が収縮して抜けるんです」と無表情に言い放ったという。この医師は金儲け主義というか，その後も投薬の種類をどんどん増やし，動物への接し方はあたかも宅配業者が荷物をあつかうかのようであった。ミューも医院に連れていくためのカゴを出すと，気配を察して逃げ回り，車のなかではずっと不安そうに鳴きつづけた。嫌な診察が終わった帰り道ではおとなしくなって鳴かないのである。

　この医師に任せたらまずいと察知した妻は，私がテニス仲間の主婦から勧めてもらった新設のO動物病院に変えた。今度は学校を出たばかりのような，一見頼りない青年医師だ。この先生はミューにやさしく話しかけながら，ていねいに時間をかけて触診してくれた。それはまるで，本当に大切な存在，たとえば自分の子どもに対するような，注意深く愛情のこもった接し方だった。検査の結果，T医院で大量に処方されていた薬はほとんどすべて必要ないことがわかった。診察の間，ミューはリラックスして先生に身をゆだね，うれしそうに目を細めて先生の顔を見つめつづけた。毛が一本も抜けなかったことはいうまでもない。

　二つめは，ベルギーに留学していたときの経験である。体の調子が悪くて，近くの大学病院に行ったときのことである。診察室に入ると，中年の医師が立ちあがり，にこやかな表情で私を握手で迎えてくれた。「ようこそいらっしゃいました」が第一声だったと記憶している。歓待されたのである。ベルギー人のなかには，他人を

警戒するあまり，意図的に親密さをアピールする人もいると聞いていたが，その医師にはそのようなわざとらしさは微塵もなかった。彼には，診察してやろうという上からの姿勢ではなく，どうすればあなたのお役に立てますか，とでも言いたげな，一種の献身の姿勢が感じられた。異郷にもかかわらず，私の緊張感はたちどころに溶けて，安心して診察してもらうことができた。病んだ人は，落ち込み，傷つき，しばしば，医師の前では身を屈して診察を請うという姿勢をとる。患者は医師にすがり，医師に隷属することも少なくない。医師によってはそれに乗じるかのように，高圧的な態度を見せる人もいる。ところが，ベルギーの医師は，患者への敬愛の精神をなによりも大切にしていると感じられた。これは，「目から鱗」の経験であった。

貝原益軒は『養生訓』のなかで，「医は仁術である。仁愛（ひとを愛しひとを思いやる）の心を本とし，ひとを救うことを第一の志とすべきである。自分の利益を中心に考えてはいけない。天地の生育になるところの人間を救済し，万民の生死を支配する術であるから，医者を民の司命といって，きわめて大切な職分としている」（貝原 1982：180）[1] と述べた。医者は患者を愛し，深く思いやり，患者の気持ちを汲み取って接しなければならないとする貝原の理想主義的な主張は，医師のあるべき姿を言い表していることは疑いえない。

日本の医療現場の状況はどうなのだろうか。最近では，患者数の増加に伴う勤務医の過剰負担が問題になっている。特定の医療施設における患者虐待の報道もなされる。一方で，医道を模索し，治療における仁の心の大切さを強調した貝原の理想が生かされている医療現場もあるだろう。一人ひとりの患者を愛し，身体的な病状を診るだけでなく，患者の心のゆれを敏感に察知しながら親密に関わろうとする医師や看護師も少なくないと信じたい。しかし，愛などはそっちのけにして，なによりも経済的な利益に主眼を置く医療現場もあるだろう。大切なのは患者よりも研究と公言する医師もいるという。いずれにせよ，さまざまな医療の現場があり，医師の資質や患者に対する態度には個人差があり，患者と医師の間の関係にも多種多様な状況が生まれるから，安易な一般化は慎まなければならない。

そこで，以下では，現象学的な老人存在論を語るために，まず，「病む」とは，老人にとってどういう現象の現われを意味するのか，患者が患者自身にどのように現

---

1) 現代でも，貝原と同様に，医療行為における「愛」の重要性を強調する人は少なくない。たとえば，池辺義教は，医師と患者の関係は，愛を原理とし，術知を基礎とし，治療を目的とした救護者と脆弱な存在者との密接な人間関係であるとみている（池辺 1986：72）。

われるのか，どのように意識されているのかという問題に焦点を当ててみたい。これは，一人称的な反省の観点からの記述になる。次に，自らの老いや衰えを意識する患者にとって，医師の態度がどのように目に映り，受けとめられるのかを，私という老人のごく個人的な経験の反省に基づいて考えてみたい。ギリシア喜劇のなかには，「老い自体が病気なのだ」（ギリシア喜劇全集編集部 2015：45）というせりふがある。フランスの哲学者，ジャンケレヴィッチは，老化は強力な病気であり，「老年は，死が健康な人びとの病気であるのと同じ意味で，正常な非正常だ」（ジャンケレヴィッチ 1978：208-209）と述べている。こうした発想に従えば，私はすでに病む者の一人であり，それゆえ自分を病者，患者とみなして，患者としての当事者の立場で発言することも許されるだろう。

　以上の二点に焦点を当て，いくつかの本の興味深い記述を参考にしながら，老いることと医療の関わりについて，拙い，個人的な考えを述べてみたい。

2　老人患者の患者自身に対する意識と態度

2-1　老人の一つの傾向

　フランスのモラリスト，ラ・ロシュフーコーをはじめ，多くの人がいうように，老年は，だれもが新参者として迎える経験である。幼年期の経験であれ，青春期，壮年期の経験であれ，いずれもだれもが初めて迎える経験であり，一度限りという意味では違いはない。しかし，老年の経験が他と異なるのは，その経験が，心身の衰えや限定された未来，有限性と死の意識の濃密化と一つになって，ひしひしと，しみじみと意識されるようになる点である。老年の特徴の一つは，現にいま経過している経験と，それに伴走するもう一つの，有限性の意識に照射された反省的な経験を同時に生きることに端的に現われる。この二重の経験のなかで，身体からの異常を示すシグナルに反応したり，心身の衰退に伴う諸症状に翻弄されて，ひそかに動揺したりといったことが度重なる。私事になるが，私が老年になって味わった症状の例として次のようなものがある。絶え間のない耳鳴り（壊れた信号機のように，きわめてキーの高い音の不快な響き），耳石の剥落によって急激に起こる，この世の終わりかとも思えるような回転性の激しいめまい，視野に不気味にただよう，光り輝くギザギザの閃輝暗点（大脳皮質神経細胞の活動異常によって生じるらしい），脂漏性角化症，階段を昇るときの，ひざ関節のギクッとするような痛み，サルコペニアという加齢性筋肉減少症などである。こうした症状を担当の医師に訴えても，

「私の耳でも鳴ってますよ」とか「心配無用ですよ。その症状は，いずれ時間が解決してくれますから」とか言って，しばしば軽くいなされる。医師はまだましである。妻に言おうものなら，ミューのことはあれほど心配して右往左往したというのに，明らかにさげすんだような目をして完全無視である。

だが，いかに些細なものであっても，こうした症状に襲われるたびに，ジャブやアッパーによって徐々にダウンへと追い込まれていくボクサーのような心境になるものである。身体や知覚器官が悲鳴に似た，かすかな不協和音を発しながら，下降線をたどって崩れつつあるという，かつて経験したことのない実感が，不安とともにのしかかる。老年期の経験には，いうまでもなく個人差があり，老いに伴う変化を積極的に受けとめて前向きに生きる人もいるのだろうが，身体の衰えが老人の生を暗く陰鬱なものにするという傾向があるということは否定できない。

ジャンケレヴィッチは老化をこんなふうに冷静に描いている。「組織と血管の硬化，骨の漸進的脆弱化，心臓の疲労，そして老眼は，一つの《示唆》ではない。それはたしかに無気力の侵入の前駆徴候だ。生命の機能が徐行し始める。細胞が老化し，動脈が老化して，毒素や毒性が長い間に毎日すこしずつ体液の化学的構成をそこねる。ついには，あたかも死の向地性とでもいうものがすでに墓へと引き寄せるかのように，あたかも自分自身の重みでもう冥界へ，大地の奥深くへと傾いてゆくように，身体自身が曲ってくる」（ジャンケレヴィッチ 1978：213）。ジャンケレヴィッチが例としてあげる身体の老化は，ある程度まで健康診断によって確認できるし，歩くのが遅くなったり，身体が曲がったり，ということは，他人の姿を自分に重ね合わせることで気づかされる。老人になると，他の老人の歩き方，腰の曲がり方，髪の毛の多少，顔のしわや色艶が気になりだす。壮年期には予想もしなかったことだ。よぼよぼ歩き，少し休んで，また苦しそうに歩きはじめる老人を見ると，「大丈夫かな」「あ，この人もう長くないな」などととい思ってしまう。逆に，階段を二段飛ばしで勢いよく下りていく若者などは，神々しい存在に見えてくる。もう昔には戻れないのだという悲しみがこみあげてくる。

老人になるとは，脆弱で，みじめになった自己の存在に過敏にならざるをえないということだ。ジャンケレヴィッチはこうも述べる。「老化は，まったく特殊な感受性を発展させ，人は極度に過敏になり，ほんのすこしの変化も危機の徴候，疑わしく，やっかいな，そして，無限の影響を及ぼしうる徴候ととる」（ジャンケレヴィッチ 1978：232）。心身の不調が常態となった老人には，ジャンケレヴィッチがいうように，先を悪くとる感受性が働いて，心拍のかすかな乱れであれ，関節痛

であれ，目のかすみであれ，短期記憶の喪失であれ，小さな，なんでもない砂山が危険きわまりない山のように見えてくるのだ。老人は，こうした衰えの症状によって不断に翻弄されるほかない，憐れで，哀しく，さみしい存在である。

　ジャンケレヴィッチのいう特殊な感受性は，とりわけ自分が自分自身からはがれてしまうような感覚とむすびつく。心身がうまく一体化して機能していた状態がこわれてしまい，いってみれば一種の心身分離状態が強く意識されるようになる。この種の分離は，思うようにできない，できたことができなくなるといった不能の状態として顕著に現われる。老人に起こるこうした分離を，吉本隆明は，「超人間」という面白い言い方で表している。「老人になると医者が言うように運動性は鈍くなるし足腰は弱くなる。それは確かにそうです。だけどそれは通り一遍の理解の仕方ですね。それに精神を加えるとそれらの状態が極端に出てくることを実感するんです。要するに老人とは何かというと，人間じゃない，「超人間」だと理解するんです」（吉本 2006：40）。吉本は，「鈍くなる」ということの意味をこう表現している。「何かしようと思ったということと実際にするということとの分離が大きくなってきているという特性なんですよ。だから，老人というのは「超人間」と言ったほうがいいのです」（吉本 2006：41）。吉本は病院での経験に基づき，自分の鈍いふるまいに対して過剰とも思えるぐらいに細かく気を使ってくれる看護師に，意思と行動の分離拡大を「鈍さ」と見なすのではなく，それを超人間的に分離したものだと解釈してほしいと希望している（吉本 2006：41）。老人を，通常の人間を超え出た存在，異種の存在として受け入れて，寛容に接して欲しいという願望である。彼は意思と行動の分離という事態にとまどう一方で，それを分離以前の「鈍くない」振る舞いとの対比で「鈍い」と決めつけられることに抵抗している。吉本によれば，老人は，「鈍くない」「鈍い」といった次元を突き抜けているのである。それまで普通に生きてきた世界から離脱し，世界を外側から見つめる視線を獲得して，普通の人間とは違うリズム，老人に固有なあり方で存在するようになるということだ。だがこうした視点は，老人を，元気な人間との対比で，衰えた人間，社会のお荷物，介護を必要とする人といったありふれた老人像に押しこめる人たちには決してみえてこない。

2-2　老人の自己に対するネガティヴな態度

　親から生まれ，両親や周囲の人の話す言葉を聞いて，やがて話すようになった人は，他者との交わりのなかで生きつつ，他方で自分自身とも交わるようになる。ド

イツの哲学者，アルノルト・ゲーレンは，主著『人間』のなかで，人間を「自分に向かって態度をとる生物」（ゲーレン 1985：30）と定義したが，この態度には，大別すれば，消極的態度と積極的態度とがある。老人の場合に，両者はどのように現われれるのだろうか。まず前者について考えてみよう。

　老年期になると，高齢に伴って現われる心身の諸症状に傷つき，苦しみ，落ちこむことが多くなる。運動機能や知覚機能，記憶機能なども衰えてくる。平たくいえば，つまずいて転びやすくなり，目はかすみ，人の声が聞こえにくくなり，固有名詞はなかなか出てこなくなる。先ほど私の個人的な経験として述べたように，急激に回転するめまい，閃輝暗点といった気味の悪い症状も出てくる。こうした兆候が頻繁に現われる老人は，日々少しずつ打ちのめされていくのである。さらにまた，老化症状は近未来の死を予感させるがゆえに，「この先長くないかも」「いつお迎えがくるかもしれない」と，不安に怯えて暮らすようになる。

　老化に伴う病気は，機能を失う意気消沈の経験であり，われわれに，それまでできていたことをできなくさせるという，無慈悲な経験でもある。病気の根本的な特徴の一つは，それが不意打ちとしてやってくる，ということである。時期も場所も予測することはできない。病気によって明らかになるのは，われわれが脆弱で，受動的な存在にすぎないという事実である。老年期になると，自分が選んですることのできる領域は狭まり，病気は意志の自由を打ち砕き，その先に待つのは死である。

　このようにして，老化という危機に瀕した状況を生きる人は，個人差はあるものの，生きることに対して消極的にならざるをえないだろう。いま述べたように，老人にとっては，「……する」ことの範囲が限定され，「……される」という可能性の方が次第に拡張していくからである。それと連動して，未来への展望は失われ，今を生きる意欲も衰えてくる。生活のはりもなくなる。食欲が落ち，老化の速度も速まってくる。前向きに生きるという姿勢は失われる。予想もしなかった老いに伴う変化を次々とこうむるなかで，茫然自失することが多くなる。

　長年連れ添った妻に先立たれた夫の場合に，この傾向が顕著になるというケースは，身近な人にもよくみられる。フランスの哲学者のガブリエル・マルセルは，年をとることのつらさ，痛ましさの理由の一つに，われわれの生存に重みや色取りを与えてくれた仲間を失うということをあげてこう述べている。「その結果，としをとるにつれて，地上にいるという実感がだんだんうすらいでいく。たしかに，われわれはそのため，救いようのない精神的荒廃におちいりかねないのである」（マルセル 1966：127）。カトリック信者であるマルセル自身は，死者の赴く彼岸という

次元を視野におさめているがゆえに，信仰をもたない人とは見方が異なるだろうが，年老いて，親しい人が先にいなくなるという経験が，生きるエネルギーを奪い，生を消極的なものにする点は同じである。この世界で生きていくという現実感が色あせていくのだ。

2-3　老人の自己に対するポジティヴな態度

前項で述べたように，ある種の老人の場合には，老いに伴う心身衰退の諸徴候が生活に陰鬱な影を投げかける。その結果として，老人の自己に対する態度がネガティヴになり，衰退にブレーキがかからなくなる。しかし，それとは異なり，自分の老いるという現実を直視しながらも，老いを積極的に受けとめて生きようとする老人も少なくない。

巷には，老いの悲劇を伝える本もあれば，老いの効用を称揚し，老人を，円熟，老熟，老成といった言葉で評価する本もある。老人をネタにして儲けをたくらむ本もある。ローマ時代に活躍した政治家にして哲学者のセネカは，「果物のいちばんの食べごろは腐りかけるときです」（セネカ 1992：35）と述べた。キケローは，文人で政治家の大カトーに「生涯にわたって徳が涵養されたなら，長く深く生きた暁に，驚くべき果実をもたらしてくれる」（キケロー 2004：16-17）と語らせた。両者は，老年期を，老いて初めて可能になる豊穣な実りの時期とみなしている。とはいえ，老いさえすればだれもが実るわけではない。実る前に枯れてしまう人もいるだろう。人の老い方にはそれまでの経験の全体が反映するから，キケローがいうように，おのれの徳の涵養に努め，深く生きたならば，豊かな老年が成就するだろうし，老いることの意味を考えず，生活の自然的なリズムに身を任せていると，気むずかしく，心配症で，怒りっぽく，扱いにくい老人が誕生する（キケロー 2004：62）。

ここで一つの記憶が蘇る。30年以上も前になるが，比叡山山頂にあった国際ホテルで宗教者会議が開催されたときのことである。ロビーでくつろいでいる，ほとんどが70代以上の宗教学者や僧侶を前にして，ある著名な宗教哲学者がこう述べられた。「私は80を越して，ようやくものが見えるようになった。私に比べると，君たちはまだ子どもだね」。そのときは，その意味が判然とせず，深く考えてみようとも思わなかったが，今は少しだが思いつくことがある。一つだけあげてみよう。老年期は失うものが多くなるが，それと引き換えに得るものもあるということである。失うのは，青・壮年期には広がっていた未来の地平である。未来が限定的になり，それと同時に死の意識が色濃くなる。この近未来の死の意識が現在のほうに引

き戻されると，現在が不在の感覚と重なって生きられるようになる。現に目にして
いるものが，ただちに現在から失われて，ないものとして見えてくるのである。こ
のことは，自分の存在だけでなく，目の前のあなたや，動物や植物などすべてにあ
てはまる。要するに，現前するものは，即不在と化しているという感覚が鋭敏にな
るのである。ものを見るとは，ものの不在を重ね合わせてみるということでもある。
生活のあらゆる場面で，「私も，あなたもすぐにいなくなるのだ」という意識が消え
ないのである。

　老年期には，こうした有限性の自覚に伴って，一期一会的な，生活の須臾性の意
識が濃密になるがゆえに，かえって生きることに対する貪欲な姿勢が顕著になるこ
ともある。先行きの短い生を存分に味わいつくしたい，充実させたいという欲望も
燃えあがる。この欲望こそが，老人の死へと傾きはじめた生活にポジティヴな力を
与える。心身の不調が続こうとも，それに屈することなく，前向きに生きようとい
う姿勢が保たれるのだ。こうした意欲的な老人は，脳の神経細胞が老年になっても
発達するという最新の脳科学の数々の知見を支えるものである[2]。死に近い老人の
元気な生活は，燃え尽きる直前のろうそくの炎のようなものかもしれないが，つか
のま輝くのである。

3　患者と医師

3-1　患者から見た医師の態度

　ここで，病院での私の二つの体験をごく手短に述べてみたい。一つめは，30代の
初めに，椎間板ヘルニアになって，京都のY病院で診察を受けたときのことである。
年若い医師は，けろっとした顔で「手術したら治りますよ」と告げた。腰の手術に
は不安があり，医師の言葉もあまり信用できなかったので，知人の紹介でカイロプ
ラクティックの治療所にしばらく通った。薬風呂に入って身体をあたためた後に，
患部をゆっくりとほぐす治療が行われた。大分から取り寄せているという，正体の
よくわからない，まずい温泉水も勧められ我慢して飲んだ。その後，足を引きずり

2）たとえば，脳神経学者のレーヴィ-モンタルチーニはこう述べている。「精神活動は，老
　年期，そして人生の最後の時期において，まったく新しい能力の発揮されうる分野なの
　だ。逆説的に聞こえるかもしれないが，これは科学的に充分に証明された現象である」
　（レーヴィ-モンタルチーニ 2009：9）。

ながらベルギー留学に旅立ち，ヨガの写真入りの入門書を日本から送ってもらって，ヨガ体操を見よう見まねで繰り返し，1年後にようやく腰のつっぱるような痛みが消え，大地を踏みしめて歩いているという感覚が戻ってきた。

　もう一つは，のどがかれて声が出にくくなり，近隣の大病院の耳鼻科で診察を受けたときのことである。二人の中年の男性医師は，診察した後，「切りましょう。すっかり治ります」と告げた。どんな手術なのかも説明してくれたが，「のどにメスが届くように頭をぐっと押し下げて手術するのです」という説明を聞いただけで，そんなことをすれば首が折れるのではないかと恐怖にすくみあがった。「とりあえず薬を飲んで様子をみます」と答えて，家に逃げ帰った。さいわい，いつの間にか症状は治まった。

　西洋医学の分野では，手術の実績を積んで病院の評判をよくするため，あるいは儲かるという理由で切りたがる医師がいるらしい。不要な薬を出し，しなくてもいい治療をして診療費をつりあげる医師は論外だが，患者の身体の症状に注意を向けても，患者の不安な気持ちに心を寄せて接してくれる医師の数はけっして多くない。机上のパソコンの画面ばかり見て，患者の顔をろくに見ないような医師は，たとえ優秀であっても信頼は置けない。おそらく医師に求められるのは，正確な診断力の他に，患者の心の状態に迫る想像力であり，人間洞察力である。客観的な医学と主観的な人間学の共存が望ましいのである。想像力の重要さについては，後にもう一度くわしく考えてみたい。

　医師の態度に対する患者の不満や抗議の声は，身近でもいくつも耳にしてきたが，ここでは，医師である帯津良一の書いた本（帯津 2012）から一例をみてみよう。NHKの教育テレビの座談会で，京大病院でがん治療を受けた女性がこう発言したという。「医療の現場というのは，感謝の気持ちが溢れているものだと思っていたが，京都大学のがん治療の現場には，それがない。むしろ，病室の中には怒りと恨みが渦を巻いている」（帯津 2012：109）。その理由を尋ねられて，帯津はこう答えている。「患者さんは医者に向かって，「からだだけではなく，心やいのちにも目を向けてください」と切実に求めているのに，医師のほうは相変わらず患者のからだだけを診ている。つまり，患者さんのことを「心もいのちもない壊れた機械だ」と思っているわけで，そのギャップが患者さんの怒りと恨みを生み出す原因じゃないでしょうか」（帯津 2012：109–111）。極端に誇張した発言にもみえるが，患者の心に注意を払うことの意味に関心をもつ医師が，現実にどのくらいいるのだろうか。

　帯津は，作家の五木寛之に宗教を話題にした対談を求められ，内心いぶかしく

思っていたが，「だって，先生，医療は宗教でしょ？」（帯津 2012：182）と言われて，はっとそれに気づいたという。帯津は，「医療者のいちばん大事なところは，相手の魂にどれだけ思いをやれるか，という問題になります」（帯津 2012：182）と述べ，医療と宗教の類縁性を指摘している。「その人の魂をどれだけ大事に考えることができるかによって，その医者の科学の価値が決まってくる」（帯津 2012：183）という，あるジャーナリストの言葉も紹介されている。

　私自身の狭い経験の範囲でいえば，これまで日本で内科，外科，皮膚科，眼科，耳鼻科，整形外科など，大小の病院で多くの医師に世話になってきたが，ベルギーでのように医師に歓待されたという思い出はないし，医師との間に親密な心の交流を感じた記憶もない。明るい印象を受ける医師はわずかで，ほとんどの医師からは，どちらかといえば暗く，重々しく，陰鬱な印象を受けた。限られた時間に多くの患者を診察しなければならない医師との会話は，いつも短いものでしかなかった。

　老いを自覚する以前は，長時間待ち，超短時間診察でも，世の習いとして受け止め，さして違和感をもつこともなく，診察後の薬を持ち帰った。しかし，老人になり，自分ではよくわからない症状に困惑した状態で病院に行くことが増えると，患者が医師に求めるのは，実はコミュニケーションなのだと思うようになった。「よく話を聞いてほしい」「聞いてもらえるだけで助かる」という気持ちが強くなる。老人患者にとっては，自分の発言に注意深く耳を傾け，薬剤ではなく，適切なアドヴァイスや生活上のヒントをくれる医師が望ましいのである。話のなかにユーモアや笑いが含まれれば，リラックスできて，なお好ましい。しかし，待機患者の多さを目にし，あわただしい雰囲気のなかにいると，診察室でゆっくり話すことは難しく，病状に伴う心理的なとまどいまで踏みこんで話すことなど到底できない。多忙な医師に患者との親密なコミュニケーションの時間は許されていないのである。患者はもやもやした気持ちのまま，敗残兵のように帰らざるをえなくなる。

3-2　ジョン・バージャーから見た医師の態度

　こうした状況とは対極の診療過程を伝えるのが『果報者ササル──ある田舎医者の物語』（バージャー ＆ モア 2016）である。この本は，1972 年に小説『G.』でブッカー賞を受賞した作家ジョン・バージャーが，親交をむすんだ医師が患者を診療する場面に，患者の同意を得て 6 週間立ち会い，それぞれの場面で考えたことを物語風にまとめた傑作エッセイである。ジャン・モアという報道写真家が撮った患者や医師の写真が同時に収められている。「新版への解説」を書いたギャヴィン・フ

ランシスは，「『果報者ササル』はきわめてすぐれた証言であり，人間性，社会，治療の価値について人の心を揺さぶるほど深く考えをめぐらせた作品である」（バージャー＆モア 2016：204）と述べた。彼はまた，『ガーディアン』紙に書評を寄せたトム・マシュラーの心をもっともとらえたのは，「バージャーによって描き出されたササルが，人間の経験への飽くことなき欲求を抱いており，想像力によって患者の心のなかに入りこもうとしていることだった」（バージャー＆モア 2016：208）とも述べている。さらに 2 文を引用する。「この本は，医師と患者の双方に，医療行為が本来どういうものであるべきかを，病を癒すことと薬で治療することの違いを考えさせてくれる」（バージャー＆モア 2016：210）。「ササルの目標は，人間であることの意味を心の奥底から理解することであり，医療はそれを達成するために彼が選んだ手段にすぎなかった」（バージャー＆モア 2016：210）。

　貧しい地域で開業医として働くササルという医師の個人生活と，病院の内と外での治療活動を傍らで見つめ続けたバージャーがもっとも注目しているのが，医師における想像力の問題である。ササルの病院にやってくる患者，ササルが治療に出かける患者の多くは，しばしば病気の治療以上のものを必要としている。ササルは，患者の病状の背後にひそむものを見つめなければならない。そのために必要な力が想像力である。バージャーはこう述べる。「いまや，彼は想像力と正面から向き合い，その可能性を探る必要さえあることに気づいた。〔…〕かつての彼自身の場合のように，死の淵での闘いばかりを見つめることになるとも限らなかった〔…〕。あらゆるレベルで想像力を活かさなければならないことを彼は理解しはじめた。まず第一に自分の想像力を——そうしなければ，彼の観察は歪んだものになるおそれがあるからだが——，それから，患者たちの想像力も」（バージャー＆モア 2016：60）。ササルは，患者の声に耳を傾け，心の奥底にひそむものに触れたいと願いつつ，そのために自分の内面にも降りていく。自分への想像力を深めなければ，相手の心の深部に入りこめないと内省するからだ。しかし，この種の際限のない自問自答は，ササルの精神の危機をまねく。それを乗り切った後のササルについて，こう述べられる。「生死に関わる救急措置が，患者は全人格的に扱われるべきであり，病気は自然の災厄に屈した結果ではなく，しばしば一種の表現であるという直感に取って代わられたのである」（バージャー＆モア 2016：63）。病気を通じて，患者個人の歴史を読み取り，病気を患者の歴史の集大成的な表現としてとらえるということであろう。バージャーはこうも述べている。「彼が満足感を味わえるのは，ほとんどの場合，どんな従来の説明もぴったり当てはまらない力，その患者独自の人間としての

経歴によって決定される力と向き合わなければならない症例においてだった。彼はそういう孤立した人間の同伴者になろうとしているのである」（バージャー＆モア 2016：64）。

　バージャーは，病気と患者，医師の関係についてまとめている。「病気になると，多くのつながりが断ち切られる。病気は自意識を切り刻み，歪んだ断片的なものにしてしまう。医師は，病人との関係を通じて，彼に許された特別な親密さを利用して，この断ち切られた関係の埋め合わせをする必要があり，病人の悪化した自意識の社会的内容をあらためて肯定してやらなければならない。／友愛的な関係──あるいは，患者の心の底にある，口に出されることのない，友愛への期待──とはいっても，それはもちろん医師が本物の兄弟みたいに振る舞えるとか，振る舞うべきだという意味ではない。医師に求められるのは，理念としての兄弟のような確かさをもって患者を認知することである。友愛の役割は認知することなのである」（バージャー＆モア 2016：72）。認知とは，具体的には，「医師が自分を患者と似たような人間として提示することである」（バージャー＆モア 2016：81）。しかし，相手を自分と同類とみなすことは容易ではない。相手との差異を強調したがるのが人の常であるとすれば，この傾向を打破しなければならない。先の引用に続ける。「そのためには医師はほんとうに想像力ゆたかな対処の仕方ができ，さらに自分自身を正確に知り抜いている必要がある」（バージャー＆モア 2016：81）。相手のことがよくわかるということは，相手のなかに自分自身の姿をそっくり見出すということである。自分のなかの無知や邪悪さ，陰険さ，弱さ，どうしようもない愚かさ，傲慢さ，善や悪への傾向などをよく認識していなければ，相手の心の襞の細部に目を向けることはできないだろう。自分の心の土俵が狭ければ，相手の心の土俵には上がれないのだ。ササルが自分に課している自己分析は，相手との交流を相手に受け入れられる仕方で，相手の気持ちに寄り添う仕方で実現するための前提となっている。

　バージャーのササル観はこうである。「彼がいい医者だと見なされるのは，患者の心の底に秘められた，口に出されることのない，友愛を感じとりたいという期待に応えているからである」（バージャー＆モア 2016：82）。微妙な言い回しではあるが，バージャーは，患者に対していつくしむような態度で接するササルのふるまいの背後に，患者から親しまれる存在，患者が心を許せる存在でありたいという，一種の祈りのようなものを感受している。しかし，自分がそのような存在になるためには，数々の心労が伴う。患者との間の神経戦に耐え抜くことも必要である。サ

サルの患者に対する態度を示す発言はこう記述されている。「ドアがあくと，死の谷にいるような気分になることがある」（バージャー＆モア 2016：83）。「仕事をはじめてしまえばだいじょうぶだが。わたしはこの気の弱さをなんとか克服しようとしている。というのも，患者にとって，最初のコンタクトはきわめて重要だからだ。患者が初めに嫌な気分にさせられ，歓迎されていないと感じさせられると，その患者の信頼を得るのには長い時間がかかり，結局はうまくいかなかったりする。わたしは完全に心をひらいた挨拶をすることにしている」（バージャー＆モア 2016：83）。「完全に心をひらいた挨拶」とは，いったいどのような挨拶なのだろうか。吹き渡る風のようになって，透き通った存在として，患者に言葉をかけるとでもいえばいいだろうか。表情にも発言の仕方にも，自意識のかげりのようなものがあってはならない。患者の前では，人間の気配を消すようにして，端的に無の存在とならなければならないのだ。「完全に心をひらく」とは，なんのてらいもなく，相手のなかにすっと入り込むことかもしれない。それが可能になるためには，患者の陰影に富む心に細かい心配りをするだけでなく，患者を心から歓待し，それをさりげなく動作に示す姿勢が養われていなければならないだろう。

　上の発言に続けて，ササルの診察の光景が描写されている。「患者に話しかけたりその話を聞いたりするとき，取り違えをすこしでも減らすために，彼は両手で触診しているかのように見える。そして，患者に手を触れて診察しているときには，会話をしているかのように見える」（バージャー＆モア 2016：83）。コミュニケーションを大切にする医師の繊細な態度が印象的に描かれている。ササルにとって，患者の話す言葉も，自分が口にする言葉も聴覚だけでなく，触覚の対象でもある。文字通り，言葉に触れるのである。言葉は身体なのであり，言葉の手ざわりというものがあるのだ。その手ざわりが診察に結びつく。ササルが患者の身体に触れるときには，彼の心のなかで患者との言葉の交換が行われている。それはたとえば「ここが痛いんですね，（いえ，そこは大丈夫です），ここはどうですか？　（少し），それじゃこの辺りを軽く押してみましょう，変化はありますか？　（ズキンとしますね）」といった診察上のやりとりだと推測される。そのやりとりを通じて，患者の状態が正確に把握されるのだ。

　ササルの診察は，医学的な治療技術を超えて，名人芸の域に達しているとさえ思えてくるが，そこにいたる精神的な労苦の量は計り知れないものがある。それと関わりがあるのか不明だが，ササルは拳銃自殺によって旅立った。

3-3　ふたたび，老人患者から見た医師の態度と医師への態度

　バージャーが描いた医師ササルの患者に対する態度は，われわれに患者と医師の関係について考えさせる。一般的にいえば，患者は，内科や外科などの医師に病気の治療を期待するのであり，自分と医師の関わりについて距離をとって考えたりはしない。患者は，大病院ではしばしば番号で呼ばれ，一連の診察が済めば，診断結果を聞いて診察室から出る。患者と医師との間に心の通い合うような親密なコミュニケーションが生まれることは少ない。

　それに対して，地域の開業医であるササルは，患者との人間的交流を大切にし，想像力の働きを介して患者の心の奥底に届きたいという情熱をもっている。その手がかりとなるのは患者の言葉や表情，しぐさであり，それらの背後の意味や含蓄をとらえるために必要となるのが想像力である。ササルは患者への想像力をよく働かせるために，自分の想像力の働き方を自己分析することも欠かしてはいない。

　想像力を媒介にして患者との関係を親密に保とうとするササルの態度を，大病院の専門医にまで求めるのは酷であろう。しかし，老人患者を診る医師には想像的な診療を期待したい。なぜなら，老人は，先述した吉本のいう意味での「超人間」的な次元を生きる存在であり，老いゆえの不安や，屈折，挫折を経ていわば精神的に複雑骨折した存在であるがゆえに，老人を診るためには，身体的症状に注意するだけでなく，患者の心の状態に想像力を駆使して迫ることが必要だからである。老人の病いは，長く生きた人間の歴史的な証しであり，バージャーの言葉でいえば，その人に固有の表現であるから，特定の病状を対症療法的な治療や投薬で終わらせるのは不十分であろう。老人は脆く，弱く，哀しい存在である半面，見かけはいかに老いぼれて，薄汚れていようとも，さまざまの経験を重ねて生きてきた手ごわい存在であり，そこにいたるまでの歴史の重みは尊重されなければならない。

　河合隼雄は，ある本でこう述べている。「自分を中心として老人問題を見て，老人のためにあれをしてあげよう，これもしてやらなくっちゃ，と考えるのは，福祉の「広さ」のほうである。／老人のほうに目を移動させ，老人の目で自分の生きている姿を見る。そこに「深さ」の次元が現れる」（河合 1997：119，傍点は著者による）。河合のいう「深さの次元」には，老人の現在にその人の過去を重ね合わせて観る，自分もやがて老いるのだと痛感する，老人が自分を見つめていると意識するといった心理的な要素が含まれるだろう。こうした要素に実質を与えるのは想像力の働きである。それを通じて，医師は，自分が診察する立場であるだけでなく，「手ごわい」老人によって診察されている立場であることを悟る。よい教師が，「教育」とは学生

を教え育てることであるとともに，学生から教えられ，育てられることに他ならないと自覚するのに似ている。医師は，老人患者と対面することによって，老人をその人の生の歴史に即して観るという想像力を鍛えなければならないと教えられるのだ。この種の想像力が枯渇した医師は，老人に対して，しばしば配慮を欠いた態度をとる。河合は，東大病院の若い医師から診察を受け激昂した85歳の老人の発言を，浜田晋『老いを生きる意味——精神科の診療室から』（岩波書店，1990年）で紹介されている具体例から引用している。「今日は何月何日だとか，一〇〇から七引けとか，たてつづけにいばった口ききやがって，あっしゃ腹が立ったから，はなからずーと黙っててやったら，どうでえ，先生，あとでかかあを呼びつけやがって，相当ぼけが進んでいる。もうなおらねえ，なんてぬかしやがったとさ。あのすっとこどっこい！ ひでえ野郎だ！」（河合 1997：146）。

　患者がこうした不愉快な経験をできるだけ避けるためには，医師を選ぶことが大切である。貝原は『養生訓』の第六巻の二九「良医を選ぶ」で，かけがえのない身体を庸医（術のあいまいなやぶ医者）に任せるのは危険であると述べている（貝原 2016：179）。彼はいう。「医者を選ぶには，自分が医療について十分に知らないでも，医術の大意を知っていれば，医者の良否はわかる。たとえば自分で書画がよくできないひとでも，基本的な筆法を学んで知っておれば，書画の巧拙がわかるのと同様であろう」（貝原 2016：179）。貝原によれば，医者は良医，福医，俗医の三種類に分かれる。良医は，医学に精通するだけでなく，医術にも心を配り，医道に精進する。福医と俗医はその逆をいく医者であり，そのなかには，自分の無学を弁明し，利口に立ち回り，虚名を得て，世間にもてはやされる者もいる（貝原 2016：182）。その種の医者にかかると，患者は痛い目にあう。「医書を多く読んでも，医道に精進せず，意が粗雑で思考・工夫がなければ医道を知らないと同じである」（貝原 2016：182-183）。患者に望まれるのは，医道に生きる良医を選択できる眼力を鍛えることである。患者が医者通になれれば最高である。

　患者が，老人患者を診察する医師に期待するのは，診察に通じるだけでなく，人間通でもあることだ。医師には，医学の他に，文学や心理学，人間学などを学んで，人間が生きることの意味や，病むこと，死ぬことの意味についての省察を深めることを望みたい。それらは，患者の観察力や，患者の心の世界を想像する力の強化に貢献するからだ。医師が想像力を活用して，患者に対する柔軟で寛容な態度を示すことが普通になれば，患者が医師からある種の威圧感を感じたり，不愉快な思いをしたりすることは少なくなるはずである。

　老人が医師に期待するのは，医師が患者に信頼感を抱かせてくれるようなふるまいをすることであろう。そのためには，医師は自分の顔の表情やことばづかいが相手にどういう印象を与えるかをよくよく自覚して，患者の心を和らげるような物言いをすることが求められる。ユーモアを混じえて患者の心をほぐすことができれば，なお好ましい。このようにふるまうことができるためには，もう一度繰り返せば，医師には医学以外の勉強が必要なのである。

　とはいえ，多忙な医療活動に追われる医師たちに「人間学」の勉強を求めるのは過剰要求というものであろう。最近の報道によれば，病院の勤務医の約8割が過剰勤務を強いられ，その結果，診察トラブルが増えているという。現実には，医療行政や病院経営に関連する諸問題が山積していることは承知のうえで，あえて理想論を語れば，医師に望まれるのは，おそらく先にも述べたように，貝原のいう「汝の患者を愛せ」という「仁愛」の精神であろう。医師の患者への態度に「仁愛」または「敬愛の念」が現われれば，患者も医師に対して，ササルのいう「友愛」を感じることができるにちがいない。

　子ども好きな人が小児科医になり，動物好きな人が獣医になる場合はまだいいかもしれない。子どもや動物は本能的に相手の愛情にすなおに感応するからだ。だが頑固な手ごわい老人を相手にする医師には，さらなる人間力が要求される。私の個人的な経験に基づいて推測すれば，患者が好きで，ササルのように患者とのコミュニケーションを大切にする医師が多いとは思えない[3]。

4　おわりに

　以上，非常に狭い個人的な観点から，老化に伴って現われる症状や心理的な不安，老いることの受け止め方，患者から見た医師の態度，医師に望むことなどについて述べてみた。データの蓄積と検証，客観的な裏づけを重視する方々からのご批判や叱責は覚悟のうえである。

　とはいえ，患者の立場として，次の点はもう一度強調しておきたい。医療活動は

---

3)　最近出たある週刊誌のモノクログラビアには，「痛みはありますか。痛み止めを出しましょうね。でも全然問題ないですよ。順調です」と，膀胱全摘手術後の患者ににこやかに話しかけながら診察する医師が紹介されている。この医師は，仕事が楽しい，やりがいがあると語っている（『週刊現代』2018年4月7日号，25-32頁）。こういう医師に出会えれば幸いである。

患者がいなければ成り立たない。患者は医師の生活を支え，多くの医学的な知見を与え，医師の成長を促してくれる，いわば神さまのような存在である。そのように考え，「患者を診てやる」という通常の発想を超えて，「あなたのお役にたてれば」という感謝と敬愛の精神をもって患者に接する医師に診察を受けることができれば，患者としては幸いである。長い人生経験を経て，それなりに苦労を重ね，つまずき，病み衰えてきた老人は，自分の前に座る医師がどういう態度や心持ちで診察しているのかを敏感に察知している。患者の直観は，「ここの先生に出会えてほんとうによかった」とか，「○○先生は，ぜんぜんダメですよ，まあ空いてるから薬もらうだけならいいけどね」などなど，待合室での噂話に示される。そうした表現には，医療者が心して聞かなければならない真理が隠されているように思われる。患者から厳しい目で見られている医師ほど，こうした発言を想像力によって聞き取り，反省することは期待できそうにないが……。

【引用・参考文献】
池辺義教（1986）.『医の哲学』行路社
帯津良一（2012）.『人の哀しみがわかる医者になってほしい──医学部進学教室熱血講義』イースト・プレス
貝原益軒／伊藤友信［訳］（1982）.『養生訓〈全現代語訳〉』講談社
河合隼雄（1997）.『「老いる」とはどういうことか』講談社
キケロー／中務哲郎［訳］（2004）.『老年について』岩波書店
ギリシア喜劇全集編集部［編］（2015）.『ギリシア喜劇名言集』岩波書店
ゲーレン, A.／平野具男［訳］（1985）.『人間──その本性および自然界における位置』法政大学出版局
ジャンケレヴィッチ, V.／仲澤紀雄［訳］（1978）.『死』みすず書房
バージャー, J. & モア, J.／村松　潔［訳］（2016）.『果報者ササル──ある田舎医者の物語』みすず書房
マルセル, G.／福井芳男ほか［訳］（1966）.『技術時代における聖なるもの』春秋社
セネカ／茂手木元蔵［訳］（1992）.『道徳書簡集（全）──倫理の手紙集』東海大学出版会
レーヴィ-モンタルチーニ, R.／齋藤ゆかり［訳］（2009）.『老後も進化する脳』朝日新聞出版
吉本隆明（2006）.『老いの超え方』朝日新聞社

第1部

第2部

第3部

第4部

【付記：コロナと老人】

　少し前までは、「人生100年時代」と喧伝されていた。筆者も、2020年の5月から「哲学で人生100年時代を豊かに」というタイトルで市民講座を担当する予定であった。ところが、早春から新型コロナウイルス感染者がじわじわと増えはじめた。当初、情報は錯綜したが、コロナで若い世代が死ぬことはまれで、高齢者が重症化して死にいたるケースが多いことがすみやかに判明した。しかも、死そのものよりもむしろ、死の状況の異様さが恐怖をあおった。家族や親しい人びとが臨終の場面に立ち会うことは許されず、宇宙人のごとき防護服一式に身を包んだ医療従事者のみが患者を看取り、遺体はただちに火葬場に運ばれ、白布に包まれた骨つぼとなって近親者のもとに戻ってくる。人生100年どころではなくなった。予定されていた講座は、1か月以上遅れてスタートしたが、全員がマスク着用で、受講生との間にはビニールの幕が張られ、こちらの光景も様変わりした。

　パスカルは、われわれを次は自分の番かと恐れる死刑囚にたとえたが、多くの老人はあたかも独居房に閉じこめられたかのように、自宅に身をひそめるようになった。筆者自身も気楽には外出できなくなった。所用で大阪に出かけるときの緊張感は半端ではない。電車内で老人特有の咳でもすれば大変だ。同じ車両内の客から非難のまなざしを浴び、近くにいる人はすみやかに移動する。俳人の尾崎放哉は、「咳をしても一人」と詠んだが、ここでは「咳をしたら一人ぼっち」である。豊かな老後の夢は、新型コロナウイルス感染症による病院での孤独死の不安と恐怖にとって替わられた。第3波も襲ってくるかもしれない。変異によるさらに強力なウイルスの出現も予測されている。新型コロナウイルスの世界的な蔓延によって、長くなった老後をどう生きるかよりも、まずはどう生きのびるかが高齢者の主要な関心事となった。

　ジャンケレヴィッチが述べたように、われわれの死は確実だが、いつ、どこで、どのように死ぬかは定かではない。いつ、どこで、どのようにして新型コロナウイルスに感染するかも定かではない。病院での感染の恐れから、少し調子が悪くなれば、気軽に病院に行くというこれまでの姿勢も改めなければならなくなった。病院側の対応も一変した。かかりつけの病院で健康診断を受けたが、うかつにもマスクを忘れたために、受付で「マスクしていない方は受けつけられません」と厳しい口調で言われた。困惑していると、しばらくして、「一枚50円で用意できますが……」と言われて、意外なセールスに驚くやら安堵するやらであった。

　感染の拡がりやすい三密（密閉・密集・密接）を回避するための「新しい生活様式」も要請され、この一種のプチ隔離政策によって、従来型の対話や親密な交流が不可能になり、人間関係は寸断された。いままでのように対面で話すことも、一緒に歌を歌うことも難しくなった。知り合いとのちょっとした立ち話、コミュニティセンターでのお稽古事、合唱団の活動、こうした地域の老人たちのささやかな楽しみが、狙いうちされるかのように、根こそぎ奪われたのである。「共存・共生」から「孤立」の時代への移行だ。そして、「孤立」こそは、おそらく老人のもっとも恐れるものだろう。話し相手がいなくなり、連れ立って杯を交わす機会もなくなり、誰にも看取られず死ん

でいくことになるのかもしれない。新型コロナウイルス感染症は孤立と孤独な死を同時にもたらす厄災なのだ。

　それがいつまで続くのか予測できない。この先何が起こるのかも予見できない。新型コロナウイルスの流行で激変した状況のなかで，自宅で軟禁状態を強いられている筆者には，内外で起きている深刻な事態をどのように捉えたらいいのか，いまだ見当がつかないというのが正直なところである。今までとは違う仕方で考えること，今まで考えられてこなかったことを考えることが必要だとは思う。「さて，どこから始めたらよいのか」，自粛し，かつ萎縮する日々のなかで，とまどいが続いている[1]。

2020 年 8 月記

1）この付記は 2020 年 8 月に執筆したものである。当時の緊迫した雰囲気を感じていただければ幸いである。その後様々に状況は変化したが，今なお新型コロナウイルスが高齢者の命を脅かす存在であることは変わらない。

第 13 章

ICU ナースによる ICU での患者経験から

交錯する患者の視点と看護師の視点

村上靖彦

1　はじめに

　コンフォートケア，リハビリ，意思決定支援は看護において基本をなす実践であ
ろう。ICU のナースの語りを聴いたときにもこれらのテーマは話題となる。しか
し患者の視点からみたときにこれらの実践はどのような意味をもっているのであろ
うか。それが本章のテーマである。もちろん看護師は常に患者の目線からみた世界
について想像力を研ぎ澄ましている人たちであろう。そのうえで，ICU での患者経
験をした ICU の看護師の語りを参考にしつつこのことを考えてみたい[1]。

　急性・重症看護専門看護師として ICU での勤務経験が長い宇都宮さんは昨年，
突然の病で（知り合いのいない病院の）ICU に 35 日間入院することになった。入
院の翌年，2 回目のインタビューをお願いすることになった。

　宇都宮さんには入院以前に 1 回目のインタビューを行っている。そのときは自分
の先入観を捨てて患者に「一歩踏み込む」必要が強調されていた（村上 2019）。患者
の考えていることが宇都宮さんの想定を大きく超える場面に遭遇したことがきっか
けで，2 人称からもう一歩踏み込んで「1.5 人称」の関係を作る必要があることが語
られた。「1.5 人称」の関係を作る方法は共感ではない。ちょっと気にかかったこと
を踏み込んで尋ねてみることだった。ところが，実際に患者として ICU に長い時
間滞在したことで，看護に対する考えが少し深まることになったようだ。「わかっ
てたことなんですけど」とくりかえしながら，あらためて自身の看護が意味づけら
れ直していく。

　インタビューでは ICU の環境がもたらすストレスについて，そして退院後のと

1）本章は第 46 回集中治療医学会での講演を改稿したものである。

まどいが中心的な話題となった。まずインタビューの中盤に語られた ICU という環境のストレスについて引用したい。

分析の前に共有しておくべき前提を以下に挙げる。宇都宮さんの入院期間は 1 か月強という ICU としては長期のものだったこと，鎮静がかけられなかったため意識やコミュニケーション能力は基本的には保たれていたことである。いうまでもなく人工呼吸器をつけて（浅いにせよ深いにせよ）鎮静がかかった患者の経験とは大きく異なるものとなるであろう。

2 苦痛，および快の導入

2-1 時間と自己身体の喪失：医原性の苦痛 (1)

まず患者としての視点で ICU の環境が語られた語りを引用してみる。

宇都宮 【看護師としての視点】環境っていうこともすごく大事だなって。そんなことはわかってたことなんですけど。改めてやっぱ環境因子ってすごく大事で。
【患者としての視点】電気のつく，つく，消えるとかっていうタイミングであったりとか。で，なんか，自由なようで自由でないというか。やっぱり，何ていうんでしょう。たとえは悪いですけど，刑務所のように，時間になったら電気をつけられ，時間になったらぱちんって切られるんですよね。
【客観的視点】で，オープンスペースだから，まあ，そうせざるを得ないっていうか。個別のベッドサイドの電気っていうわけにはいかないわけで。
【患者としての視点】なんかやっぱりそこん所も，なんか，『まだ全然寝たくないのにな』と思っても，ばさっと真っ暗になるので。そうすると，こう，もう天井見て，いろいろ考えるしかないじゃないですか。ハハ。だから，やっぱりなんかね，環境って本当に大事。音にしても，明るさにしても，もう大事だなと思いましたね。うん。(2/4b)

このインタビューの語法上の特徴は主語が頻繁に入れ替わることだ。これは宇都宮さん自身が患者と看護師両方の立場を行き来することで生じている。つまり「患者としての私」，（患者としての私をケアする）「他者としての看護師」，「看護師としての私（たち）」，（私たちがケアする）「他者としての患者さんと家族」という少なくとも四つの立場のあいだを行き来するために，主語が頻繁に入れ替わるのだ。

大雑把には，「もう」が患者として状況に巻き込まれて余裕を失っている印である。「やっぱり」は少し引いた視点から宇都宮さん個人の経験を一般化し，何が看護として「大事」なことなのかを判断するときに使われる。「やっぱり」はどちらかというと看護師の視点から語る場面で使われることのほうが多い。

　「そんなことはわかってたことなんですけど。改めてやっぱ環境因子ってすごく大事で」とあるように，患者の経験についての知識が実感を伴ったときに，いきいきとしたものとなるとともに分節の精度が上がっていく。患者の感じる苦痛の理解の精度が上がっていくと，「〔ICU は〕自由なようで自由でない」と，それまでは問題として感じていなかったポイントについても気づきが得られる。

　患者にとって環境が大事なのだが，実は看護師自身が「非人間的」(2/16) な環境を作っているという気づきがここにはある。「刑務所のように，時間になったら電気をつけられ，時間になったらぱちんって切られる」と語られ，看護師が時間をコントロールしていることがこの悲観的な想念のきっかけになっているとみなされている。「刑務所」という強い比喩は環境の「非人間」性，人工性を表すだろう。「ぱちん」「ばさっ」と擬音語・擬態語を伴って身体経験のリズムが切断される様がいきいきと（というのは奇妙だが）描写される（この引用のなかで ICU 内に実際に響いた音は「ぱちん」と「ばさっ」だけである）。前面に出ている病棟の機械的なリズムと，「まだ全然寝たくない」という患者の身体がもつ生理的なリズム（これはかき消されている）のずれがオノマトペによって表現されるのだ。医療者によってもたらされるストレスであるがゆえに，もし看護師が意識していなかったならば，看護師自身にはまったく気づかれないままに患者に付加される医原性のストレスである。

　ICU にはもう一つ特徴がある。ICU の人工的な環境は「天井見て，いろいろ考えるしかない」というように想念（場合によってはせん妄）を生み出すことが何度も語られる。病と環境がもたらすさまざまな苦痛が不安を伴う想念へと帰結する。

　看護師がストレスをもたらしうるとすると，逆にストレスを除くことができるのも看護師のケアである。以下では「〔私たちがケアする〕患者さんたち」と「患者としての私」のあいだを行き来しながら，患者が感じる視点から痛みと「リフレッシュ」が語られ，看護ケアに必要なことが一般化される。

　宇都宮　【看護師としての視点】患者さんたちの生活環境っていうことを考えると，朝，光が差し込んでくるとかっていうのは<u>やっぱり</u>必要なんだろうなと思いましたね。

【患者としての視点】もう，昼夜わからないですしね。だからもう，『電気消された
から夜なんだな』とか。で，とくにすごく重症で，私なんかも頭が痛くて痛くって。
今が何時かなんて，時計見てるような感じなかったら，もう，明るさだけが頼
りになってくるというか。で，意外に寝てるようで寝てないから。さっき寝たと
思ったのにまだ30分しか経ってないとかっていうことがあったりとか。その代わ
りなんか，全然寝てないときは寝てないから，看護師さんたちが夜，そーっとベッ
ドサイドに来てるのも全部わかってるみたいな。昼夜もわかんないですね。時間
的経過が。

【看護師視点】だからやっぱりそういうのは，皆さんにあるんだなと思うので。

【患者視点】そのなかでも，すごく良かったのは朝んなると，ちゃんと蒸しタオル
で，「おはようございます」って看護師さんが来て。ちょっとすっきりするような
ケアをしてもらえるっていうのは，自分のなかで，『あ，朝，朝が来た』っていう
感じだったりとか，なんか，すごくリフレッシュできるというか。ていう感じはし
ましたね。

【看護師視点】うん。そこは，結構大事だなというか。なので，モーニングケアと
かイブニングケアって，重症である重症でないにも，ないはかかわらず，そういう
ケアは外してはいけないなと思いましたね。うん。「ちょっと重症だから，今，座
れ，自分で座れないから，蒸しタオル持ってこう，持って行くのはちょっともう
いっか」って言ったりするのは，やっぱりなしだなと。うん。横にしかなってお
られない方でも，やっぱりそういうケアっていうのはすごく大事な側面があるん
じゃないかなと思いましたね。(2/5a)

　以上の語りからわかることは大きく次の三つに分けられる。

　(1) ICU はそもそも生きることが本来もっているリズムという意味での時間が失
われる環境であるようだ。リズムの不在が，不快と緊張を生んでいる。患者は昼夜
という自然のリズムを失い，そのかわりに人工的な環境が人工的な区切りを強制す
る。しかも ICU には時計が刻む客観的時間すら存在しない。「今が何時かななんて，
時計見てるような感じなかった」というように主体的に時計を見て客観的時間を得
ることもできない。

　(2) リズムの喪失はそのなかでさらに二つの側面をもつ。一方に業務に追われる
看護師の忙しいリズムがある。他方に動かない時間のなかにいる患者の，リズムを
喪失して硬直した流れない時間がある。そして両者はくいちがう[2]。

（3）このような条件のもとでの看護のケアとは，蒸しタオルで「リフレッシュ」すること，つまり感覚的な快をもたらすとともに，（時計のような人工物ではなく対人関係のなかで）昼と夜のリズムを作り出すことになる。生きるリズムは対人関係のなかで取り戻されうる。患者の失われたリズムを看護師が作り直す。ここでは苦痛と快のコントラストに，無時間とリズムのコントラストが重なっている。

　これらのコントラストは単なる快と不快のコントラストではないように思われる。苦痛を取り除くことはもちろん重要なのだが，苦痛が残っているとしても快を与えることもまた重要である。問われていることは，ICUにおいては，人間が生物として生存するための基本的な条件を奪われて，不快と無時間・不眠のなかに閉じ込められるということである。ICUは「非人間的なところ」（2/6：後ほど引用）なのである。それに対して看護師によるコンフォートケアは，人間の生存の次元であるところの身体感覚やリズムを取り戻すということである。不快と快はグラデーションではなく，質的に異なる。それゆえ不快や苦痛が続いているとしても快を導入することで生が回復される。「冷たいタオルで顔を拭く「気持ちいい」ことで〔挿管の異物感を〕「ごまかし」」（野口・井上 2016）うるのだ。

　　宇都宮　やっぱり，本当なんか非人間的な所じゃないですか。ICUって。非人間的なことが続いてるので，なんかすごく人間性的なところ。何だか，ぬく，温かいとか，冷たいとか，なんか触ってみてね。なんかそういったものを求めるというか。
　　村上　うんうんうんうん。
　　宇都宮　て，思いましたね。うん。だから，頭痛いだ，頭がすごく痛かったけれども，頭が痛いから，なんか，何ていうんだろうな。氷枕をしてもらうから，それで<u>苦痛が消えるっていうのもあるんだけれども，もう一つその，冷たい感覚のなかでの心</u>

2）宇都宮　なぜか気ぜわしくしてるんですよね。私たちって。なんか，やることに追われてるというか。ルーティンワークに追われてるっていうか。なので，やっぱりこの，時間の使い方というか，時間感覚っていうのかな。〔…〕入院してるときの，自分の患者としての時間感覚と，あの，ナースとして働いてるときの時間感覚が全然違います。違うことはわかりましたね。
　　村上　ああ，そうだね。そうか。
　　宇都宮　はい。なんか，こっち側はすごく，ナース側は，時間に追われるように仕事をしてるというか。だけど，患者さんは，その時間が非常に長くって。夜はあんまり寝てなくって，長いんだけど，なんか，それほどその時間のなかで，ナースの方と接点をもつことが本当に少ないっていうか。なんか，だからこう，待つ。（2/16）

第1部

第2部

第3部

第4部

<u>地よさ</u>っていうか，ていうのを求めたりとか。まあ逆にその，さっき言った蒸しタオルが来て，あったかいなって思ってほっとするとか。なんか，そういうケア，本当に大事なんだなと。つくづく思いましたね。そうなんですね。(2/6)

ここでは「苦痛が消えるっていうのもあるんだけれども〔…〕心地よさ〔…〕を求めたり」という。苦痛緩和と快は区別されるのだ。言い換えると<u>苦痛固有のモードと快がもたらす生のモードとは質的に異なり，単に苦痛を解除するだけでなく，生固有のモード（リズム，身体感覚，コミュニケーション）を看護師によるコンフォートケアは生み出すのだ</u>。宇都宮さんは，ここで ICU での苦痛を「非人間的」と呼ぶ。それに対して快は「人間」であることを回復する働きなのだ。

宇都宮　【患者としての視点】ずっとやっぱり，治療が続くので，緊張感が絶えないわけですよね。私たちにしたら。〔…〕ほっとする一瞬っていうか。ていうのが。「あーこういうことなんだね」っていうのが，すごく感じましたね。

村上　あーっと。逆に今，「緊張感がずっと続く」って。〔そう〕なんですね。

宇都宮　あー。緊張感ずっと続きますね。やっぱり，こう，苦痛があったり，ちょっと薬入れてもらって治まるけど，『またこの苦痛がまた薬切れたら来るのかな』と思ったりとかすると，やっぱり緊張しますし。あとは，『病状がどうなるのか』っていうのが，やっぱり一番の関心事になるので——今から考えると，まあ，私も医療者なので1分，1秒で病状が変わるわけはない〔のはわかっている〕んですけど——そのときはやっぱり，『私どうなるかしら』っていうのは，常々ずっと考えるっていうか。一喜一憂するというか。なんか，そんな感じですね。

村上　なるほど。

宇都宮　【看護師の視点】なんで，いまさらながら，なんか，安心感を与えるというか，リラックスしてもらったり，安心を提供するとかっていうことが，なんか，こんな，まあ，クリティカルな領域って，すごくやっぱり医療機器の扱いとか，いろいろなことにナースは神経質になって。で，またそれができることが，まあクリティカルな領域のナースの一つ能力でもあるわけですけど。『でもやっぱり根底はここなんだ。患者さんが求めてるニーズっていうのは，まあここなんだな』っていうのはすごく思いましたね。(2/5b)

この場面で，私は「緊張感が続く」という言葉が意外だったので聞き返している。

私は入院時の患者経験についてこの言葉を予想していなかった。「緊張感が続く」のも苦痛やせん妄と同じ固有の「非人間的」なモードであろう。

　患者としての宇都宮さんは二重の不安を感じていたようだ。「この苦痛がまた薬切れたら来るのかな」という見通しが否応なくついてしまうことによる苦痛への不安，そして「私どうなるかしら」という見通せない未来についての不安である。これが「緊張感」という固有のモードを作り出す。そして，このような緊張感というモードを断ち切る手段としてコンフォートケアの役割を再確認している。宇都宮さんが一人称で感じた緊張感から「やっぱり根底はここなんだ」と看護一般に敷衍している。

　ここで哲学の概念を導入すると，宇都宮さんが語ってくれた患者としての経験はレヴィナスが「ある（il y a）」と呼んだものを彷彿とさせる（Lévinas 1947）。レヴィナス自身は第二次世界大戦中，真っ暗な捕虜収容所での不眠の経験から概念化したと語っているが，その前身は戦前に考察した身体的な苦痛や疲労の存在論的な意味であった（Lévinas 1982〔原著 1935 年〕）。極度の身体的苦痛，あるいは闇のなかでの不眠においては，思考も時間も失われ人格としての主体は消失する。このような「ある」からどのように離脱しうるのかが終戦直後のレヴィナスの問いだった。彼が奇妙にも睡眠と主体の成立を同一視したのはそのためだ。

2-2　せん妄の原因としての苦痛：医原性の苦痛（2）

　（看護師もその一部分をなしている）ICU の環境が身体性と時間の喪失だけでなく苦痛を生み出す。

　宇都宮　【患者としての視点】やっぱり，そんときは，もう，ひどい肩こりが〔せん妄の〕原因だったので。うん。もう，〔点滴の〕ルートがずっと入ってて，緊張してるじゃないですか。そうすっと，あんまりアラームが鳴らないように。で，何回も何回も差し換えていくから，もう，こんな所〔鎖骨？〕とか入れられるわけですよね。そうすっと，手の動き自体だけで〔点滴が〕漏れたりすると，また差し換えしないといけないと思うと，もうだんだんだんだん動かなくなっていくじゃないですか。そうすっともう，こっちっかわが，もうすごい肩こりみたいな感じになって。もう痛くて痛くて首も回らなくなってくると，またまた制限がありますよね。自分のなかで。そしたら，もう，痛いし，つらいし，もういらいらってするんですよね。もうそれが，もう本当の私の〔せん妄の〕引き金だったんですよね。

【看護師としての視点】やっぱり，苦痛とかっていうことに対しては，ナースは敏感にならないと。やっぱり，「この処置は痛いから仕方がない」とか，「ある程度痛いのは仕方がない」とか，「苦しいのは仕方ない」とかっていうことになるんだけれども。やっぱり，傷口の痛みだけじゃなく，さまざまな苦痛を感じておられることは確かなので，とするとやっぱり，それが強くなってるのかどうなのかとか，〔…〕筋肉痛だとか，疲労感だとか，何とも言えない倦怠感だとかっていうようなことがないかどうかっていうような。なんかそういう，アンテナはすごく敏感にしとかないと。やっぱりせん妄の中の医原性って言われるものは，こっち側の気づかないことの医原性もあるんじゃないかというふうに思いましたね。

村上　なるほど。うん。

宇都宮　だから『やっぱり徹底して苦痛は緩和するっていうことが，いまさらながら，あーすっごい大事だな』，と。まあ次の，せん妄とかいろんなことを引き起こしていくものになっていくので。やっぱり，『なるべく苦痛はゼロにしていくような努力を，ナースはしていくべきだなあ』と，いうふうに思いましたね。(2/13a)

　この引用でも「もう」に導かれて苦痛が語られ，「やっぱり」で看護にとって大事なポイントが確認される。ここでは二重に医原性の苦痛が語られている。

　一つは，点滴のルートで体が固定されることで苦痛が生み出される。そしてそれがせん妄の原因となる[3]。つまり医療環境こそが症状を生み出している。このとき看護師は，症状の発生に加担する存在となる。それだけではない。患者は点滴が抜けることを恐れて自分自身「動かなくなっていく」。「自分のなかで」「制限がある」のだ。つまり，外からの制限によって苦痛が作り出されるだけでなく，患者が自らそれに合わせることで内側からも苦痛を作り出さざるをえないのだ。

　もう一つは，看護師が患者の苦痛に気づかないがゆえに放置してしまうことである。気づかれないということは単に身体的苦痛が放置されるだけでなく，無視されて孤立するという心理的な苦痛を生み出す。看護師が周囲にいるのにもかかわらず患者は孤独になる。苦痛がせん妄を生み出す。言い換えると患者はせん妄（あるいはネガティブな想念）に閉じ込められている。つまりせん妄は固有の世界を作る。

---

3)「せん妄っていろんな因子があるってわかってるし，文献でもわかってるし，ですけど，やっぱり，痛いとか，苦しいとか，なんかそういう不快な体験がせん妄引き起こすなっていうのは，やっぱりもう，確信的にわかりました。自分もせん妄になったので。」(2/12)

ICU という「非人間的」な環境は二次的にせん妄という「非人間的」世界に患者を閉じ込める。

　同時に，ケアによって苦痛を緩和するのも看護師にしかできない働きである。看護師はこの両義性をもっており，それゆえに苦痛に対して敏感である必要がある。そして苦痛はせん妄（や心理的苦痛）という二次的な苦痛を生み出すがゆえに止める必要がある。「徹底して苦痛は緩和する」という決意は，医療が苦痛緩和の限界設定をしてしまわないということと，医療が気づきにくい苦痛に気づく努力をする，という二重の意味をもつ。

2-3　人格としての自己性が失われる環境：医原性の苦痛（3）

　宇都宮　【患者としての視点】データ通り，一番すごく大変な時期は，悪夢をよく見たし。すごく患者さんが，患者さん，隣にいらっしゃる患者さんのこととか，看護師さんたちの声は，本当によく聞こえて。想像をかき立てられるというか。ハハ。ていうことはすっごいあったので。やっぱりそういう，なんですね。(2/4b)

　ここでは「隣にいらっしゃる患者さんのこととか，看護師さんたちの声は，本当によく聞こえて」が重要だ。苦痛や環境の制限がせん妄や想念を生み出すだけでなく，身動きがとれないなかで他の人の声が想念を生み出す。聞こえてはいるが誰について語ったのかはっきりせず，内容と文脈もはっきりしない声は不安に根ざした想念を生み出す。

　宇都宮　【患者としての視点と看護師の視点が交錯】あとはやっぱり，こう，オープンスペースなので。一般病棟じゃそういうことはないんだろうけれども，何番ベッドの人っていう呼び方をするんですよね。私も過去にしてたと思うんです。思い浮かべればね。そう考えると，やっぱりそういうのってすごく聞こえてて。で，『自分が5番ベッドの人だ，じゃないか？』とかって思うんですよね。その話のなかで。で，こう，何を話してるかとか，具体的に聞こえてきて，それが何のことなのかわからなくても，5番ベッドって言われるだけで，『自分のベッドは何番ベッドだったんだろう』とか，『自分じゃないんだろうか』とか。すごく不安にかき立てられるというか。なんかそういう，独特な。そこの文化で呼んでる表現っていうのも危険だなって思いましたし。『患者さんって聞いてないようで，聞こえてく

るし，聞いてるんだな』っていうのは。『"重症で，聞こえてるはずないだろうな"
と思ってても，実は聞こえてるってことはいっぱいあるんだろうな』っていうふう
には思いましたね。うん。(2/7a)

　単に番号で呼ばれるという非人称化が生活を剥奪して「患者」化するだけでな
く，どの番号で呼ばれているのかもわからないという二重の非人称化が妄想を賦活
する[4]。言葉の意味と文脈を確認できないがゆえに不安を生む[5]。

　このような非人称化は，コミュニケーションの不在も意味する。同じ言葉が患者
に直接語られていたとしたら，受け取られ方はまったく異なったものとなる。つま
り病状についての言葉が発せられてはいるが，患者に直接向けられたものではない，
という間接的な形のコミュニケーションである。言葉が直接の声掛けとは異なる効
果をもってしまっている。この点は，統合失調症の人たちが苦しむ妄想の場合と似
ている。彼らは周りの人が自分のうわさ話をしているように感じるのである。もし
かすると間接的にはこの点も，看護師の言葉がせん妄を誘発する効果をもつのかも
しれない。実は電灯の点滅や肩こりの場面も（看護師の不備ではないが）コミュニ
ケーションが欠落している。ICU の環境は構造上，コミュニケーションの欠損をも
たらし（単に鎮静などの理由でコミュニケーションが取りにくいからではない），そ
れがせん妄をもたらしうる。

　医療者は周囲にいるのだが，自分は蚊帳の外におかれる。先ほど，看護師が周囲
にいるのに患者が孤立するのと類比的な構図だ。

2-4　快を導入するケアの意味

　もう一度まとめると，看護師のコンフォートケアは単純に快適さを導入するとい
う役目を負っているだけでなく，せん妄を生み出してしまうような負のモードを断
ち切り，生の時間（リズム），自己感，身体感覚，コミュニケーションという生の次
元を創設するという働きを持っていることがここからわかってくる[6]。言い換える
と，せん妄と苦痛のモードが構成する固有の世界と質的に峻別される仕方で，身体

---

4) 患者を番号で呼ぶことにはプライバシーを守るという意味もあるようなので，どちらが
　良いのか決めるのは難しい面もあるであろう。しかしもしプライバシーを守るためで
　あったとしても患者の側の不安を助長する可能性があるということでもある。
5) ここでもレヴィナスの「ある」とのアナロジーが成立する。「ある」に飲み込まれるこ
　との重要な特徴としてレヴィナスも匿名化をあげている。

感覚とリズム，コミュニケーションからなる生のモードが存在し，看護とはそれを
もたらすものなのだ。それゆえにこそ「快」をもたらす看護は固有の意味を持つ。

　朝晩のタオルの気持ちよさによって身体感覚を回復すること，同時に生に根ざし
たリズムを作り出すこと，そして自己感を取り戻すこと，これらがコンフォートケ
アがもつ重要な役割であることになる。苦痛においてはある意味で生が切断される。
それだけでなく，苦痛はそれ固有のモードを作り出し，そのなかに患者を閉じ込め
る。コンフォートケアは，単に快適さを導入するのではなく生そのものの次元を回
復すること，生きている身体（Leib）を回復すること，（生の時間である）リズムを
回復すること，リズムのなかに患者を取り戻すことなのだろう。

3　PICS：身体の衰えと生活への想像力

　ICU の入院患者は，多くの場合短期間の在室になる。急病や怪我，手術によっ
て入ってきてすぐ他の病棟に移るか，または少なくない患者が亡くなる。とすると，
もともとどんな生活をしていた人なのか，どのような家族的社会的背景をもってい
る人なのか，退院したあとどのような生活を営むのかわからないまま入院し，その
まま退室することになる。とはいえ患者にとって（救命だけでなく）退院したあと
の生活が重要になるのはいうまでもない。そこで宇都宮さんは「生活者」という言
葉を何度か使った。ここはまず生活する力という側面と生活の具体的内容という二
つの側面がある。

　まずリハビリがもつ意味を考える。

　　宇都宮　【患者としての私】退院して一番に感じたことは，〔…〕点滴をしながらぐ
　　　るぐる歩いたりとか，自分なりのリハビリはしてたんですが。やっぱり，めちゃめ
　　　ちゃ機能が落ちるんですよね。もうそれは，歩くとかっていう身体機能もそうだし，
　　　こう，何ていうんでしょう。お箸持つとか。
　　村上　ほう。へー。
　　宇都宮　そういう緻密性の機能も落ちた。『落ちるな』っていうのを感じましたね。

---

6) レヴィナスの場合は，1940 年代には睡眠を例とした「主体創設（hypostase）」によって
　「ある」からの脱出を語り，『全体性と無限』（Lévinas 1961）では「享楽（jouissance）」
　によって「ある」を切断した。両者は大きく異なるようにみえて，身体的なコンフォー
　トの導入と睡眠の可能性として考えると連続していることがわかる。

なので，やってるつもりが，『やっぱ落ちてるんだな』っていうのを実感したのが，日常生活。だからやっぱり，病院で日常生活に近い状態で食事したり，何々したりってしてますけど，やっぱり，家に帰って社会のなかに入っての日常生活とやっぱり違うんだなっていうのがすごく実感したときに，【教育の視点】もう ICU の看護師さんたちって，やっぱり生活者としては見てないんですよね。なので，ちょっとこう流動食が出てきたり，やわらかいものが出てきたりとか，あとは点滴が入ってるから，ちょっと食べにくいから，スプーンとかフォークをすぐ出してくれるんですよね。(2/2a)

　宇都宮さんが ICU から退院してまず感じたのは，自分で思っているより機能が落ちているということだった。ICU にまつわる気づきは繰り返される「やっぱり」によって表現される。
　上の引用での宇都宮さんは，「実感したときに」という言葉を挟んで「患者としての私」から「私をケアした看護師」へと視点をスライドさせる。患者が退院したあと感じるこの思いがけない機能低下という以前とのギャップを，看護師たちが患者たちのことを「生活者としては見ていない」という看護上の問題として捉えている。そして看護師も気づいていないのだが，これは看護師にとっては生活という未来を接続することで気づかれるようなギャップなのだ。ここでは退院するまで患者自身にも気づかれないような機能低下についてのケアが必要になる。
　語りの続きではさらに「私をケアした看護師」から「私も含めた看護師」へと一般化して敷衍している。

宇都宮　【看護師の目線】でも，そのせいで，すごく握力も落ちるし，お箸持つ緻密性も遅れるし。なので，だけど，待たないんですよね。
村上　あー。そうか，待てないのか。
宇都宮　待てない。だから，「あ，なんか食べにくそうだな」と思ったら，もう早く食べてもらいたいし，こっち側としては。だから，すぐに簡単な方法を選んで，食べやすさを先に優先するというか。まあ，そこ。でも，極論言うと，ゆっくりゆっくりしか食べない老人に関しては，こっち側が介助しちゃうっていうのも，一つの。『もう，もう，これ急性期特有だな』と思ったんですよね。それが，すごく。『あ，私たちは患者さんのためを思ってやってたかもしれないけど，それは本当のためではなかったな』っていうのを，入院してもう，すごく痛感しましたね。自分が患

者になってみて。

なので，やっぱり，私たちは，「集中治療室でも生活の場ですよ」って，「患者さんにとってはね」って言ってますけど，『あまり生活の場と考えてケアしてる内容ではなかったんだな』っていうのを，改めて患者体験して。(2/2b)

　看護師はお節介をして患者を助けてしまう。このことが機能の回復を遅らせる。ここには三重の問題がある，一つは「生活者」「生活の場」という視点が欠けているために，患者が家で生活をするための機能回復が十分できないことである。

　次に，患者が自分の生活を見つけ出す機会と自分で決める機会を奪っている。ふだん家ではお箸で食べているならお箸を持とうとするであろうし，あるいは今は無理だからスプーンで食べたいと思うかもしれない。看護師が先回りして介助してしまったら家での生活の姿が見えてこないし，選択の機会も失われる。自分で食べたいのか看護師に手伝ってもらいたいのか，これらは患者が自分で決めることができるだろう。

　もう一つはなぜ助けてしまうかという原因に関わる。看護師は（「待てない」のではなく）「待たない」「早く食べてもらいたい」，つまり積極的に時間をコントロールしようとする。頻出する「もう」はICUにおいて環境全体がなにか切迫する様子を示している。看護師が急かすというよりも，状況全体がそのようなテンポを要求しているかのようである。環境が人工的なテンポを作り，それが看護師をしばるというのは一貫したモチーフである。この点は苦痛の場面と変わらない。

宇都宮　【患者の視点】私はもう，ちょっとがくぜんとしたり。食事するのも，ジャムのふたが開けられなかったり。握力落ちてるんで。なんか，そういうのを，すごくやっぱ感じるんですよ。退院してから。数週，2週間ぐらいはめちゃめちゃできなくて。できないこと探しじゃないですけど。できないことばっかり気づくんですよね。で，『あ，もう自分はもしかしたら駄目かもしれない』，ぐらいな感じで。『ちょっとこれ，握力こんなに落ちたら，握力戻るのかな』と思ったりとか。まあ，いろんなことをやっぱり考えるんで。【看護師の視点】なんか，『そういった，ケアってこれから，集中治療室でもしていかないといけないんだな』っていうのは思いましたね。【患者の視点】うん。すごく，焦燥感っていうのかな，『社会に戻れないんじゃないか』，みたいな。ていう感覚にとらわれましたね。(2/4a)

生活に必要な機能や力の不足により「できないこと」に繰り返し気づくという，「私は～できる」という自己感とは逆向きの自己感が生まれることになる。これが「社会に戻れないんじゃないか」という「焦燥感」につながる（これは入院中の「どうなるのか？」という不安と連続している）。入院時の機能低下は，退院時に「できない」という生活力の欠如の感覚を生み，「社会に戻れない」という生活の向こう側にあるはずの社会の遠ざかりをもたらす。

　直前の箇所で宇都宮さんは「リハビリしなきゃ」（～すべき），「トレーニングすれば回復する」（～できる）（2/4），と未来の見通しがつくことで自己効力感を維持することができている。リハビリについて語ることで話題にしているのは，患者が自立した生活者として回復すること，もっと根本的には患者に潜在している力を見出すことなのであろう。患者の現在の苦痛に気づけないことが苦痛を倍加するように，今の機能低下と潜在している力や未来の見通しを伝えられないときには不安を生み出す。リラックスすることが（身体で感じる）生の水準を生み出したように，リハビリは（身体の力に働きかけることで）生活の水準を回復する。生の水準の上に生活の水準が積み重なる。

　ICU の看護師には患者の家での生活はみえにくい。家での生活への想像力にはいろいろな側面があるが，リハビリは家で生活するための力，身体能力への想像力に関わり，つまりは家でどのように体を動かしているのかへの想像力に関わる。

4 生活への想像力：患者に聞く

4-1 ICU の外に広がる生活への想像力

　つまり多くの患者が意思疎通に難しさを抱える ICU において，看護師たちは ICU にいる患者の今現在の状態や願いについての想像力を張り巡らしているわけだが，と同時に ICU の外にある患者の生活への想像力も求められているのだろう。生活に由来する願いを聴き取るためには，そもそも患者の生活などの背景について関心をもって聴いていくという作業が必要になるのであろう。

　宇都宮　このバイタルの値とか。機械との同調性ばっかり見てしまって。で，とくに，鎮静かけられて，ずっと眠っておられると，まあ，人としての反応が極端に少なくなっていくじゃないですか。そうなると，やっぱり，こう。この病気をもったそれこそ，患者さんだけの存在になってしまうので。なので，患者さんのご家族の方が面会

に来たときも，やっぱり，「今，病状がどうです」とか，「きょうは血圧が安定してますよ」とかっていう，話ぐらいしかできなくなっちゃうんですよね。なので，「お仕事お休みされてますけど，お仕事のほうは大丈夫なんでしょうかね？」とか。(2/15a)

「患者の話を聴く」という，難しいがシンプルな看護実践を患者からみたときにそれが意味することは，患者が自分の願いを発言することができるようになること，そして生活者としての連続性をICUという非日常の空間においても想起し続けることなのであろう。私たちの生活は，大小さまざまな願いに導かれながら時空間的な連続性，対人関係上のネットワークを作りながら営まれている。「何を大事にしていかないといけないかとか，このご家族が本当は何を求めてられるのか」とかいうことが大事になる。願いにもとづいた生活のなかでの連続性はその人らしさを確保するためにきわめて重要であるが（村上 2019），あるいはその人らしさをつくりだすことそのものであるかもしれないが，ICUでは人工的な環境と突然の入院ゆえにこのことがとても難しくなる。看護師のケアはこの部分に関わっている[7]。

2回目のインタビューのなかで宇都宮さんが一番長い時間をかけて語ったのが，願いを医師や看護師に伝えることの難しさであった。

患者と話をすることは看護の世界において常に重視されていることであるが，ICUでは業務の忙しさと技術的な難しさ，そして患者の身体状態・意識状態ゆえに

---

7) 宇都宮　なので，やっぱりナースが今，最もICの場面のとか，患者さんの家族の方が面会に来ておられるときに，ナースがいつも言うのって，バイタルは安定してますとか，そういうことしか言わないんですよね。だけど，もっとバックグラウンドとか，今後のこととか，自分たちのなかの時間の捉え方が，もう少し広がっていけば。こういった職業しておられる方が，こういう病気になったときに，こういう不安があって，ご家族の方もそこを心配しておられるんじゃないかなって思ったりとか。てなると，話の仕方とか，いろんなことが変わってくるように私は思って。
で，その，その会話っていうものが，ご家族の方の，まあ，PICSっていうのが，PICS-Fっていうのもあって。家族自身の心的外傷もあって。その後，うつになられたりする家族もあるわけですね。
村上　あー。そうい〔う〕ことですね。うん。
宇都宮　なので，やっぱりそうすると，家族とそういう話，会話をしていくなかで，心が少し癒やされたりとか，心配事が少し減ったりとか，逆に心配なことをちゃんと吐露されて。「こういったことはどうなるんでしょうか」って言われることで，より深い関係性になっていくかと思うので。そこのナースのこの時間枠をもっと広げていかないといけないなと思ったりするんですよね。(2/17)

このことが難しくなる。宇都宮さんが語った願いを伝えることの難しさは，患者と語り合うことというケアの背景にある患者からみた風景であろう。

> 宇都宮　ちょっと離れてしまうかもしれませんけど。やっぱり，ナース，患者さんは，医師には言えないんですよね。なので，やっぱり，なんか，あの，そば。こう，回診とかなんかあるときには，ナースにそばにいて，その場面を見といてもらって，聞いといてもらって，なんか後で聞けるというか，看護師さんに。あのときのことはこれで良かったかな？　とか。なんかやっぱり，聞いといてもらう，家族にも聞いといてほしいだろうし，看護師さん。医師じゃない人に立ち会ってもらうことはすごく大事だなと思いましたね。
>
> 村上　あーなるほど。
>
> 宇都宮　やっぱ，私でも，さすがの私でも。
>
> 村上　ハハハ。
>
> 宇都宮　言えなかった。言えないこともありましたね。うん。『ああ，これ言っていいかな』とか。そうするとやっぱり，躊躇します。
>
> 村上　あ，そうなんだ。
>
> 宇都宮　はい。
>
> 村上　もう，だとしたら普通〔の人〕，ねえ。他の人はもう全然ってことですね。
>
> 宇都宮　もっとしたらもっと言えないと思うんですよ。もう，はいとしか言えないと。『あーやっぱり言えないな』と思いました。で，なんか，すごく上から目線だとか，すごく横柄な態度とか，そんなまったくドクターにはないんですけど。〔…〕〔看護師が背中を押してくれることが〕患者さん側にとってはとってもありがたいんだなっていうのが，いまさらながらに思ったので。『これはぜひぜひ，やっぱ，みんな入ってほしいな』と。思いますね。うん。やっぱり，何ともいえない，あの，上下関係が。目に見えない上下関係がね。
>
> 村上　いやいや，あるんですね。うん。
>
> 宇都宮　医師患者関係にはあるなと思いましたね。(2/8)

　宇都宮さんの場合は入院中に自らが大会長を務める学会に出席したいという願いであった。一般化して考えると，患者が持つ願いごととはICUの外，ふだんの生活において広がる願いごとに関わるだろう（治療を中断したいというような場合はICUのなかの出来事であるが）。

　大事なことは医師の悪意などではなく，医療制度の構造上「願い」が抑圧されて
しまうということだ。苦痛に気づかれず，機能低下のリスクが伝えられず，さらに
患者の願いに気づくことができないことになる。さてこのように患者からは願いを
伝えにくいため，看護師からはきっかけをつかんで患者や家族の伝えたいことを聞
き出す。

　宇都宮　だから『やっぱり徹底して苦痛は緩和するっていうことが，いまさらながら，
　　あーすっごい人事だな』，と。まあ次の，せん妄とかいろんなことを引き起こして
　　いくものになっていくので。やっぱり，『なるべく苦痛はゼロにしていくような努
　　力を，ナースはしていくべきだなあ』と，いうふうに思いましたね。
　　<u>なので</u>，こう自分のなかでは，大きく考え方が変わったり，私が今まで思ってたこ
　　とはこれは違ってたなっていうことはあんまりないんですけど。ただ，より具体
　　的に，なんかこう，患者さんっていうよりも，生活者というか。家族がいたり，い
　　ろんなお仕事をもってた人がここにいらっしゃるっていう考え方。そしてそれを，
　　またその生活を取り戻したいと思ってる人たちっていう捉え方を，よりしていか
　　ないといけないなっていうか。
　　そこのなんかちょっと，患者さんの捉え方が「患者さん」だったと思うんですよね，
　　私。じゃなくて，「患者さん」じゃなくて，やっぱり「生活しておられる人」なんだ
　　なっていう捉え方を，さらに，なんか濃くした感じがします。(2/13b：一部既出)

　前半部分では患者が感じる苦痛に気づいて緩和しないといけないという要請が語
られるが，「なので」とつないだあと「家族がいたり，いろんなお仕事をもってた
人」というように生活者の話題へと転換する。この「なので」には，一見すると脈
絡がない。しかし苦痛を緩和しリラックスしたときに，家や社会での生活のことへ
と思いをはせる余裕も生まれるかもしれない。そう考えると「ここがあるから今度
こっちを考えられる」は，「ICUでの看護ケアがあるから生活のことも考えること
ができる」というふうに読み替えることができる。

4-2　切断する生活をつなぐ看護
　さらに，苦痛の世界から快の世界へと転換するケアは，生活を喪失した状態から
生活の世界を再創設するケアへと引き継がれるのだ。次の引用でそのことは明瞭に
なる。

宇都宮　で，今まで〔も〕私はそういった，なんか，ホットタオルでこの，モーニングケアをするっていうところは，まあ，すごい大事なケアではある〔とわかっていた〕んだけど，そこですら，その〔コミュニケーションの〕ツールになっていくんだと。患者さんの心を少し溶かすというか。『なんか話してみたくなるな』とかっていうところの，ツールにもなっていくんだと思うので。それが改めてわかったっていう感じですかね。だから，ある意味，モーニングケアは私にとっては，一つの，まあワークだったのが，ワークではなくケアになったという感じ。(2/22)

　リフレッシュするケアによって「患者さんの心を少し溶かす」と「なんか話してみたくなる」。体のケアが，生活背景を引き出すきっかけとなるのだ。つまり身体のケアが踏み込むためのツールとしての意味をもってくる。
　そして話しかけやすくなるような日々のコミュニケーションがあり，コンフォートケアがある。安心感を作るケアができたときには話しかけやすくなる。「ルーチンワーク的に，みんな立ち会いましょうね，みたいな感じにはなってますけど」，ルーティンワークとしてではなく，患者に関心を向けて話しかけることを日々続けたときに，『この看護師さんなら相談を聴いてくれる』と患者は思うであろう。

5　意思決定支援

　生活背景を聞いておく，といった看護にはさらにその次の段階があるように思える。それはそれまでの生活が切断されるような局面，すなわち看取りや重い障害が残るような場面である。看護師と患者に話しかけ，患者が話しやすい関係を作るというのは前節とまったく変わらないのであるが，前節では入院前や退院後の生活とつなげるためであった。今回は，生活が否応なく切断する視野障害に直面するときに必要な支えなのである。

宇都宮　そういう生活に合わせた，家族の方との話とか，声掛けっていうのが，なかなかできるナースは少ないんですよね，現実。
村上　あー。そっか。
宇都宮　うん。はい。だから，そういう術をなかなかもたないので。今日は安定してますよとか，今日は体拭きましたよとかっていう話はするんですけど。もう少し突っ込んだというか，踏み込んだお話というか。ご家族の生活の様子，この人が

今，病気入院してるときに，社会だとか，ご家庭のなかで与えてる影響とかっていうことの話ができればもっと，何を大事にしていかないといけないかとか，このご家族が本当は何を求めてられるのか。そりゃ，命が助かってほしいことは最優先だけれども，そうでなかったときに，障害が残るとわかったときにとか，そういったときに，私たちがあまりにも何のこう，コミュニケーションももってないと，もう全然，話になっていかなくって。

そこの，ご家族の悲しみだったり，焦りだったり。いろんなことに気づけないというか。ていうことになるなっていうのが。わかってたつもりだったんですけど，改めて入院してみて，そうだなと。やっぱりそうだなっていうふうな感じになりましたね。(2/15b)

　構造上生活から遠く切り離され，かつ生活を否応なく切断してしまう病や怪我を伴う ICU において，それに抵抗する形で生活の連続性を生み出すことがケアとなっている。この部分は実は一回目のインタビューでも宇都宮さんが一番強調した場面である。

　おそらく意思決定支援が話題になる場面の多くは，ICU に限らず治療手段がなくなる場面や，あるいは呼吸器をつけるのかつけないのかといった，その後に影響を残す重大な決断に関わる場面であろう。つまり患者や家族がこれまでの生活を一変させないといけない場面に出会ったとき，看護師の実践も次の段階にいたるように思える。前節の場面が生活の連続性を確保しようとする営みであるとすると，意思決定支援は連続性が切断する場面での決定であるように思える。

　宇都宮　〔願いを〕シェアし合うっていうことが，非常に大事だなと思ったので。うん，まあ，私たちがよく意思決定の場面。それは，患者さん自身が意識がなくって，代理意思決定になる場面もあると思うんですけど。まあ，そのときに，患者さんがどんな価値観だったかとか。で，家族の方が何を望まれてるかとかっていうことを，こう，話しやすい状況にするとか。『こんなこと言えないな』って思ったりとかっていうのは，自分の葛藤で随分とわかったので。(2/10)

　やっぱり，もう，先生は一生懸命治療してくれるから，もうそれに乗っていくしかないなっていうところがね，ほとんどの患者さんや家族の方は，本当はもうやめてほしい治療もあるかもしれないし。『もう，次，やめたいな』って思うときもある

かもしれないんだけれども。それがこう，言えずにというか。

なんでやめたいかっていう理由もあって，多分，やめたいなと思われたりするんだろうけれども。そこにまあ，1歩踏み込んだ，次へ，次のコミュニケーションが，はい，医療者と，患者さん家族の方とのコミュニケーションがある。

なんで，その，正直な気持ちを，こう，言えるというか。言える環境を作るというか。たまたま私は自分で勇気を出して言ったんだけど，その勇気を出してあげる，出さしてあげる，このエンパワーする力っていうのは，やっぱりナースがこう，見抜いて，関わらないといけないなっていうのは，思いましたね。(2/11a)

　治療の中断を願い出る場面，これは「願い」を伝達するという点では前の節と同じであるが，そこで起こっていることがらには少し違いがある。このインタビューでは具体的な場面は語られなかったが，念頭にあるのは治療の中断や死に直面した家族の心の動きなどであろう。1回目の宇都宮さんとのインタビューや，ICUやCCUの他の看護師とのインタビューのなかでこのような場面は私自身も何度か聴いてきた。生活が切断されたときに願いや価値にもとづいて，未来へと何らかの連続性を与える。

　宇都宮さんの場合は，私も参加していた研究会で語った事例が顕著であろう（宇都宮 2019）。30代の夫が心疾患で看取りを迎えるとき，妻は家族を呼んで人工心臓を外すまでのわずかなあいだ夫のベッドサイドへと向かうことを躊躇する。なにか躊躇していることに気づいた宇都宮さんは声をかけ，妻の思いを聴いて別室を用意する。この場面で宇都宮さんが行っているのは，躊躇する妻に「問いかけ」，語りを「待つ」ということだ。これが妻が夫の死という運命に直面し受け止めるための場を作り出している。

　意思決定支援は丁寧な対話のプロセスを通じて願いを聴き取っていくプロセスであろうが，最終的には切断という運命を引き受けるために看護師が触媒となるということなのだろう。語りにくいもの，見えにくいもの，つまり前節までの議論では一時的に切断した生活・生命（life）の連続性を回復するためのケアが話題となっていた。しかし集中治療室では死や重篤な後遺症によって以前の生活とそれ以後とのあいだに決定的な切断が生じることもまれではない。切断される対人関係や生活に，何らかの象徴的な連続性を与えて患者や家族を支える，看護師からの声かけにはそのような意味があるのだ。

　ICUに勤務する看護師自らが，ICUへの入院経験をしたとき，いままでルーティ

ンの業務だと感じていたコンフォートケアが患者にとってもっている大きな意味を発見し，あるいは看護師が患者の自由や意思決定の権利を奪っている可能性に気づく。さらには，医療者と患者の関係のなかで，患者が声をだすことの難しさも実感する。

　患者が負っている大きな苦痛や不安へとアクセスすることは，意識を配り続けてきたベテランの看護師にとっても難しい。このような看護師が感じ取ることと，患者が語りだすこと双方の避けられない難しさ，そして集中治療室と自宅や生と死という大きな切断，これらの条件のなかで困難な意思決定が要請される。

【引用・参考文献】

宇都宮明美（2019）.「集中治療領域における看取りの支援」井部俊子・村上靖彦［編］『現象学でよみとく 専門看護師のコンピテンシー』医学書院, pp. 6–10.

野口綾子・井上智子（2016）.「Light sedation（浅い鎮静）中のICU 人工呼吸器装着患者の体験」『日本クリティカルケア看護学会誌』*12*(1): 39–48.

村上靖彦（2019）.「1.5 人称の看護」井部俊子・村上靖彦［編］『現象学でよみとく 専門看護師のコンピテンシー』医学書院, pp. 11–32.

Lévinas, E.（1947）. *De l'existence à l'existant.* Paris: J.Vrin.（レヴィナス，E. ／西谷 修［訳］（2005）.『実存から実存者へ』筑摩書房）

Lévinas, E.（1961）. *Totalité et Infini.* La Haye: Nijhoff.

Lévinas, E.（1982）. *De l'évasion.* Fontfroide le Haut: Fata Morgana〔原著 1935 年〕（レヴィナス，E. ／合田一人［訳］（1999）.「逃走論」『レヴィナス・コレクション』筑摩書房, pp. 143–178.）

あとがき

　本書に収録された諸論文を読んで，読者のみなさんはどのようにお感じになっただろうか。

　「わかる，わかる！」と思わずうなずいたり，「これは少し違うな」とつぶやいたり，「へー，そうなんだ」と驚いたり，「お医者さん（あるいは患者さん）はそんな風に受け止めるものなんだな」，とこれまでの見方を改めたり，さらにご自身の経験を振り返って「あれは，そういうことだったのか」とその出来事を捉え直したり──そのような経験をしてくださったとすれば，私たちとしては，このうえない喜びである。私たちはまさに，「医療現象学」のアプローチによって，そうしたことを望んでいたのであり，そうであるとすれば，本書を世に送り出した意味は十分にあったということになるからである。

　本書に収録された諸論文は，「まえがき」にも述べたように，医療とケアの実践に関わる医師や看護師や対人援助職，さらに医療を受ける患者や家族にとって，その実践がどのように経験されているのかを，「現象学」という哲学の方法論ないし精神に則って，各々の当事者の視点から明らかにしようと試みたものである。むろん，医療やケアの実践にはさまざまな人びとがさまざまな仕方で関わっているのだから，本書のような小論文集によって，そうしたすべての人たちの経験が網羅されるわけではないことは，いうまでもない。また医師の経験にしても，看護師の経験にしても，本書で明らかにされている経験の成り立ちは，すべての医師や看護師に対して安易に一般化されうるようなものでもない。けれども，本書の諸論文は，医療とケアの実践に関わるさまざまな当事者たちの経験のなにほどかを，個別の文脈を損なうことなく，その成り立ちから明らかにしているはずである。そして，そうした個別の文脈に読者が身を置きつつ経験の成り立ちを理解できればこそ，その論文は読者を触発する力をもつ，と私たちは信じているのである。

　当事者の経験の成り立ちを明らかにしようとする場合，誰がその経験にアプローチするかで，当事者の経験のあぶり出し方は異なってくる。本書では，「医師の視点から」の記述において，医師ではない榊原が，さらには看護職である西村ユミが医師へインタビューをするというアプローチがなされ，多方で，精神科医である野間が摂食障害者へのインタビューを行い，インタビュアーであった自らの語りを分析しつつ相手の理解の成り立ちを解明した。医師の経験の解明においては，誰がそ

れをあぶり出したのかによって，その仕方も違ったものになっていたと思われる。
「看護師の視点」の探究においては，看護師でない小林がインタビューにて，西村
高宏は「哲学対話」という実践において，その経験へとアプローチした。いずれも，
看護職でない者によるインタビューでありながら，それだからこそみえてきた看護
の専門性があった。「対人援助職の視点から」は，ソーシャルワーカーである福田
が，そして看護師である近田が，それぞれの専門職にインタビューを行った。自身
と同職種の者へのインタビューとその分析は，職種固有のパースペクティブに重ね
合わせ，ときにその差異が際立つという意味でも，特徴的である。「患者や家族の視
点から」では，守田が患者へ，村上がICUでの患者経験をしたICU看護師にイン
タビューをしている。看護職である守田による，ケアの相手でもある患者家族への
アプローチは，おのずとケアにつながる成果となった。村上による，ICU看護師の
実践の意味づけは，その看護師が実際にICUに長期間にわたって入院したからこそ，
患者の視点からとらえ直すことがかなった。

　このように，探究する側がその相手やその状況といかなる関係にあるかによっ
て，経験のあぶり出し方は異なってくるのであるが，それは，現象学的アプローチ
であれば，むしろ当然のことであると私たちは考えている。このことは，以下のこ
ととも関わっている。本書に収められた諸論文の多くは，インタビューによって当
事者の経験を研究者が明らかにする方法を採っている。が，こうしたアプローチは，
しばしば誤解されるような，すでに出来上がってそこにある当事者の経験を研究者
が正確に写し取るというような類のものではまったくない。インタビュイーの語り
方やその内容は，インタビュアーが誰であり，どのような問いかけをしてくるかに
よって，おのずから変わってくる。インタビュイーはまさにインタビュアーを宛先
にして，インタビュアーに応答するように語るものなのである。したがって，イン
タビュー・データは，まさに当事者と研究者との〈あいだ〉で初めて成立し，語ら
れる当事者の経験も，この〈あいだ〉で間主観的に捉えられたもの——あるいは捉
えなおされたもの——とならざるをえない。当事者の経験そのものが個別の文脈の
うちに織り込まれているように，それを当事者の視点から明らかにしようとする現
象学的アプローチもまた，当事者と研究者との個別の文脈において成り立つのであ
る。けれども，それがまさに当事者と研究者との〈あいだ〉で成り立つものである
からこそ，読者との〈あいだ〉でもそれは了解可能となり，読者を触発する力をも
つ。それが，私たちの医療現象学の立場である。

　当事者の経験を当事者自身が明らかにする場合も，実は同様のことがいえる。本

書では，孫が医師としての，また和田が患者としての，自らの経験を記述している。
また，山本は看護研究者としての経験に触れている。しかしその記述は，すでに出
来上がってそこにある過去の自分の経験を現在の私が正確に写し取ったというよう
なものではない。むしろ，記述することによって過去の私と現在の私との〈あいだ〉
に交叉が起こり，そこで初めて自らの過去の経験の意味が際立ってくる。したがっ
て，いつ，どのような状況で自身の経験を振り返るかで，明らかにされる自分の過
去の経験（の意味）はそのつど異なりうる。しかし，それが常に過去の私と現在の
私との〈あいだ〉で生起するものであり，しかも，「現象学」という哲学がすでに明
らかにしているように，私という存在がそもそも独我論的な閉じられたものではな
く，間主観的に開かれた存在であるからこそ，過去の私とそのつどの現在の私との
〈あいだ〉で明らかにされた事がらは読者との〈あいだ〉でも了解可能となり，読者
を触発する力をもちうるのだと考えられる。本書をお読みいただいた方々との新た
な〈あいだ〉が形づくられたとすれば，幸いである。

　末筆ながら，本書の企画に賛同し，編集作業を引き受けてくださったナカニシヤ
出版編集部の米谷龍幸さんに著者一同を代表して心からの謝意を表したい。米谷さ
んは公私ともに多忙ななか，著者たちの原稿にさまざまなアドバイスを下さり，索
引の作成も引き受けてくださった。本書が少しでも読みやすいものになっていると
すれば，それはひとえに米谷さんのおかげである。この場を借りて篤く御礼申し上
げます。

西村ユミ・榊原哲也

事項索引

人名索引

執筆者紹介（執筆順，＊は編者）

榊原哲也＊（さかきばら てつや）
東京女子大学 現代教養学部 教授・東京大学名誉教授
担当：序章，第1章，おわりに

西村ユミ＊（にしむら ゆみ）
東京都立大学 健康福祉学部・大学院人間健康科学研究科 教授
担当：序章，第2章，おわりに

孫　大輔（そん だいすけ）
鳥取大学 医学部地域医療学講座 講師
担当：第3章

野間俊一（のま しゅんいち）
のまこころクリニック 院長
担当：第4章

小林道太郎（こばやし みちたろう）
大阪医科薬科大学 看護学部 教授
担当：第5章，第6章

西村高宏（にしむら たかひろ）
福井大学 医学系部門 准教授
担当：第7章

山本則子（やまもと のりこ）
東京大学大学院 医学系研究科 教授
担当：第8章

福田俊子（ふくだ としこ）
聖隷クリストファー大学 社会福祉学部 教授
担当：第9章

近田真美子（こんだ まみこ）
福井医療大学 保健医療学部 看護学科 教授
担当：第10章

守田美奈子（もりた みなこ）
日本赤十字看護大学 基礎看護学 がん看護学 教授
担当：第11章

和田　渡（わだ わたる）
阪南大学経済学部名誉教授
担当：第12章

村上靖彦（むらかみ やすひこ）
大阪大学 人間科学研究科 人間科学専攻 教授
担当：第13章

医療とケアの現象学
当事者の経験に迫る質的研究アプローチ

2023 年 8 月 20 日　　初版第 1 刷発行

編　者　榊原哲也・西村ユミ
著　者　孫 大輔・野間俊一・小林道太郎・
　　　　西村高宏・山本則子・福田俊子・
　　　　近田真美子・守田美奈子・和田 渡・
　　　　村上靖彦
発行者　中西 良
発行所　株式会社ナカニシヤ出版
　　　　〒606-8161　京都市左京区一乗寺木ノ本町 15 番地
　　　　　　　　　　Telephone　　075-723-0111
　　　　　　　　　　Facsimile　　075-723-0095
　　　　Website　http://www.nakanishiya.co.jp/
　　　　Email　　iihon-ippai@nakanishiya.co.jp
　　　　　　　　　　郵便振替　01030-0-13128

印刷・製本＝ファインワークス／装幀＝白沢 正
Copyright ⓒ 2023 by T. Sakakibara, & Y. Nishimura
Printed in Japan.
ISBN978-4-7795-1746-4